がん免疫療法
ガイドライン

JSMO Cancer Immunotherapy Guidelines, Third Edition

第3版

公益社団法人 **日本臨床腫瘍学会**──●編集

協力
日本がん免疫学会
日本臨床免疫学会

金原出版株式会社

JSMO Cancer Immunotherapy Guideline
Third Edition

Japanese Society of Medical Oncology

第3版 序文

　かつて免疫機構は，感染症，アレルギー性疾患，自己免疫疾患などの一部の疾患の発症にだけ関わるものと理解されていた。その後の医学の発展により，生活習慣病を含めほぼすべての疾患に免疫機構が何らかの関与があると考えられるに至った。がんもその例外ではない。がん免疫療法の歴史は比較的古く，1891年，米国の外科医 William B. Coley 博士による細菌を用いたがん治療の試みに遡る。その後，宿主免疫は種々の分子機構により発がん機構に関わることが明らかにされ，がん治療の標的機構として長年にわたり地道な研究が続けられた。がん免疫研究の免疫学への貢献ははかり知れないが，がん治療への実用化にはなかなか至らなかった。

　がん免疫療法に大きな転機が訪れたのは，2011年3月，抗 CTLA-4 抗体薬が進行悪性黒色腫に対する治療薬として FDA（米国食品医薬品局）で承認されたことである。以降，複数の免疫チェックポイント阻害薬が内外で承認され，現在までわが国では CTLA-4，PD-1 および PD-L1 の3標的分子に対する抗体薬計7薬剤が承認され，2023年1月現在，延べ48の効能・効果が薬価収載されている。さらに最近ではエフェクター T 細胞療法（CAR-T 療法）も一部のがんに承認されている。がん免疫療法は，他治療法との併用も含め，今後，飛躍的な進歩が期待できる治療法である。

　本ガイドラインは，2016年の初版以降，適応拡大が急速に進むがん免疫療法の臓器横断的ガイドラインとして臨床の場で多くの医師に活用されてきた。そして今回，2019年の第2版から4年を経て第3版として大幅な改訂に至った。第1章の分類と作用機序では，現在，日常診療で使用されている薬剤に加えて，今後，開発が進む有望な治療について解説，第2章の副作用管理では，最も注意を要する免疫関連有害事象について最近の情報を提供するとともに，第3章の癌種別エビデンスでは，急速に進む適応拡大の根拠となるエビデンスレベルを GRADE 手法により評価している。一方，このガイドラインはがん免疫療法の臓器横断的ガイドラインで幅広い内容を取り扱うことから，多くの臓器別診療ガイドラインに採用されている Clinical Question 形式を採用しなかった。しかし，各項目は引用文献を明示してコンパクトにまとめられており，日常診療上の参考資料として多くの治療医に有用な一冊となるであろう。治療医のみならずがん免疫療法に携わるすべての医療関係者の診療，看護や調剤に役立てていただきたい。最後に，本ガイドラインの改訂版作成ワーキンググループの堀田勝幸ワーキンググループ長，二宮貫一朗副ワーキンググループ長をはじめとする多くの委員の皆様に深謝します。

2023年2月
公益社団法人 日本臨床腫瘍学会
理事長　石岡千加史

第3版発刊によせて

　2014年に悪性黒色腫に対する抗PD-1抗体薬ニボルマブが本邦初の免疫チェックポイント阻害薬として保険承認されました。これを皮切りに数多くのがん種に対して有効な様々な種類の免疫チェックポイント阻害薬が登場し，日常臨床に利用されるようになりました。今ではがん種ごとの薬物療法アルゴリズムには，初回治療からの免疫チェックポイント阻害薬の投与を推奨するものも多く，その有効性をがん薬物療法に携わる多くの医療者が実感しています。さらに2018年には腫瘍細胞とT細胞に対する二重特異性を有する抗体（BiTE）が，2019年には遺伝子改変細胞療法としてのキメラ抗原受容体導入T細胞（CAR-T）療法が保険承認されており，造血器腫瘍に対する高い有効性が示されてきました。これらはいずれも，担癌宿主の免疫細胞が持つ抗腫瘍活性の回復，増強を導いて腫瘍制御をもたらす画期的な治療法であり，まさに近年の分子免疫学，分子腫瘍学の発展の成果を基盤としています。

　振り返りますと本ガイドライン旧版（2016年，2019年発刊）においては，以下の2点に焦点をあてて作成が進められてきました。1点目は，保険診療として実施できる具体的な免疫療法と，その限られた有効性を明確にすることです。がん免疫療法は古くからその効果が期待されていましたが，免疫チェックポイント阻害薬の保険承認という転機を迎えたことで，標準治療と研究的治療との区別が曖昧にならないよう注意を喚起しました。2点目は，殺細胞性抗がん薬や分子標的薬の投与では経験しなかった多彩な免疫関連有害事象についての適切な情報を提供することです。特に免疫関連有害事象への対応には，これまで以上に広い範囲の診療科，専門家の連携が必須であることが強調されました。これらは，本ガイドライン改訂第3版においても，継続して注意が払われており，近年急速に蓄積している臨床研究成果のシステマティックレビューに基づいた記載が大幅に追加されています。さらに，適応疾患の拡大，新たな免疫チェックポイント分子を標的にした薬剤など選択肢となる薬の増加，さらに他の治療モダリティとの併用による複合免疫療法の進歩など，がん免疫療法は著しく変貌していますが，これらの全体像についてもバランス良く明解に描き出しており，実臨床の指針として極めて有用と考えられます。

　このたびの改訂第3版は，作成ワーキンググループ長の堀田勝幸先生の下，日本がん免疫学会，日本臨床免疫学会からの推薦委員も含む計34名の作成委員，協力委員，評価委員の方々の素晴らしい努力により完成いたしました。また，システマティックレビューについては若尾文彦先生，中山健夫先生の研究班の協力も頂きました。すべての関係の皆様に感謝を申し上げます。本ガイドラインが，日々の進歩の著しいがん免疫療法を適切に実施するために役立つことを祈念いたします。

2023年2月
公益社団法人 日本臨床腫瘍学会
ガイドライン委員会 委員長
馬場英司

日本臨床腫瘍学会
がん免疫療法ガイドライン改訂版作成ワーキンググループ（WG）

（五十音順）

WG長	堀田　勝幸	岡山大学病院新医療研究開発センター
副WG長	二宮貴一朗	岡山大学病院ゲノム医療総合推進センター
委員	有安　宏之	静岡県立総合病院 糖尿病内分泌内科
	有山　　寛	九州大学病院血液・腫瘍・心血管内科
	池田　裕明	長崎大学大学院医歯薬学総合研究科医療科学専攻腫瘍医学分野
	今川　彰久	大阪医科薬科大学内科学 I
	上田　百合	東京医科大学耳鼻咽喉科・頭頸部外科学分野
	加藤　元博	東京大学医学部附属病院小児科
	北園　　聡	がん研究会有明病院呼吸器内科
	小林　　智	神奈川県立がんセンター消化器内科
	下井　辰徳	国立がん研究センター中央病院腫瘍内科
	杉山　栄里	国立がん研究センター東病院呼吸器内科，厚生労働省
	鈴木　重明	慶應義塾大学医学部神経内科
	武隈　宗孝	静岡県立静岡がんセンター婦人科
	田尻　和子	国立がん研究センター東病院循環器科
	谷﨑　潤子	近畿大学医学部内科学教室腫瘍内科部門
	鳥越　俊彦	札幌医科大学医学部病理学第一講座
	成田有季哉	愛知県がんセンター薬物療法部
	西澤　　綾	都立駒込病院皮膚腫瘍科
	西森　久和	岡山大学病院血液・腫瘍内科
	原　　浩樹	埼玉県立がんセンター消化器内科
	福原　規子	東北大学病院血液内科
	藤原　　豊	愛知県がんセンター呼吸器内科
	三浦　裕司	虎の門病院臨床腫瘍科
	森田　智視	京都大学医学統計生物情報学
協力委員	大村　洋文	九州大学病院別府病院内科
	鈴木慎一郎	近畿大学医学部内科学教室腫瘍内科部門
	中田　晃暢	愛知県がんセンター薬物療法部
	松島　知広	埼玉県立がんセンター消化器内科
	望月亜矢子	静岡県立静岡がんセンター婦人科
作成支援	山口直比古	日本医学図書館協会

厚生労働科学研究費補助金

「科学的根拠に基づくがん情報の迅速な作成と提供のための体制整備のあり方に関する研究」（若尾班）

若尾　文彦　　国立がん研究センターがん対策研究所

中山　健夫　　京都大学大学院医学研究科社会健康医学系専攻健康情報学

評価委員　安藤　雄一　　名古屋大学医学部附属病院化学療法部

　　　　　高山　哲治　　徳島大学大学院医歯薬学研究部消化器内科学分野

　　　　　滝口　裕一　　千葉大学大学院医学研究院臨床腫瘍学

　　　　　馬場　英司　　九州大学大学院医学研究院九州連携臨床腫瘍学講座

　　　　　矢野　真吾　　東京慈恵会医科大学附属病院腫瘍・血液内科

「がん免疫療法ガイドライン 第3版」の利益相反事項の開示について

<利益相反事項開示項目> 該当する場合具体的な企業名（団体名）を記載，該当しない場合は"該当なし"と記載する。

■COI自己申告項目：

1. 本務以外に団体の職員，顧問職等の報酬として，年間100万円以上受領している報告対象企業名
2. 株の保有と，その株式から得られた利益として，年間100万円以上受領している報告対象企業名
3. 特許権使用料の報酬として，年間100万円以上受領している報告対象企業名
4. 会議の出席（発表，助言など）に対する講演料や日当として，年間50万円以上受領している報告対象企業名
5. パンフレット，座談会記事等に対する原稿料として，年間50万円以上受領している報告対象企業名
6. 年間100万円以上の研究費（産学共同研究，受託研究，治験など）を受領している報告対象企業名
7. 年間100万円以上の奨学（奨励）寄附金を受領している，または，寄付講座に属している場合の報告対象企業名
8. 訴訟等に際して顧問料及び謝礼として年間100万円以上受領している報告対象企業名
9. 年間5万円以上の旅行，贈答品などの報告対象企業名

下記に本ガイドラインの作成にあたった委員の利益相反状態を開示します。

氏名（所属機関）	利益相反開示項目				
	開示項目1	開示項目2	開示項目3	開示項目4	開示項目5
	開示項目6	開示項目7	開示項目8	開示項目9	
有山 寛 （九州大学病院）	該当なし	該当なし	該当なし	該当なし	該当なし
	該当なし	該当なし	該当なし	該当なし	
有安 宏之 （静岡県立総合病院 糖尿病内分泌内科）	該当なし	該当なし	該当なし	該当なし	該当なし
	該当なし	該当なし	該当なし	該当なし	
池田 裕明 （長崎大学大学院医歯薬学総合研究科）	該当なし	該当なし	該当なし	該当なし	該当なし
	タカラバイオ	該当なし	該当なし	該当なし	
今川 彰久 （大阪医科薬科大学）	該当なし	該当なし	該当なし	アステラス製薬	該当なし
	アストラゼネカ，第一三共，メルクバイオファーマ，パレクセル・インターナショナル，大鵬薬品工業	塩野義製薬，大日本住友製薬，武田薬品工業	該当なし	該当なし	
上田 百合 （東京医科大学）	該当なし	該当なし	該当なし	該当なし	該当なし
	該当なし	該当なし	該当なし	該当なし	
加藤 元博 （東京大学医学部附属病院 小児科）	該当なし	該当なし	該当なし	中外製薬	該当なし
	第一三共	該当なし	該当なし	該当なし	
北園 聡 （がん研究会有明病院）	該当なし	該当なし	該当なし	該当なし	該当なし
	該当なし	該当なし	該当なし	該当なし	
小林 智 （神奈川県立がんセンター）	該当なし	該当なし	該当なし	該当なし	該当なし
	該当なし	該当なし	該当なし	該当なし	
下井 辰徳 （国立がん研究センター中央病院）	該当なし	該当なし	該当なし	該当なし	該当なし
	該当なし	該当なし	該当なし	該当なし	
杉山 栄里 （国立がん研究センター東病院，厚生労働省）	該当なし	該当なし	該当なし	該当なし	該当なし
	該当なし	該当なし	該当なし	該当なし	
鈴木 重明 （慶應義塾大学）	該当なし	該当なし	該当なし	アレクシオン，アルジェニクス，UCB	該当なし
	武田薬品	該当なし	該当なし	該当なし	
武隈 宗孝 （静岡県立静岡がんセンター）	該当なし	該当なし	該当なし	該当なし	該当なし
	該当なし	該当なし	該当なし	該当なし	
田尻 和子 （国立がん研究センター東病院）	該当なし	該当なし	該当なし	バイエル薬品	該当なし
	該当なし	該当なし	該当なし	該当なし	
谷崎 潤子 （近畿大学医学部内科学教室 腫瘍内科部門）	該当なし	該当なし	該当なし	中外製薬，アストラゼネカ	該当なし
	該当なし	該当なし	該当なし	該当なし	
鳥越 俊彦 （札幌医科大学医学部）	該当なし	該当なし	該当なし	アストラゼネカ，メルクバイオファーマ，MSD，中外製薬	該当なし
	住友ファーマ，小野薬品工業，日本ベーリンガーインゲルハイム，札幌臨床検査センター	該当なし	該当なし	該当なし	
成田 有季哉 （愛知県がんセンター）	該当なし	該当なし	該当なし	該当なし	該当なし
	該当なし	該当なし	該当なし	該当なし	
西澤 綾 （都立駒込病院）	該当なし	該当なし	該当なし	該当なし	該当なし
	該当なし	該当なし	該当なし	該当なし	
西森 久和 （岡山大学病院）	該当なし	該当なし	該当なし	該当なし	該当なし
	該当なし	該当なし	該当なし	該当なし	
二宮 貴一朗 （岡山大学病院 ゲノム医療総合推進センター）	該当なし	該当なし	該当なし	該当なし	該当なし
	該当なし	該当なし	該当なし	該当なし	
原 浩樹 （埼玉県立がんセンター）	該当なし	該当なし	該当なし	小野薬品工業，日本イーライリリー	該当なし
	小野薬品工業，MSD，パレクセル・インターナショナル，国立がん研究センター，IQVIA，サイネオス・ヘルス・コマーシャル，日本ベーリンガーインゲルハイム，第一三共，中外製薬，バイエル薬品，ヤンセンファーマ	該当なし	該当なし	該当なし	

作成ワーキンググループ委員

作成ワーキンググループ委員	福原 規子 (東北大学病院)	該当なし	該当なし	該当なし	中外製薬，HUYA Bioscience，シンバイオ製薬	該当なし
		バイエル薬品，インサイト・ジャパン，中外製薬，セルジーン，Genmab	一般社団法人日本血液学会	該当なし	該当なし	
	藤原 豊 (愛知県がんセンター)	該当なし	該当なし	該当なし	アストラゼネカ，MSD，小野薬品工業，第一三共，マイクロン	該当なし
		該当なし	該当なし	該当なし	該当なし	
	堀田 勝幸 (岡山大学病院)	該当なし	該当なし	該当なし	該当なし	該当なし
		MSD，アストラゼネカ，中外製薬，ブリストル・マイヤーズスクイブ，日本イーライリリー	該当なし	該当なし	該当なし	
	三浦 裕司 (国家公務員共済組合連合会 虎の門病院)	該当なし	該当なし	該当なし	武田薬品工業，ブリストル・マイヤーズスクイブ，エーザイ	該当なし
		MSD，小野薬品工業	該当なし	該当なし	該当なし	
	森田 智視 (京都大学)	該当なし	該当なし	該当なし	アストラゼネカ，中外製薬，日本イーライリリー，日本ベーリンガーインゲルハイム，ファイザー，ブリストル・マイヤーズスクイブ	該当なし
		エーザイ	該当なし	該当なし	該当なし	
協力委員	大村 洋文 (九州大学病院別府病院)	該当なし	該当なし	該当なし	該当なし	該当なし
		該当なし	該当なし	該当なし	該当なし	
	鈴木 慎一郎 (近畿大学病院)	該当なし	該当なし	該当なし	該当なし	該当なし
		日本ベーリンガーインゲルハイム	該当なし	該当なし	該当なし	
	中田 晃暢 (愛知県がんセンター)	該当なし	該当なし	該当なし	該当なし	該当なし
		該当なし	該当なし	該当なし	該当なし	
	松島 知広 (埼玉県立がんセンター)	該当なし	該当なし	該当なし	該当なし	該当なし
		該当なし	該当なし	該当なし	該当なし	
	望月 亜矢子 (静岡県立静岡がんセンター)	該当なし	該当なし	該当なし	該当なし	該当なし
		該当なし	該当なし	該当なし	該当なし	
若尾研究班	若尾 文彦 (国立がん研究センター)	該当なし	該当なし	該当なし	該当なし	該当なし
		該当なし	該当なし	該当なし	該当なし	
	中山 健夫 (京都大学大学院医学研究科)	該当なし	該当なし	該当なし	ファイザー，イーライリリー	該当なし
		コニカミノルタ，I&H ホールディングス，ココカラファイン	豊通オールライフ，ユヤマ	該当なし	該当なし	
評価委員	安藤 雄一 (名古屋大学医学部附属病院)	該当なし	該当なし	該当なし	中外製薬	該当なし
		ノバルティスファーマ，BeiGene, Ltd	中外製薬，ヤクルト本社，小野薬品工業，ゲオホールディンクス	該当なし	該当なし	
	高山 哲治 先生 (徳島大学大学院)	該当なし	該当なし	該当なし	武田薬品工業，中外製薬	該当なし
		該当なし	日本イーライリリー，アッヴィ，エーザイ，第一三共，小野薬品工業，大鵬薬品工業，武田薬品工業，バイエル薬品	該当なし	該当なし	
	滝口 裕一 (千葉大学大学院)	該当なし	該当なし	該当なし	アストラゼネカ，中外製薬，小野薬品工業	該当なし
		アストラゼネカ，小野薬品工業，MSD	日本イーライリリー，中外製薬，小野薬品工業，	該当なし	該当なし	
	馬場 英司 (九州大学大学院医学研究院連携社会医学分野)	該当なし	該当なし	該当なし	日本イーライリリー，中外製薬，第一三共	該当なし
		該当なし	大鵬薬品工業，中外製薬	該当なし	該当なし	
	矢野 真吾 (東京慈恵会医科大学附属病院)	該当なし	該当なし	該当なし	第一三共	該当なし
		大塚製薬	協和発酵キリン，日本イーライリリー	該当なし	該当なし	

注）敬称略，五十音順に記載

対象年月日　2019.1.1～2021.12.31

ガイドライン発行から過去3年分の利益相反関連事項を開示しています。
学会の事業活動に関連して資金提供いただいた企業は，日本臨床腫瘍学会ホームページにて公開しております。
合併に伴う社名変更などもありますが企業等との経済的関係が発生した時期について記載しています。
日本臨床腫瘍学会　利益相反管理委員会

目 次

Ⅲ　がん免疫療法のがん種別エビデンス

Ⅳ　がん免疫療法における背景疑問（Background Question）

がん免疫療法ガイドライン第 3 版作成にあたって

① がん免疫療法のガイドラインが求められた背景と目的

　がんに対する免疫を介在した治療方法は以前より大きな期待を持たれてきたが，数年前までは，多くの領域で実際の患者に還元できるほどのエビデンスは得られておらず，実験的治療方法としての臨床試験などが継続されていた。

　しかしながら，2011 年 3 月に，FDA（米国食品医薬品局）が抗 CTLA-4 抗体薬を進行悪性黒色腫に対する治療薬として承認して以降，CTLA-4 や PD-1/PD-L1 といった免疫チェックポイントを標的とした複数の薬剤が，承認薬として日常臨床で使用されるようになった。その適応は，今や悪性黒色腫にとどまらず，多くの固形がんでその有効性・安全性が検討され，承認に至っている。さらに，抗 LAG-3 抗体薬といった新規の免疫チェックポイント阻害薬，あるいは，エフェクター T 細胞療法［キメラ抗原受容体（CAR）遺伝子導入 T 細胞輸注療法］も昨今承認された。また複合免疫療法と称して，異なる経路の免疫チェックポイント阻害薬の併用，免疫チェックポイント阻害薬と細胞傷害性抗がん薬，低分子医薬品，血管新生阻害薬，放射線治療等とを併用することで高い有効性が認められてきている。

　その一方，従来の抗がん薬とは異なる種類の有害事象がさまざまに出現することが知られるようになった。これらは免疫関連有害事象と呼ばれ，ここ数年での複数のがん種における多くの治療経験から，少しずつであるがその頻度や対処方法に関して確立されつつある。免疫関連有害事象に関しては，診療科を超えて複数の疾患に及ぶこと，これから免疫チェックポイント阻害薬が新規に承認され担当する診療科も増えることが見込まれることから，病院全体としての連携体制および情報の共有がより一層重要となる。

　がん免疫療法は未だ発展途上であり，2019 年 3 月の第 2 版発刊後も多くのエビデンスが報告されてきた。今回のガイドライン改訂版の発刊後も，新たな改訂を要する可能性が高い。ただ，まだ不完全であったとしても，今この時点で，上記のような問題が生じているがん免疫療法に関して学会として一定の指針を示すことは，大きな意義があると考えている。

　本ガイドラインの目的は，本邦における悪性腫瘍患者の予後の延長を目指して，がん免疫療法に関する総論的知識の整理や推奨を明らかにし，日々の診療に役立てることである。難治性疾患である悪性腫瘍に対する効果的な治療法を体系化し，効果的な医療を確立し，ひいては豊かで活力ある長寿社会を創造するための一翼を担うことを目指している。

② 改訂について

　本ガイドラインは，2016 年に初版，2019 年に第 2 版が発行された。これに引き続き今

回第3版では，さらに最近の進歩を反映して大幅な改訂を行っている。

③ 本ガイドラインの適応が想定される対象者，および想定される利用対象者

　本ガイドラインは，広く悪性腫瘍患者を対象集団として検討した。成人患者のみならず小児患者も想定している。利用対象者は，主にがん免疫療法に携わるすべての医療関係者である。専門的表現が多いため十分にご理解いただくことは難しいかもしれないが，がん免疫療法を受けることを考えている，もしくは実際に受けているがん患者とその関係者にも参考にしていただければ幸いである。

④ 作成の手順

（1）がん免疫療法ガイドライン改訂版作成ワーキンググループの設立

　日本臨床腫瘍学会ガイドライン委員会の下部組織として，ワーキンググループ長を筆頭とするがん免疫療法ガイドライン改訂版作成ワーキンググループを設置し，その専門性，地域性を考慮し，24名の作成委員（副ワーキンググループ長1名を含む）および5名の評価委員を選出した。作成委員には，生物統計家1名が含まれ，また，日本がん免疫学会，日本臨床免疫学会からそれぞれ推薦いただいた2名が含まれている。さらに各委員の推薦により5名の協力委員を選出した。

　全35名の作成委員・協力委員・評価委員は，日本臨床腫瘍学会利益相反管理委員会での審査を受け，利益相反に問題がないことを確認した。

（2）作成形式および文献収集

　本ガイドラインに含まれる内容が，がん免疫療法の定義，副作用対策，各がん種に対するエビデンスなど，広範囲にわたるため clinical question（CQ）形式としなかった。

　本ガイドラインは「分類と作用機序」「副作用管理」「臓器別エビデンス」「臓器横断的背景疑問（background question：BQ）」で構成され，全項で①解説文書と引用文献リストの作成を，後2項に関しては，②文献検索式の決定，③文献検索結果のスクリーニングと追加検索，④文献の取捨選択，⑤システマティックレビューの実施とエビデンスの確実性評価，⑥解説文書と引用文献リストの作成を行った。また，後1項については，⑦討論によるエビデンスの確実性評価とステートメントの決定を行った。文献検索方法の詳細は当該の項を参照のこと。⑤システマティックレビューの実施とエビデンスの確実性評価の項では，がん免疫療法の治療レジメンによる介入に対してエビデンスの強さを GRADE 手法により A〜D で表現した（表1）。なお本ガイドラインでは，その薬事承認に関わらず，医薬品・治療法等に関するエビデンスを掲載することとした。保険診

表1　**エビデンスの確実性（強さ）**

A（強）	効果の推定値が介入を支持する適切さに強く確信がある
B（中）	効果の推定値が介入を支持する適切さに中程度の確信がある
C（弱）	効果の推定値が介入を支持する適切さに対する確信は限定的である
D（とても弱い）	効果の推定値が介入を支持する適切さにほとんど確信できない

療に携わる医療者が把握すべき点として，当該記載が適用外である場合はその旨を当該箇所に付記するよう心掛けているが，実際の使用にあたっては各自で確認を行っていただきたい。

　作成委員は上記①〜⑦に携わった。特に生物統計専門家の委員は，臨床試験報告論文におけるエビデンスの取扱注意点などについて全体的な助言を行った。

　文献検索は，日本医学図書館協会に依頼し，PubMed を用いて行った。遡及検索期間は 2017 年 10 月 1 日〜2021 年 4 月 30 日である。検索が不十分な場合には検索式の見直しを行い再検索した。この検索結果に基づいて各小委員会・委員会にてスクリーニングを行い文献の採否を決定したが，この過程では必要に応じて各委員によるハンドサーチにより文献を追加した。

⑤ システマティックレビューレポートについて

　本版では，システマティックレビューレポートを公表していない。今後検討していく予定である。

⑥ エビデンス採否の主な規準

　検索式を用いて抽出された文献・エビデンスは，各小委員会・委員会の複数の担当委員によりスクリーニングされ採否が検討された。採否規準はがん種別エビデンスごとで量および質の違いにより評価の重みづけも異なるため，個別に判断された。原則としてランダム化比較試験を対象としたが，希少性等の理由によりランダム化比較試験が存在し得ない領域の場合には，単群の前向き試験（第Ⅱ相試験など）や観察研究も評価対象とした。なお，検索期間外のエビデンスについては，高い効果が著しく認められた場合や安全性が著しく損なわれる可能性のある場合には例外的に評価対象とした。

⑦ GRADE に基づくエビデンスの強さの評価と推奨度について

　前版（第 2 版）では「臓器横断的 BQ」の項設定はなく「がん種別エビデンス」の項で，GRADE アプローチに基づく推奨度決定とその記載がなされていた。本版（第 3 版）では，委員会討議のなかで，①がん種によっては，取り上げるがん免疫療法以外に，より強く推奨される治療法が別途に存在する可能性があり，当該がん免疫療法の同がん種における適切な推奨度評価ができない懸念，②既存の臓器別ガイドラインにおける推奨度との乖離が生じる懸念，がそれぞれ指摘された。これらを受けて，本版ではがん種別エビデンスにおける推奨提示は行わず，エビデンスの強さのみ提示することとした。なお，各領域でエビデンスの強さが高いものについては，"エビデンスの確実性"として引用文献から抽出し記載した（アルファベットの段落表記で，"エビデンスの解説"の項と対応している）。

　また，本ガイドラインが臓器横断的である性格に鑑みて，臓器横断的臨床疑問（CQ）の設定の検討を試みたが，委員会内での議論の結果，BQ の設定がより診療ニーズに合うとの合意に至った。

⑧ 改訂作業の方法

　　新型コロナウイルス感染症の蔓延による影響のため，本版の改訂作業におけるすべての議論は WEB 会議およびメール審議で行った。投票後の推奨文書および解説文書の作成は各小委員会・委員会内で分担して行い，メールによる審議により修正の後，各小委員会・委員会内全員の意見の一致を得た。

⑨ 原稿確定までの方法

　　本ワーキンググループで作成した改訂原稿は，2022 年 11 月 8 日を締切とした評価委員会での意見聴取を経て，必要に応じて修正を行った。また，2022 年 12 月 22 日〜2023 年 1 月 6 日に日本臨床腫瘍学会のホームページにてパブリックコメントを募集し，これらの意見を参考にワーキンググループ委員間でのメール審議を行い，必要に応じて修正を行った。これをもってすべての原稿を最終稿として確定した。

⑩ 外部評価について

　　本版は日本医療機能評価機構（Minds）などによる出版後外部評価を受ける見込みである。外部評価内容は日本臨床腫瘍学会ガイドライン委員会で精査の上，対応策が決定され，次回改訂に向けて継続的に検討をしていく。

⑪ 今後の改訂，増補版などについて

　　本ガイドラインがカバーする領域における進歩のスピードに合わせて，ガイドライン委員会でそのタイミングを検討していく。

⑫ 利益相反

　　本ガイドラインの作成にかかる費用はすべて日本臨床腫瘍学会が拠出し，助成金，研究費など一切の外部資金は受け入れていない。本改訂作業にあたっては，すべて WEB 会議とメール審議で行われたため各委員の交通費，宿泊費の支給は発生しなかった。WEB 会議システムは学会から提供された。文献入手に関わる費用，原稿作成，会議参加に対しての報酬は受け取らなかった。

　　また全委員が，日本臨床腫瘍学会の COI 規程に基づき過去 3 年分の申告を行い，利益相反管理委員会においてガイドライン作成委員就任の適格性について審査を受け承認された。各委員の利益相反の詳細は巻頭の別表にて開示した。

⑬ 使用上の留意点

　　本ガイドラインは，標準治療等を示した参考資料である。個々の患者の病態や医療施設の体制は異なるため，治療方針は個々の患者に応じて，医療従事者と患者の話し合いで決定されるものである。本ガイドラインは医療を強制したり医療従事者の裁量権を制限したりするものではない。記述内容に関しては当該学会が責任を負うものであるが，診療結果についての責任は直接の診療担当者に帰属するものであり，当該学会および本

ガイドラインの作成・改訂に関わる諸委員会・委員は一切の責任を負わない。

⑭ 改訂と公開

　本ガイドラインがカバーする領域における新たなエビデンスの出現，日常臨床の変化に応じて継続して改訂を行う。本版については，日本臨床腫瘍学会ホームページ上での公開，書籍発行，学会・国際誌での公表などを通じて，本版の情報を広く発信する予定である。

⑮ 今後の課題と対応策

　文献の遡及検索期間は定めているが，その期間を過ぎて重要な論文・学会発表がなされることも多い。これまで重要と判断されるものはガイドラインの出版・公表時期を遅らせない範囲において改訂に反映しているが，その基準は定められていない。一律に基準を決められるものではなく柔軟な判断が必要であるが，その妥当性を検討するプロセスが今後必要である。

⑯ 他団体との連携

　システマティックレビュー実施に関して，R2年度「科学的根拠に基づくがん情報の迅速な作成と提供のための体制整備のあり方に関する研究」（20EA1008）グループ［若尾班・中山小班：研究責任者 若尾文彦，中山健夫，実務取り纏め者，下井辰徳（敬称略）］に一部協力をいただいた。謝辞を申し上げる。

公益社団法人 日本臨床腫瘍学会
がん免疫療法ガイドライン改訂第3版作成ワーキング
ワーキンググループ長
堀田勝幸
副ワーキンググループ長
二宮貴一朗

略語一覧

ADCC	antibody-dependent cellular cyto-toxicity	抗体依存性細胞傷害
BCMA	B-cell mutation antigen	B 細胞成熟抗原
BSC	best supportive care	
CAR	chimeric antigen receptor	キメラ抗原受容体
CAR-T	chimeric antigen receptor T	キメラ抗原受容体 T 細胞
CDC	complement-dependent cellular cytotoxicity	補体依存性細胞傷害
CI	confidence interval	信頼区間
CPS	combined positive score	
CRS	cytokine release syndrome	サイトカイン放出症候群
CTCAE	Common Terminology Criteria for Adverse Events	有害事象共通用語規準
CTLA-4	cytotoxic T-lymphocyte-associated protein 4	
DFS	disease-free survival	無病生存期間
dMMR	mismatch repair-deficient	ミスマッチ修復機構の欠損
EFS	event-free survival	無イベント生存期間
FDA	Food and Drug Administration	米国食品医薬品局
GM-CSF	granulocyte macrophage colony-stimulating factor	顆粒球マクロファージコロニー刺激因子
GVHD	graft-versus-host disease	移植片対宿主病
HR	hazard ratio	ハザード比
ICANS	immune effector cell-associated neurotoxicity syndrome	免疫エフェクター細胞関連神経毒性症候群
IFN	interferon	インターフェロン
IL	interleukin	インターロイキン
irAE	immune-related adverse events	免疫関連有害事象
LAG-3	lymphocyte activation gene 3	
MHC	major histocompatibility complex	主要組織適合遺伝子複合体
MSI-H	microsatellite instability-high	高頻度マイクロサテライト不安定性
OR	odds ratio	オッズ比
ORR	overall response rate	奏効割合
OS	overall survival	全生存期間

PD-1	programmed cell death-1	
PD-L1	programmed cell death 1-ligand 1	
PFS	progression-free survival	無増悪生存期間
pMMR	mismatch repair-proficient	
QOL	quality of life	生活の質
RFS	relapse-free survival	無再発生存期間
TCR	T-cell receptor	T 細胞受容体
TGF-β	transforming growth factor β	
TIL	tumor-infiltrating lymphocytes	腫瘍浸潤リンパ球
TKI	tyrosin kinase inhibitor	チロシンキナーゼ阻害薬
TLR	Toll-like receptor	トール様受容体
TMB	tumor mutation burden	腫瘍遺伝子変異量
TNF	tumor necrosis factor	腫瘍壊死因子
TPS	tumor proportion score	
Treg	regulatory T cell	制御性 T 細胞
WHO	World Health Organization	世界保健機関

I

がん免疫療法の分類と
作用機序

1 免疫チェックポイント阻害薬

　抗腫瘍免疫応答において中心的役割を担う T 細胞上には，免疫応答を活性化するアクセル（co-stimulatory molecule：共刺激分子）と，抑制するブレーキ（co-inhibitory molecule：共抑制分子）が発現する。後者は「免疫チェックポイント（immune checkpoint）」として機能し，T 細胞活性化の際に，自己への不適切な免疫応答や過剰な炎症反応を抑制する機構であり，代表的な免疫チェックポイント分子として CTLA-4（cytotoxic T-lymphocyte-associated protein 4）や PD-1（programmed cell death-1）などの抑制性受容体がある。これらの抑制性受容体に生理的なリガンドが結合すると，T 細胞の増殖やエフェクター機能（サイトカイン産生や細胞傷害活性など）が抑制され，生体の恒常性維持に重要な働きをする一方で，がん細胞はこの抑制機構を，本来の免疫恒常性を保つ目的から盗用することで宿主の免疫監視から逃れている。

　免疫チェックポイント阻害薬（表 1）は，免疫チェックポイント分子である抑制性受容体もしくはそのリガンドに結合して，抑制性シグナルを遮断することによって免疫系のブレーキを解除し，T 細胞の再活性化により腫瘍に対する免疫応答を高める治療薬である。

❶ 抗 CTLA-4 抗体薬

　CTLA-4 は T 細胞活性化初期（priming/activation phase）に働く免疫チェックポイント分子で，主にリンパ組織における抗原提示を制御する。CTLA-4 遺伝子は 1987 年に単離され[1]，1991 年に CD28 のリガンドである CD80（B7-1）および CD86（B7-2）が CTLA-4 にも結合することが発見された[2]。当初，CTLA-4 は活性化受容体と考えられたが，1994 年および 1995 年に，CD28 は T 細胞を活性化するのに対して CTLA-4 は抑制することが示された[3,4]。その機序としては，T 細胞の活性化には，T 細胞受容体（T-cell receptor：TCR）を介する主刺激シグナル経路の他に，CD28 共刺激分子とそのリガンドを介する共刺激（補助刺激）経路の活性化が必須であるが[5]，CTLA-4 は CD28 を競合阻害し，抗原提示細胞上のリガンド（CD80/CD86）を占有することにより T 細胞の活性化を抑制する[3,6]。CTLA-4 は，競合する CD28 と比較し 10～100 倍高い親和性でリガンドと結合するため，T 細胞上に CD28 と CTLA-4 が同時に発現する場合，ほとんどのリガンドは CTLA-4 に結合し，CD28 による共刺激を減弱させることで免疫応答を抑制する[7]。また，CTLA-4 は制御性 T 細胞（regulatory T-cell：Treg）上にも恒常的に強く発現しており，抗原提示細胞の CD80/CD86 の発現を抑制し，T 細胞活性化能を低下させる[8]。また，抗 CTLA-4 抗体を介した抗体依存性細胞傷害（antibody-dependent cellular cytotoxicity：ADCC）により Treg が除去され，Treg による免疫抑制が解除される作用も報告されている。実際，ADCC 活性を有する抗 CTLA-4 抗体は，マウスにおいて腫瘍中の Treg を除去し，強い抗腫瘍効果を発揮するが，Fc 活性を低下させるこ

表1　がんに対する免疫チェックポイント阻害薬の承認状況　　（2023年1月16日現在）

分類	治療薬	対象疾患	承認状況	
			国内	米国（FDA）
抗CTLA-4抗体薬	イピリムマブ	悪性黒色腫，非小細胞肺癌，腎細胞癌，dMMR/MSI-Hの結腸・直腸癌，悪性胸膜中皮腫，食道癌	承認	承認
		肝細胞癌	未承認	承認
	トレメリムマブ	非小細胞肺癌，肝細胞癌	承認	承認
		頭頸部癌	未承認	承認
抗PD-1抗体薬	ニボルマブ	悪性黒色腫，非小細胞肺癌，腎細胞癌，胃癌，悪性胸膜中皮腫，頭頸部癌，食道癌，ホジキンリンパ腫，dMMR/MSI-Hの結腸・直腸癌，尿路上皮癌	承認	承認
		原発不明癌	承認	未承認
		肝細胞癌	未承認	承認
	ペムブロリズマブ	悪性黒色腫，非小細胞肺癌，腎細胞癌，頭頸部癌，食道癌，乳癌（トリプルネガティブ），ホジキンリンパ腫，尿路上皮癌，dMMR/MSI-Hの固形がん，TMB-Hの固形がん，dMMR/MSI-Hの結腸・直腸癌，子宮頸癌，子宮体癌	承認	承認
		肝細胞癌，胃癌，メルケル細胞癌，皮膚扁平上皮癌，悪性リンパ腫	未承認	承認
	cemiplimab	皮膚扁平上皮癌，非小細胞肺癌，基底細胞癌	未承認	承認
	dostarlimab	dMMRの子宮体癌，dMMRの固形がん	未承認	承認
抗PD-L1抗体薬	アテゾリズマブ	非小細胞肺癌，小細胞肺癌，肝細胞癌	承認	承認
		乳癌（トリプルネガティブ）	承認	未承認
		悪性黒色腫，胞巣状軟部肉腫	未承認	承認
	デュルバルマブ	非小細胞肺癌，小細胞肺癌，肝細胞癌	承認	承認
		胆管癌	未承認	承認
	アベルマブ	腎細胞癌，尿路上皮癌，メルケル細胞癌	承認	承認
抗LAG-3抗体薬	relatlimab	悪性黒色腫	未承認	承認

※本表については，病期，投与のタイミングは問わず，免疫複合療法等の併用療法も含む。
※国内における未承認薬については，英字表記とする。
dMMR：mismatch repair-deficient（ミスマッチ修復機構の欠損）
MSI-H：microsatellite instability-high（高頻度マイクロサテライト不安定性）
TMB：tumor mutation burden（腫瘍遺伝子変異量）

とによりADCC活性をなくした抗CTLA-4抗体は，腫瘍中のTregを除去できず，抗腫瘍効果を示さないことが報告されている[9,10]。このようなCTLA-4による強力な免疫抑制作用は，CTLA-4欠損マウスによっても示されており[11]，CTLA-4欠損マウスはT細胞が全身の臓器に浸潤して，移植片対宿主病（graft-versus-host disease：GVHD）様の症状を起こして若年齢で死亡する。また，1996年には，動物モデルにおいてCTLA-4阻害による抗腫瘍効果が明らかとなった[12]。しかしながら，免疫原性の低い腫瘍モデルでは，抗CTLA-4抗体薬単剤では抗腫瘍効果がみられない報告もあった[13]。

　現在，臨床現場で用いられている完全ヒト型抗CTLA-4抗体薬イピリムマブについては，複数のがん種において腫瘍縮小につながることがこれまでの臨床試験の結果から示されている。最初に，悪性黒色腫を対象とした，gp100ペプチドワクチンとの併用療法の第I相試験が行われた後[14]，第III相試験でOSの有意な改善が確認され[15]，2011年に

I

がん免疫療法の分類と作用機序

米国食品医薬品局（Food and Drug Administration：FDA）により切除不能または転移性悪性黒色腫の治療薬として，欧州でも2011年に，本邦では2015年に初めて承認された。また，現在，本邦では，腎細胞癌，高頻度マイクロサテライト不安定性（microsatellite instability-high：MSI-H）を有する結腸・直腸癌，非小細胞肺癌，悪性胸膜中皮腫，食道癌において保険収載されており，さらに海外では，それに加えて肝細胞癌で承認されている。

② 抗PD-1抗体薬

　PD-1はT細胞上に発現し，T細胞活性化後期（effector phase）に働く免疫チェックポイント分子で，主に炎症局所でCD8陽性T細胞（細胞傷害性T細胞）が標的細胞を攻撃する場面で作用する。PD-1遺伝子は1992年にクローニングされ[16]，機能が明らかにされた。特に，PD-1欠損マウスを用いた研究はPD-1による免疫抑制作用を特徴づけた[17,18]。PD-1欠損マウスは遺伝的背景により多彩な自己免疫疾患を発症するが，その自己免疫症状はCTLA-4欠損マウスに比べて遅発性で比較的軽症である。マウスの表現型の違いは，抗CTLA-4抗体および抗PD-1抗体の副作用の違いと相関がみられる[15,18]。

　2000年および2001年にPD-L1（B7-H1，CD274）およびPD-L2（B7-DC，CD273）がPD-1のリガンドとして同定され[19,20]，PD-1による免疫抑制の分子メカニズムが明らかとなった。リガンドが結合するとPD-1の細胞質領域にチロシン脱リン酸化酵素（SHP1，SHP2など）が集積し，T細胞受容体シグナルの下流分子でありT細胞の活性化に必要なZAP70のチロシンリン酸化反応を阻害することや，共刺激シグナル伝達分子であるCD28を脱リン酸化することにより，T細胞を機能不全，さらにはアポトーシスへ誘導する。このように，PD-1がT細胞の増殖やサイトカイン産生，細胞傷害活性を抑制することで，過剰な免疫応答が抑制される[21-24]。リガンドであるPD-L1は炎症により免疫担当細胞だけでなく，末梢組織にも発現が誘導され，さまざまながん細胞やウイルス感染細胞にも発現する。2002年および2003年に，PD-1シグナル阻害により，がんの増殖阻害とウイルス感染防御が可能であることが動物モデルによって示された[25,26]。

　これらの基礎医学研究を背景として，完全ヒト型抗PD-1抗体薬ニボルマブが開発され，2006年に進行性がん（悪性黒色腫，非小細胞肺癌，腎細胞癌など）に対する第Ⅰ相試験が開始された[18]。2014年にニボルマブは，世界に先駆けて本邦で悪性黒色腫の治療薬として承認され，2015年には非小細胞肺癌が適応となり，米国，欧州でも承認された。その後，本邦では，腎細胞癌，ホジキンリンパ腫，頭頸部癌，尿路上皮癌，胃癌，dMMR/MSI-Hの結腸・直腸癌，食道癌，悪性胸膜中皮腫や原発不明癌で承認されており，国外では，肝細胞癌においても承認され，その他にも現在，世界中でさまざまながん種に対する第Ⅲ相試験が進められている。抗ヒトPD-1抗体薬としてはニボルマブの他にペムブロリズマブなどがあり，本邦ではペムブロリズマブが悪性黒色腫，非小細胞肺癌，腎細胞癌，食道癌，ホジキンリンパ腫，頭頸部癌，尿路上皮癌，dMMR/MSI-Hの固形がん，dMMR/MSI-Hの結腸・直腸癌，トリプルネガティブ乳癌や子宮体癌，子宮頸癌などの治療薬として承認されており，国外ではそれに加え肝細胞癌，胃癌，メル

ケル細胞癌，皮膚扁平上皮癌や縦隔原発大細胞型 B 細胞型リンパ腫でも承認され，適応の範囲を広げている。また，抗 PD-1 抗体薬は多くの治療法との併用効果が検討されており，抗 CTLA-4 抗体薬やその他のがん免疫療法薬，細胞傷害性抗がん薬，分子標的薬，血管新生阻害薬，放射線治療などとの組み合わせによる臨床試験が実施され，その一部はすでに承認されている。その詳細については，本章「8. 免疫複合療法」（p.28）を参照されたい。その他，cemiplimab, dostarlimab, camrelizumab, sintilimab, tislelizumab, spartalizumab といった新たな抗 PD-1 抗体薬も開発されてきている。

３　抗 PD-L1 抗体薬

PD-L1 は PD-1 受容体のリガンドのひとつで，PD-1 に結合して T 細胞の活性化を抑制する[19]。生体内で PD-1 は活性化した T 細胞に限局的に発現している一方で，PD-L1 は末梢組織の実質細胞や血管内皮細胞，活性化した免疫担当細胞（抗原提示細胞や T 細胞および B 細胞を含む）に広く発現しており，インターフェロン（interferon：IFN）γ などの炎症性サイトカインにより発現が増強する。また，PD-L1 は多種のがん細胞で高発現しており，1999 年にホモロジー検索で同定された B7-H1 は，PD-L1 と同一分子であることが判明した[27]。2002 年には，抗 PD-L1 抗体により PD-1 シグナルを遮断することで抗腫瘍効果が得られることが動物モデルで明らかになった[25]。

抗ヒト PD-L1 抗体薬としてアテゾリズマブ，アベルマブ，デュルバルマブなどが開発されており，これまでに世界中で多くのがん種に対するさまざまな臨床試験が実施されている。本邦においては，アテゾリズマブは非小細胞肺癌，小細胞肺癌，肝細胞癌，トリプルネガティブ乳癌（国外では，この他に悪性黒色腫，胞巣状軟部肉腫），デュルバルマブは非小細胞肺癌，小細胞肺癌，アベルマブはメルケル細胞癌，腎細胞癌，尿路上皮癌で承認されている。抗 PD-L1 抗体薬も抗 PD-1 抗体薬同様，他のがん治療薬との併用による多くの臨床試験が実施されている。

４　その他の免疫チェックポイント阻害薬

LAG-3（lymphocyte activation gene 3）は，1990 年に活性化 T 細胞に発現する分子として同定された。LAG-3 は CD4 と構造上類似しており，リガンドである主要組織適合遺伝子複合体（major histocompatibility complex：MHC）class Ⅱ分子と結合する。また，LAG-3 の方が CD4 よりも MHC classⅡ分子に対して親和性が高いため[28,29]，T 細胞の活性化を阻害するように働く[28]。LAG-3 が CD8 陽性 T 細胞上に発現する際は，PD-1 などの他の抑制分子とともに発現しており，それらの T 細胞ではサイトカイン産生能が著しく低いが，これに対し，抗 LAG-3 抗体の投与と，PD-1/PD-L1 伝達経路を遮断することを併用することにより，相乗的に抗原に対する細胞の不応答が解除され，抗腫瘍効果を示すことが動物モデルにおいて示されている[30]。また，活性化 CD4 陽性細胞上に発現する LAG-3 分子を刺激すると，インターロイキン（interleukin：IL）-2 の産生が低下するが，抗 LAG-3 抗体の添加により CD4 陽性細胞は持続的に増殖し，サイトカイン産生が増加することが報告されている[29,31]。さらに，LAG-3 は Treg 上にも発現し，LAG-3 陽性 Treg は IL-10 や TGF-β（transforming growth factor-β）などの抑

制性サイトカインを産生する活性化型のフェノタイプであることから，LAG-3 は Treg を介することによっても免疫抑制機能を発揮していると考えられている[31]。したがって，LAG-3 シグナルを阻害することで，免疫の再活性化が得られることが期待される。現在，さまざまながん種に対して抗 LAG-3 抗体薬単独および抗 PD-1 抗体薬との併用などによる臨床試験が進行中であり，2022 年 1 月には悪性黒色腫に対する第Ⅲ相試験において，抗 LAG-3 抗体薬である relatlimab と抗 PD-1 抗体薬との併用療法の有効性が示され，国外において悪性黒色腫で承認されたところである[32]。

　また，現時点では承認されていないが，治療薬の標的として開発が進められている，あるいは期待されている分子等について，以下に列挙する。

　TIM-3（T-cell immunoglobulin and mucin-3）は 2002 年に Th1 型 CD4 T 細胞や CD8 T 細胞に発現する分子として同定された[33]。TIM-3 シグナルは T 細胞の活性化を抑制する一方，ミエロイド系細胞にも発現がみられ，自然免疫応答も抑制する[33,34]。TIM-3 のリガンドとしては galectin-9 や HMGB1 など複数の分子が報告されており，TIM-3 がリガンドと結合してリン酸化されると，TIM-3 の細胞内尾部と結合している Bat3（human leukocyte antigen B-associated transcript 3）の乖離が引き起こされる。Bat3 は IL-2 などのサイトカイン活性に重要な Lck 活性触媒を仲介しているが，TIM-3 と乖離した Bat3 により Lck は不活化され，サイトカイン産生低下により T 細胞はアポトーシスが誘導される[35]。TIM-3 陽性 T 細胞の多くは，PD-1 を共発現しており，PD-1 単発現細胞と比較して強い免疫抑制を示すとされ，また，TIM-3 が発現している Treg は腫瘍集積性に優れ，高い免疫抑制機能を有していることが報告されている[33]。さまざまなマウス腫瘍モデルで抗 TIM-3 抗体薬は抗腫瘍効果を示し，抗 PD-1 抗体薬との併用によりその効果が増強することが示されている[36]。現在，進行がんを対象として抗 TIM-3 抗体薬単独あるいは抗 PD-1/PD-L1 抗体薬との併用による臨床試験などが進行中である。

　TIGIT（T-cell immunoreceptor with IG and ITIM domains）は 2009 年に活性化 T 細胞に発現する抑制性シグナル分子として同定された[37]。TIGIT は，リガンドである poliovirus receptor（PVR，CD155），nectin-2（CD112）との結合により T 細胞の活性化を抑制すると同時に，樹状細胞からの IL-12 産生低下，IL-10 産生増強効果を介して免疫応答を阻害する[37,38]。抗 TIGIT 抗体薬と抗 PD-L1/PD-1 抗体薬の併用により，マウスモデルでの腫瘍退縮効果と腫瘍浸潤リンパ球（tumor-infiltrating lymphocytes：TIL）に対する活性化作用が報告されており[39,40]，現在，進行がんに対して抗 TIGIT 抗体薬単独および抗 PD-L1/PD-1 抗体薬や細胞傷害性抗がん薬との併用による臨床試験が実施されている。

　BTLA（B and T lymphocyte attenuator，CD272，IgSF）は，T 細胞を含む多くの免疫細胞で発現する細胞表面レセプターであり，リガンドである HVEM（herpesvirus entry mediator，CD270，TNFSFR14）と結合すると，免疫受容体抑制性チロシンモチーフ（immunoreceptor tyrosine inhibitory motif：ITIM）とチロシン脱リン酸化酵素（SHP1，SHP2）をリン酸化することで，T 細胞増殖やサイトカイン産生を抑制している[41]。*In vitro* では，BTLA が欠失した T 細胞ではより T 細胞増殖が誘導されることが示されて

おり[42]，現在，新たな治療標的として，固形がんを対象とした BTLA モノクローナル抗体の臨床試験が進行中である。

　最後に，マクロファージの免疫チェックポイント分子として，CD47，SIRPα が挙げられる。これらのシグナルは，マクロファージの貪食作用を抑制することから，「Don't eat me シグナル」と呼ばれ，がん細胞上に発現している CD47 にマクロファージ上の SIRPα が結合することで，マクロファージはがん細胞を貪食しなくなる[43]。この CD47 や SIRPα に対する阻害抗体を用いることで，抗腫瘍効果を発揮し，悪性リンパ腫において有望な結果が報告されており，現在固形がんにおいても臨床試験が進行中である[44,45]。

2　共刺激分子に対するアゴニスト抗体薬

　現在，多数の共刺激分子に対するアゴニスト抗体薬の開発が進行中であり，現時点ではすべて未承認薬だが，これまでの経緯について以下に紹介する。

　Tリンパ球の活性化には，前述の通りTCRを介する主刺激シグナル経路の他に，CD28共刺激分子とそのリガンドを介する共刺激（補助刺激）経路の活性化が必須であるが[46]，CD28の他にも，数多くの分子が共刺激分子としての機能を有することが知られている。共刺激分子のうち，CD28，ICOS，DNAM（CD226）は免疫グロブリンスーパーファミリーに属し，OX-40，4-1BB，CD27，GITR，CD30，CD40，CD137などは腫瘍壊死因子受容体（tumor necrosis factor receptor：TNFR）スーパーファミリーに属している[46,47]。その他，T細胞およびNK細胞上の受容体である共刺激分子として，NKG2（CD159）も報告されている[48]。これらの分子シグナルを増強することにより，抗腫瘍活性を持つT細胞応答を増強できる可能性が示唆されており，がんに対する免疫応答の促進を目的として，共刺激分子に対するアゴニスト抗体薬（共刺激シグナルを惹起するタイプの抗体）の開発が動物モデルで進められてきている。

　2006年にCD28を標的としたスーパーアゴニスティック抗体（TGN1412）が開発された。このTGN1412は従来の抗CD28抗体とは異なり，CD28分子のC″D loop部位に結合することから単独でもT細胞を活性化させることが可能なモノクローナル抗体であったが[49]，第I相試験でTGN1412の投薬を受けた全員が多臓器不全を呈するという重篤な有害事象を認め，社会的に大きな問題となった[50]。その要因としては，T細胞を強く活性化したことによりサイトカインストームが生じた可能性が考察されており，安全面において問題があるため，その後CD28を標的とした治療開発は進んでいないが，同じ免疫グロブリンスーパーファミリーのICOSについては，現在臨床試験が進行中である。

　一方，TNFスーパーファミリーに属する共刺激分子である，OX-40や4-1BBはナイーブT細胞には発現せず，抗原刺激1〜2日後に一過性に活性化したエフェクターT細胞上に発現し，抗原提示細胞などに発現するリガンド（OX-40L，4-1BBL）と結合することで，T細胞増殖やサイトカイン誘導，アポトーシスを抑制する遺伝子などのup-regulationを引き起こすほか，NK細胞からのサイトカイン産生を誘導し，ADCCを増強する[51-54]。また，エフェクターT細胞の排除機構である活性化誘導性細胞死（activation-induced cell death）を阻害し，メモリーT細胞が抗原によって再活性化され，エフェクターT細胞が生じた際にもその生存を促進するとされている[55,56]。現在，単剤におけるがん治療効果のみならず，がんワクチン療法や免疫チェックポイント阻害薬との併用療法も含めた，OX-40，4-1BB，CD27，GITR，CD30，CD40，CD137などの共刺激分子に対するアゴニスト抗体薬の臨床試験が進行している[57-59]。

3　がんワクチン療法

　　がんワクチン療法の目的としては，がんに対する免疫を高めることにより，体内に残存したがん細胞を減少・消失させ，抗腫瘍効果をもたらすことであり，がんに対する予防というよりも，治療を目的に行われる免疫療法の一種である。代表的ながんワクチン療法としては，細菌を用いたワクチン，がんペプチドワクチン，腫瘍細胞ワクチン，樹状細胞ワクチン，がん DNA/RNA ワクチンなどが挙げられる。また，ここ数年ではネオアンチゲンをターゲットとしたワクチン開発も進展しているが，現時点ではがんワクチン療法の有効性は十分に確立されておらず，一部を除き，ほとんどで標準治療には至っていないのが現状であり，現在は，がんワクチンの効果をより高めるため，免疫チェックポイント阻害薬などとの併用療法の臨床試験が進行中である[60]。

① 細菌を用いたワクチン

　　1890 年コーリー博士は，肉腫を有する患者が *Streptococcus*（*S.*）*pyogenes* に感染した後に高熱とともに肉腫が完全消失したことに注目し，*S. pyogenes* と *S. marcescenes* の死菌からなるコーリーワクチンを開発した。これが，がん免疫療法の始まりといわれている。細菌に対する免疫反応により，免疫系全体が賦活化され抗腫瘍免疫活性が誘導されることを期待した治療法である。この手法を応用したものとして，弱毒化したリステリア（*Listeria monocytogenes*）を用いたがんに対する免疫療法の開発が挙げられる。このリステリアを用いたがんワクチンによる治療法は現在米国を中心として，固形がんに対する複数の臨床試験が進行中である[61]。また，ウシ型弱毒結核菌である BCG（bacille Calmette-Guérin）については，表在性膀胱癌や膀胱上皮内癌の治療薬としての有効性が確立しており，膀胱内注入による治療法が承認されている[62]。

② がんペプチドワクチン

　　がんペプチドワクチン療法とは，がんに特異的な抗原エピトープ由来のペプチドなどを，免疫原性を高めるために使用される物質であるアジュバントとともに投与し，がんに対する免疫反応を誘導して抗腫瘍効果を発揮させる治療法である。1991 年，メラノーマ抗原 MAGE の同定[63]により，CD8 陽性 T 細胞が，がん細胞表面の MHC（ヒトでは HLA）に提示されているがんペプチドを認識して，同じ抗原を有するがん細胞を殺傷できることが示唆された。それ以来，主にがん細胞に特異的に発現し，かつ発現頻度の高い gp100，WT1，NY-ESO-1 などの多数のがん抗原（tumor-associated antigens：TAA）が同定されてきた[64,65]。

　　がんワクチンに用いられるペプチドとしては，がん抗原に由来する 9〜10 個のアミノ酸配列であり，CD8 陽性 T 細胞に抗原提示する MHC class Ⅰ分子によって提示されるショートペプチドが多く，これらのがんペプチドワクチンによる臨床試験が多数実施さ

れてきたが，がんワクチンを単体で投与した臨床試験において有意な臨床効果はほとんど認められなかった。2004 年，がんワクチンによる腫瘍縮小効果を示す奏効割合が 2.6％に過ぎないことが報告され[66]，その理由としては，ヒト白血球抗原（human leukocyte antigen：HLA）class Ⅰ（CD8 陽性 T 細胞へ抗原提示）と class Ⅱ（CD4 陽性 T 細胞へ抗原提示）とでは，提示するペプチドの長さが異なるため，HLA class Ⅰ により提示されるショートペプチドでは，CD4 陽性 T 細胞（ヘルパー T 細胞）への抗原提示ができないこと，また，抗原提示時の共刺激シグナル発現が欠失していることなどが考えられた。その後，これらの課題を克服するような新しいがんペプチドワクチンのアプローチが検討され，MHC class Ⅱ にも抗原提示されることでヘルパー T 細胞も活性化しうるロングペプチドの開発や，免疫活性化作用を有するアジュバントの使用，免疫チェックポイント阻害薬との併用などが進められている。また，gp100 や WT1 といった共通がん抗原とは別に，各症例におけるがん細胞が個別に有する体細胞遺伝子変異により，正常では発現しない異常蛋白質，すなわちがん特異抗原（ネオアンチゲン）を標的とした，オーダーメイド型のがんペプチドワクチン療法の研究や臨床試験も積極的に進められている[60,67,68]。

③ 腫瘍細胞ワクチン

　　がんペプチドワクチンは，がん抗原由来のペプチドを投与するが，腫瘍細胞ワクチンは遺伝子改変を加えた腫瘍細胞そのものを投与する。顆粒球マクロファージコロニー刺激因子（granulocyte macrophage colony-stimulating factor：GM-CSF）を遺伝子導入した腫瘍を用いたがんワクチン（GVAX）は，GM-CSF を産生することで樹状細胞をがんの周囲に誘導し，がん抗原特異的な CD8 陽性 T 細胞を活性化することを目的とした遺伝子免疫療法である[69]。

④ 樹状細胞ワクチン

　　抗原提示細胞である樹状細胞を，体外でがん抗原と共培養することで，がん抗原を有する樹状細胞を作成し，同時に成熟化させ活性化したものを体内に戻す樹状細胞ワクチン療法は副作用が少なく，理論的整合性もあることから有効性も期待されてきた。sipuleucel-T は，樹状細胞ワクチン療法の一種であり，がんワクチンとして初めて 2010 年に FDA から去勢抵抗性前立腺癌に対して承認された[70]。この治療法は，体外で患者より採取した血液細胞（主に樹状細胞）を前立腺癌抗原である PAP と GM-CSF を融合させた蛋白と共培養したものを体内に戻すという方法である。前立腺癌においてプラセボと比較して生存期間を延長した[71]。

⑤ がん DNA/RNA ワクチン

　　がん DNA/RNA ワクチンは，抗原蛋白をコードする遺伝子である核酸を用いて抗原を生体に接種する免疫法である。DNA/RNA ワクチンは，プラスミド自体として，あるいはウイルスベクターなどに組み込んで生体内に送達することが可能である。例えば，プラスミド DNA の形で DNA ワクチンを皮下に投与すると，プラスミド DNA は細胞に

取り込まれ，目的の抗原蛋白を産生する。産生された蛋白が抗原提示細胞に取り込まれるとT細胞に抗原提示され，免疫応答を活性化する。DNA/RNAワクチンは製造が比較的容易でコストも低減できることに加え，さまざまな工夫を凝らして高性能化を図る余地が大きい点もその特長である。近年の免疫学の発展と遺伝子組み換え技術や化学合成などの技術革新により，さらに戦略的なワクチン設計が可能になっており，ネオアンチゲンをコードするRNAワクチンの開発なども進展している[67]。

4 エフェクターT細胞療法

　　がん細胞を直接的に攻撃（破壊，増殖抑制）する作用を有する細胞（エフェクター細胞）として，CD8陽性T細胞，CD4陽性T細胞，γδT細胞，NK細胞，NKT細胞などがあり，患者由来末梢血や腫瘍局所から採取したこれらの細胞を体外にて処理・増殖させてから患者に輸注する方法がエフェクターT細胞療法である[72]。体外での細胞調製においては，抗原非特異的な刺激もしくは抗原特異的刺激（がん抗原蛋白や自己腫瘍細胞など）により活性化と増殖が誘導される。

　　近年，がん患者由来のリンパ球に特定の標的抗原に対する抗原受容体遺伝子をウイルスベクターなどで導入して発現させ，人工的にがん抗原特異的に改変したT細胞を輸注する遺伝子改変細胞療法の開発が進んでいる。抗原受容体としてはT細胞受容体（TCR）やキメラ抗原受容体（chimeric antigen receptor：CAR）が多く利用されており，現時点ではCAR-T細胞療法が承認されている。エフェクターT細胞療法でみられる有害事象としては，正常細胞を攻撃することによる臓器障害（on-target off-tumor toxicity），輸注細胞の急速な活性化と増殖に伴って生じるサイトカイン放出症候群（cytokine release syndrome：CRS）などが存在する[73]。

　　現時点では，エフェクターT細胞療法の大部分において患者の自己リンパ球が用いられているが，一部では非自己のリンパ球に由来するエフェクターT細胞療法の開発も試みられている。

❶ 非特異的エフェクター細胞輸注療法

　　非特異的エフェクター細胞の輸注療法には，活性化リンパ球輸注療法[74]，γδT細胞輸注療法[75]，NK細胞輸注療法[76]，NKT細胞輸注療法[77]などが含まれる。この輸注療法では，重篤な有害事象の報告はほとんど認められない。これらの輸注療法における治療の有効性に関する報告はあるものの，治療の直接的な効果であるかどうかについては未確定であり今後の検討課題である。その一部のものは，保険適用外（自由）診療を中心とした形で行われ，実施例数はすでに多数にのぼると推測されるが，科学的なエビデンスを構築するためには，適切な対照群を設定し，無作為化や統計学的解析に十分考慮した臨床試験の実施が必要である。

❷ 標的抗原特異的エフェクターT細胞輸注療法

1）腫瘍浸潤Tリンパ球輸注療法

　　腫瘍組織からTILを分離し，体外にて増殖させたポリクローナルあるいはオリゴクローナルな腫瘍抗原特異的T細胞を輸注する方法である。クローン化したTCRで単一の抗原を標的とする場合とは異なり，ポリクローナルな集団であるため，抗原消失による効果無効のリスクは考えにくい点では期待できるはずではあるが，あらゆるがん種で

TIL を効率的に誘導できるわけではなく，また，TIL 中にどのようながん特異的 T 細胞が含まれているかについては評価困難であった[78]。

2) 腫瘍抗原特異的 TCR 遺伝子導入 T 細胞輸注療法（TCR-T 細胞療法）

患者末梢血由来の T 細胞にウイルスベクターなどを用いて腫瘍抗原特異的な TCR 遺伝子を体外にて導入し，増殖させてから輸注する方法である[79]。がん関連抗原である MART-1 や NY-ESO-1 以外に，gp100，p53，MAGE-A3，CEA，WT1 などが，TCR-T 細胞療法の標的抗原として検討されている。早期試験においては腫瘍縮小や腫瘍消失例があり，長期にわたる寛解例も報告されている。しかしながら，有害事象として CRS や腫瘍崩壊症候群が生じる可能性，標的抗原を微量に発現する正常組織や類似抗原を発現している正常細胞に対して過剰な免疫反応が生じる危険性などが存在する[80,81]。また，遺伝子導入した TCR の発現不良なども認められることがある。

3) キメラ抗原受容体（CAR）遺伝子導入 T 細胞輸注療法（CAR-T 細胞療法）

CAR とは，腫瘍抗原特異的なモノクローナル抗体の可変領域軽鎖（V_L）と重鎖（V_H）を直列に結合させた単鎖抗体（scFv）を N 末端側に有し，それに続く膜貫通部分，CD28 や 4-1BB のような共刺激シグナル部分，CD3ζ 鎖シグナル部分を C 末端側に持つキメラ蛋白である。腫瘍細胞上の標的分子に対する CAR 遺伝子を患者末梢血由来の T 細胞にウイルスベクターなどを用いて体外にて導入し，増殖させた CAR-T 細胞を輸注する。活性化後は T 細胞が細胞傷害活性と同時に，増殖やメモリー細胞化などの機能を発揮する。通常，抗体は反復投与を要するが，CAR-T 細胞では体内で増殖できるため単回投与でも十分なことが多く，抗原発現量の少ない腫瘍細胞にも効果が期待できることが特長である[82,83]。

急性リンパ性白血病や非ホジキンリンパ腫を含む再発・難治性の B 細胞系造血器悪性腫瘍に対して，CD19 認識 CAR-T 細胞は優れた治療効果を認め[84-86]，2017 年に米国にて承認され，国内においても 2019 年 3 月に最初の CAR-T 細胞療法が承認された。CAR-T 細胞療法は，長期の寛解例も認められる一方で，CRS や神経毒性のような重篤な有害事象を伴う症例が少なからず存在し，寛解後の再発例も報告されている。その再発例の原因の多くが CD19 抗原の喪失とされており，将来的には複数の抗原を同時に標的にする必要があることも示唆されている。また，CD19 に加えて，同じく B 細胞抗原である CD22 に対する CAR も搭載された dual CAR-T 細胞や，その他の改良なども加えることで，今後再発率が低下する可能性も期待されている。

また，2021 年には，多発性骨髄腫を対象として，成熟した B 細胞の表面に発現している B 細胞成熟抗原（B-cell mutation antigen：BCMA）を標的とする CAR-T 細胞療法が米国にて承認され[87,88]，2022 年に国内においても再生医療等製品製造販売承認を取得した。CAR-T 細胞療法の，固形がんなどその他のがん種への適応拡大については，固形がんのがん微小環境が極めて免疫抑制的であることから，期待されるほどの効果が認められるかは明らかではなく，サイトカインや抗体遺伝子を搭載した腫瘍溶解性ウイルスなどとの併用療法や，がん微小環境に抵抗性を示す遺伝子改変を施した CAR-T 細胞

などが開発されつつある[83,89-91]。

③ 非自己細胞を用いた細胞療法

　歴史的に同種造血幹細胞移植療法やそれに伴うドナーリンパ球輸注療法は広く行われ，すでに実地臨床で用いられている細胞療法といえる。非自己のエフェクター T 細胞を用いる利点として，輸注細胞の均質性の確保，患者の状態による治療への影響の低減，輸注の随時性の確保などが認められる。一方，欠点として，実用化には輸注細胞の拒絶反応や GVHD を回避する必要があること，病原性のリスクなどがある。また，NK 細胞などの他のエフェクター細胞の輸注療法においても非自己の細胞を利用する検討がなされているが，その有効性については未確定である。

④ iPS 細胞を用いた細胞療法

　HLA の型がホモ接合体（免疫拒絶反応が起こりにくい組み合わせ）の細胞を有する，健康なドナーから採取した皮膚や血液（末梢血・臍帯血）の細胞から作製した iPS 細胞を用いた，iPS 細胞由来キメラ抗原受容体遺伝子改変 T 細胞療法（iCART）の開発が新たに進んできている。現行の CAR-T 細胞療法は，細胞作製に時間や多額の費用を要することから，iPS 細胞を用いることで，均一な細胞製剤を迅速に大量生産し，より低価格ですぐに提供できる点が期待されており，今後の開発状況の報告が待たれる。

5 サイトカイン療法

　サイトカイン療法は，精製された組み換え蛋白であるサイトカインを投与する治療法であり，単剤もしくは他の免疫療法との併用で効果を発揮する。これまで多くのサイトカインががん治療薬として開発され，現在までにIL-2，IFNα，IFNβ，IFNγが承認されている。

　IL-2は活性化したT細胞から産生され，T細胞やNK細胞の増殖，活性化を誘導する因子として1976年に発見された[92]。その後，マウス腫瘍モデルを用いた検討にてIL-2の投与が腫瘍反応性リンパ球の治療効果を増強することが報告され[93,94]，多くの臨床研究によりがん治療効果が示された[92,95,96]。現在，米国では転移性腎癌や悪性黒色腫に対する治療薬として，本邦では転移性腎癌，血管肉腫，神経芽腫（ジヌツキシマブの抗腫瘍効果の増強を目的）の治療薬として承認されている。

　IFNは1957年にウイルス増殖を抑制する因子として発見された物質で，T細胞，B細胞，マクロファージなどの免疫細胞のみならず，線維芽細胞，血管内皮細胞など，多くの細胞から産生される[97]。IFNにはtype Ⅰ，type Ⅱ，type Ⅲのサブタイプが存在し，IFNαとIFNβはtype Ⅰ，IFNγはtype Ⅱに属する。IFNは腫瘍に対する直接効果，もしくはT細胞やNK細胞などの抗腫瘍免疫応答の活性化を介してがん治療効果を誘導すると考えられ，これまでに多くの臨床的有効性が示されている[98,99]。現在，本邦では，IFN関連製剤は腎癌，悪性黒色腫，多発性骨髄腫，慢性骨髄性白血病，ヘアリー細胞白血病，膠芽腫，髄芽腫，星細胞腫，菌状息肉症，セザリー症候群などの治療薬として承認を受けている。

　また，その他に開発が進められていたサイトカイン療法としては，CD8陽性T細胞を刺激する免疫成長因子であるヒト組み換えIL-10（pegilodecakin）が挙げられる。固形がんにおいて，免疫チェックポイント阻害薬や細胞傷害性抗がん薬との併用について臨床試験が行われたが，現状IL-10による上乗せ効果は示されていない[100-102]。

Ⅰ

がん免疫療法の分類と作用機序

免疫チェックポイント阻害薬以外の 免疫抑制阻害薬

　腫瘍微小環境における免疫抑制には免疫チェックポイント機構以外のメカニズムも多く作用しており，それらを標的とした免疫抑制阻害薬の研究，開発が進められている。

　抗CCR4（CC chemokine receptor 4）抗体薬は，CCR4陽性の成人T細胞白血病リンパ腫（adult T-cell leukemia lymphoma：ATL）やT細胞性リンパ腫の治療薬として承認されているが，Treg上にCCR4が発現していることから，Tregを選択的に除去することで免疫抑制を解除する薬剤として，固形がんでの臨床試験が進められてきた。さらに，現在は免疫チェックポイント阻害薬等との併用療法についても臨床試験が進行中であるが[103-105]，最近では，同時にCCR4を低レベルながら発現したメモリーT細胞も抗CCR4抗体薬により除去されてしまうことが報告され，抗腫瘍効果は限定的となることから，選択的にTregを除去できるような投与濃度の工夫などを要する研究結果が報告されている[106,107]。

　CD38は，多発性骨髄腫に対する新薬の一つとして確立された標的分子であり，抗CD38モノクローナル抗体であるダラツムマブやイサツキシマブは，骨髄腫細胞上に発現しているCD38を介して，免疫学的細胞傷害活性（CDC，ADCC）に加え[108]，直接的なアポトーシス誘導，酵素活性阻害，免疫細胞の賦活化など多機能な作用機序を示す。主に多発性骨髄腫の治療薬として開発が進められ[109-112]，承認販売されているが，急性リンパ性白血病や急性骨髄性白血病の他，前立腺癌や非小細胞肺癌などの固形がんを対象とした臨床試験も進行中である。

　また，以下に，現時点では承認されていないが，治療薬開発の標的となった分子，あるいは期待されている分子等について紹介する。

　これまでに臨床試験が行われた薬剤として，トリプトファンをキヌレニンに代謝し，それによりT細胞の増殖が抑制され，Tregの分化を誘導するIDO（indoleamine 2,3-dioxygenase）を標的としたIDO阻害薬などが挙げられるが[113]，IDO阻害薬については芳しい治療効果が示されていない[114]。

　アルギナーゼは，骨髄由来性抑制細胞（myeloid-derived suppressor cells：MDSC）などに発現し，T細胞やNK細胞の遊走に必要なアルギニンを分解することで免疫抑制作用を来していることから，現在固形がんを対象としたアルギナーゼ阻害薬（CB-1158）の臨床試験が進行中である[115]。

　TGF-βは，がん細胞などから分泌される免疫抑制性サイトカインの一つであり，T細胞の腫瘍部への浸潤を阻害することで抗腫瘍免疫応答を抑制している。前臨床研究では，TGF-βをブロックすることで，抗PD-L1抗体への感受性が高まることが示されており，現在固形がんを対象としたTGF-β阻害薬の臨床試験も進行中である[116-118]。

　CD73は，がん細胞上に発現し，免疫抑制性のアデノシン生成を促進し腫瘍微小環境中へ放出させる分子であり，そのアデノシンによりT細胞の増殖やサイトカイン産生が

抑制されることから，CD73 の阻害により T 細胞活性を刺激する可能性が示唆されている[119]。また，前臨床では抗 PD-1 抗体などの免疫チェックポイント阻害薬との併用療法の有効性が示されており[120]，現在固形がんを対象に臨床試験が進められている。

　コロニー刺激因子 1 受容体（colony stimulating factor 1 receptor：CSF1R）は，マクロファージ等の細胞表面に発現する受容体であり，リガンドである CSF1 と結合することで，マクロファージの分化と機能を制御し，本来の抗腫瘍的な役割から腫瘍促進的へ転換した腫瘍関連マクロファージ（tumor associated macrophage：TAM）の形成を促すことから，CSF1R の阻害によって TAM が枯渇し，免疫応答を増強する可能性が示唆されている[121]。現在，固形がんを対象に臨床試験が進められている。

　IL-6/IL-6R/gp130 は，IL-6 受容体に対し，IL-6 および gp130 が結合した複合体が 2 量体となり結合することで，下流の JAK/STAT シグナルが伝達され，がんの発症・悪化につながることが報告されている。また，がん免疫回避の主要なシグナルである可能性が報告されていることから，IL-6/IL-6R/gp130 を標的とした治療薬の臨床試験が進められている[122]。

　CD157 は，腫瘍微小環境における腫瘍形成に貢献する糖蛋白質であり，がん細胞と接着する細胞外マトリクス蛋白を削減することで，がん細胞の浸潤，遊走を促進する等の報告がなされており，今後の治療標的として期待される分子である[123]。

　以上より，がんに対する免疫抑制阻害薬は，免疫チェックポイント阻害薬に限らず非常に多彩な標的分子を対象に治療開発が進んでおり，今後示される検証結果に期待が寄せられる。

I

がん免疫療法の分類と作用機序

7 その他の免疫療法

　免疫系を非特異的に刺激する薬剤として，溶連菌の凍結乾燥粉末であるOK-432など
が存在する。これらの薬剤の多くは臨床的エビデンスが弱く，免疫学的メカニズムも十
分に解明されていないが，前述のBCGについては表在性膀胱癌や膀胱上皮内癌の治療
薬としての有効性が確立しており，膀胱内注入による治療法が承認されている[62]。

　腫瘍細胞とTリンパ球の両方に結合する二重特異性抗体（bispecific T-cell engager：
BiTE）は，CD3とCD19に対するbispecific抗体薬ブリナツモマブが難治性・再発性の
B細胞性急性リンパ性白血病に対して承認されている[124]。これはT細胞におけるCD3
抗体の抗原結合部位と，B細胞（がん細胞）におけるがん抗原であるCD19抗体の抗原
結合部位をリンカーで結合することにより，B細胞（がん細胞）にT細胞を誘導するこ
とで抗腫瘍効果を発揮する薬剤である。こういったBiTE抗体は，がん抗原に結合する
部位を変えることによって，さまざまながんに対応できる可能性があり，現在，CD33
とCD3，BACMとCD3，FLT3とCD3，DLL3とCD3等の組み合わせで臨床試験が進
行中である。

　腫瘍溶解性ウイルスは，天然または遺伝子操作されたウイルスが，がん細胞を標的と
してその細胞内で自己複製し，その過程で宿主となったがん細胞は溶解し死に至ると同
時に，がん抗原および新たなウイルスが腫瘍微小環境に放出され，CD8陽性T細胞の活
性化をもたらす作用を有するものである。2021年6月に，悪性神経膠腫を対象とした
G47Δ（テセルパツレブ）が再生医療等製品として条件および期限付き承認品目として承
認されているが，これはがん細胞でのみ増殖可能となるよう設計された人為的単純ヘル
ペスウイルス1型（口唇ヘルペスのウイルス）に人工的に3つのウイルス遺伝子を改変
した第三世代のがん治療用ヘルペスウイルスである[125,126]。

　また，以下に，現時点では承認されていないが，治療薬の標的として開発が進められ
ている，あるいは期待されている分子等について列挙する。

　腫瘍溶解性ペプチド（LTX-315）は，腫瘍溶解性ウイルスと類似したメカニズムであ
り，腫瘍部に局注することでダメージ関連分子パターン（damage associated molecular
patterns：DAMP）の放出を介した迅速な免疫原性細胞死を誘導し，崩壊したがん細胞
から抗原がばらまかれることから，cold tumor（T細胞が少なく，免疫学的に不活性な
がん）をhot tumor（T細胞が豊富に存在し，免疫学的に活性化したがん）へ変換させ，
抗腫瘍免疫応答を活性化させるとして，臨床試験が進行中である[127]。

　また，自然免疫系を活性化するトール様受容体（Toll-like receptor：TLR）リガンド
の遺伝子組み換え体や化合物［Poly-ICLC，MGN1703(lefitolimod)，SD-101，DSP-0509，
rintatolimod，CP-001等］は，がんワクチン療法におけるアジュバントとしての有用性
等が期待されており，免疫チェックポイント阻害薬との併用による臨床試験も進められ
ている。

　　STING（stimulator of interferon genes）は，樹状細胞やマクロファージを含む抗原提示細胞で発現しており，抗腫瘍免疫応答を増強する自然免疫活性化因子である。STINGが活性化されると，IFN や TNF-α 等の抗腫瘍免疫を増強するサイトカインの産生が促され，抗原提示細胞が刺激されて T 細胞が活性化されるとともに，メモリー T 細胞の生存も促進されることから，現在 STING アゴニスト抗体の臨床試験が進行中である[128]。

8 複合免疫療法

　臨床試験にて有効性が示され，実臨床において広く用いられている免疫チェックポイント阻害薬であっても，単剤での効果は限定的であることから，治療効果を高めるためにさまざまな組み合わせによる複合免疫療法が検討され，臨床試験が世界中で進んでいる。免疫チェックポイント阻害薬との併用薬としては，異なる免疫チェックポイント阻害薬や，細胞傷害性抗がん薬，チロシンキナーゼ阻害薬などの低分子医薬品，血管新生阻害薬，放射線治療等を用いた併用療法についても基礎研究や治療開発が進められている[129-131]。

　これまで，抗CTLA-4抗体薬と抗PD-1抗体薬の組み合わせの治療法は，単剤と比較し高い有効性が示されており，悪性黒色腫，腎細胞癌，dMMR/MSI-H大腸癌，非小細胞肺癌，悪性胸膜中皮腫，食道癌において既に承認されている。また，2022年1月には悪性黒色腫における第Ⅲ相試験において，抗LAG-3抗体薬と抗PD-1抗体薬との併用療法の有効性が示され，国外において承認が得られたところであり，その他の免疫チェックポイント阻害薬との併用療法の効果についても，今後の臨床試験の結果が期待される[32]。

　また，免疫チェックポイント阻害薬は，腫瘍内に免疫細胞浸潤が認められない，いわゆるcold tumorに対しては見込める効果が乏しいため，細胞傷害性抗がん薬等によるDAMPの放出を介した免疫原性細胞死により，がん細胞からネオアンチゲンなどのがん抗原の放出，抗原提示細胞の活性化，がん細胞の抗原提示の増強，免疫抑制性細胞の制御，免疫細胞の腫瘍内への浸潤，腫瘍反応性T細胞の増殖や機能強化などの，多彩な機序で抗腫瘍免疫応答を活性化することが期待される。こういったメカニズムについては，臨床試験において詳細に検討されているわけではないが，現在は，食道癌，胃癌，非小細胞肺癌，小細胞肺癌，頭頸部癌，子宮頸癌，尿路上皮癌，トリプルネガティブ乳癌において免疫チェックポイント阻害薬と細胞傷害性抗がん薬との併用療法が承認されている[132]。

　同様の理屈で，放射線をがん細胞に照射することで，がん細胞が崩壊する際にがん抗原が放出され，その結果，抗腫瘍免疫応答を引き起こすアブスコパル効果についても報告されている。実際はレアケースとして報告されている程度であったが，そこに免疫抑制状況を解除する薬剤を併用することで，アブスコパル効果が増強される可能性も示唆されている[133]。

　その他，血管内皮増殖因子（vascular endothelial growth factor：VEGF）は，血管新生作用のみならず，Tregの分化や増殖の促進，樹状細胞の成熟抑制，MDSCの増殖促進，IDO等の免疫抑制物質の産生増強など，幅広く免疫抑制性の環境形成に関わることが示されており，血管新生阻害薬である抗VEGF治療薬との併用により，これらの免疫抑制活性を制御することで，抗腫瘍免疫応答を促進する作用が期待されている[134]。現在では，肝細胞癌，非小細胞肺癌において抗PD-L1抗体薬であるアテゾリズマブと血管新

生阻害薬であるベバシズマブとの併用療法が，また子宮頸癌において抗 PD-1 抗体薬であるペムブロリズマブとベバシズマブを含めた併用療法が承認されている。また，その他のチロシンキナーゼ阻害薬などの低分子医薬品についても併用療法の可能性が見込まれており，チロシンキナーゼ阻害薬の標的となるシグナルが，がん細胞の生存に寄与するだけではなく，抗腫瘍免疫応答からの逃避にも関与している報告も認められることから，メカニズム上は免疫チェックポイント阻害薬とチロシンキナーゼ阻害薬の併用効果が期待されるところである。現在では，免疫チェックポイント阻害薬とマルチキナーゼ阻害薬との併用療法が，腎細胞癌（アキシチニブ，カボザンチニブ，レンバチニブ）および子宮体癌（レンバチニブ）において承認されている。一方で，一部のチロシンキナーゼ阻害薬において，免疫チェックポイント阻害薬と併用することで，間質性肺疾患等の致死的な有害事象の頻度が高くなることから，開発が止まっている併用療法もあり，今後さらなる検討が必要と考えられる。

　以上より，がん免疫については，非常に多彩な機序が関与し複雑であるため，本項で述べたようなさまざまな治療法を複合的に行うことで，より有効な抗腫瘍免疫応答を誘導できる可能性があり，今後さらなる治療開発が期待される。

I

がん免疫療法の分類と作用機序

● 参考文献

1) Brunet JF, Denizot F, Luciani MF, et al. A new member of the immunoglobulin superfamily--CTLA-4. Nature. 1987; 328(6127): 267-70.

2) Linsley PS, Brady W, Urnes M, et al. CTLA-4 is a second receptor for the B cell activation antigen B7. J Exp Med. 1991; 174(3): 561-9.

3) Walunas TL, Lenschow DJ, Bakker CY, et al. CTLA-4 can function as a negative regulator of T cell activation. Immunity. 1994; 1(5): 405-13.

4) Krummel MF, Allison JP. CD28 and CTLA-4 have opposing effects on the response of T cells to stimulation. J Exp Med. 1995; 182(2): 459-65.

5) Sharma P, Allison JP. The future of immune checkpoint therapy. Science. 2015; 348(6230): 56-61.

6) Alegre ML, Frauwirth KA, Thompson CB. T-cell regulation by CD28 and CTLA-4. Nat Rev Immunol. 2001; 1(3): 220-8.

7) Collins AV, Brodie DW, Gilbert RJ, et al. The interaction properties of costimulatory molecules revisited. Immunity. 2002; 17(2): 201-10.

8) Wing K, Onishi Y, Prieto-Martin P, et al. CTLA-4 control over Foxp3+ regulatory T cell function. Science. 2008; 322(5899): 271-5.

9) Simpson TR, Li F, Montalvo-Ortiz W, et al. Fc-dependent depletion of tumor-infiltrating regulatory T cells co-defines the efficacy of anti-CTLA-4 therapy against melanoma. J Exp Med. 2013; 210(9): 1695-710.

10) Bulliard Y, Jolicoeur R, Windman M, et al. Activating Fc γ receptors contribute to the antitumor activities of immunoregulatory receptor-targeting antibodies. J Exp Med. 2013; 210(9): 1685-93.

11) Waterhouse P, Penninger JM, Timms E, et al. Lymphoproliferative disorders with early lethality in mice deficient in Ctla-4. Science. 1995; 270(5238): 985-8.

12) Leach DR, Krummel MF, Allison JP. Enhancement of antitumor immunity by CTLA-4 blockade. Science. 1996; 271(5256): 1734-6.

13) van Elsas A, Hurwitz AA, Allison JP. Combination immunotherapy of B16 melanoma using anti-cytotoxic T lymphocyte-associated antigen 4(CTLA-4)and granulocyte/macrophage colony-stimulating factor(GM-CSF)-producing vaccines induces rejection of subcutaneous and metastatic tumors accompanied by autoimmune depigmentation. J Exp Med. 1999; 190(3): 355-66.

14) Phan GQ, Yang JC, Sherry RM, et al. Cancer regression and autoimmunity induced by cytotoxic T lymphocyte-associated antigen 4 blockade in patients with metastatic melanoma. Proc Natl Acad Sci U S A. 2003; 100(14): 8372-7.

15) Hodi FS, O'Day SJ, McDermott DF, et al. Improved survival with ipilimumab in patients with metastatic melanoma. N Engl J Med. 2010; 363(8): 711-23.

16) Ishida Y, Agata Y, Shibahara K, et al. Induced expression of PD-1, a novel member of the immunoglobulin gene superfamily, upon programmed cell death. EMBO J. 1992; 11(11): 3887-95.

17) Nishimura H, Okazaki T, Tanaka Y, et al. Autoimmune dilated cardiomyopathy in PD-1 receptor-deficient mice. Science. 2001; 291(5502): 319-22.

18) Topalian SL, Hodi FS, Brahmer JR, et al. Safety, activity, and immune correlates of anti-PD-1 antibody in cancer. N Engl J Med. 2012; 366(26): 2443-54.

19) Freeman GJ, Long AJ, Iwai Y, et al. Engagement of the PD-1 immunoinhibitory receptor by a novel B7 family member leads to negative regulation of lymphocyte activation. J Exp Med. 2000; 192(7): 1027-34.

20) Latchman Y, Wood CR, Chernova T, et al. PD-L2 is a second ligand for PD-1 and inhibits T cell activation. Nat Immunol. 2001; 2(3): 261-8.

21) Okazaki T, Chikuma S, Iwai Y, et al. A rheostat for immune responses: the unique properties of PD-1 and their advantages for clinical application. Nat Immunol. 2013; 14(12): 1212-8.

22) Lorenz U. SHP-1 and SHP-2 in T cells: two phosphatases functioning at many levels. Immunol Rev. 2009; 228(1): 342-59.

23) Okazaki T, Maeda A, Nishimura H, et al. PD-1 immunoreceptor inhibits B cell receptor-mediated signaling by recruiting src homology 2-domain-containing tyrosine phosphatase 2 to phosphotyrosine. Proc Natl Acad Sci U S A. 2001; 98(24): 13866-71.

24) Hui E, Cheung J, Zhu J, et al. T cell costimulatory receptor CD28 is a primary target for PD-1-

mediated inhibition. Science. 2017; 355(6332): 1428-33.

25) Iwai Y, Ishida M, Tanaka Y, et al. Involvement of PD-L1 on tumor cells in the escape from host immune system and tumor immunotherapy by PD-L1 blockade. Proc Natl Acad Sci U S A. 2002; 99(19): 12293-7.

26) Iwai Y, Terawaki S, Ikegawa M, et al. PD-1 inhibits antiviral immunity at the effector phase in the liver. J Exp Med. 2003; 198(1): 39-50.

27) Dong H, Zhu G, Tamada K, et al. B7-H1, a third member of the B7 family, co-stimulates T-cell proliferation and interleukin-10 secretion. Nat Med. 1999; 5(12): 1365-9.

28) Triebel F, Jitsukawa S, Baixeras E, et al. LAG-3, a novel lymphocyte activation gene closely related to CD4. J Exp Med. 1990; 171(5): 1393-405.

29) Blackburn SD, Shin H, Haining WN, et al. Coregulation of CD8+ T cell exhaustion by multiple inhibitory receptors during chronic viral infection. Nat Immunol. 2009; 10(1): 29-37.

30) Woo SR, Turnis ME, Goldberg MV, et al. Immune inhibitory molecules LAG-3 and PD-1 synergistically regulate T-cell function to promote tumoral immune escape. Cancer Res. 2012; 72(4): 917-27.

31) Anderson AC, Joller N, Kuchroo VK. Lag-3, Tim-3, and TIGIT: Co-inhibitory Receptors with Specialized Functions in Immune Regulation. Immunity. 2016; 44(5): 989-1004.

32) Tawbi HA, Schadendorf D, Lipson EJ, et al. Relatlimab and Nivolumab versus Nivolumab in Untreated Advanced Melanoma. N Engl J Med. 2022; 386(1): 24-34.

33) Monney L, Sabatos CA, Gaglia JL, et al. Th1-specific cell surface protein Tim-3 regulates macrophage activation and severity of an autoimmune disease. Nature. 2002; 415(6871): 536-41.

34) Chiba S, Baghdadi M, Akiba H, et al. Tumor-infiltrating DCs suppress nucleic acid-mediated innate immune responses through interactions between the receptor TIM-3 and the alarmin HMGB1. Nat Immunol. 2012; 13(9): 832-42.

35) Rangachari M, Zhu C, Sakuishi K, et al. Bat3 promotes T cell responses and autoimmunity by repressing Tim-3-mediated cell death and exhaustion. Nat Med. 2012; 18(9): 1394-400.

36) Sakuishi K, Apetoh L, Sullivan JM, et al. Targeting Tim-3 and PD-1 pathways to reverse T cell exhaustion and restore anti-tumor immunity. J Exp Med. 2010; 207(10): 2187-94.

37) Yu X, Harden K, Gonzalez LC, et al. The surface protein TIGIT suppresses T cell activation by promoting the generation of mature immunoregulatory dendritic cells. Nat Immunol. 2009; 10(1): 48-57.

38) Pauken KE, Wherry EJ. TIGIT and CD226: tipping the balance between costimulatory and coinhibitory molecules to augment the cancer immunotherapy toolkit. Cancer Cell. 2014; 26(6): 785-7.

39) Johnston RJ, Comps-Agrar L, Hackney J, et al. The immunoreceptor TIGIT regulates antitumor and antiviral CD8(+) T cell effector function. Cancer Cell. 2014; 26(6): 923-37.

40) Chauvin JM, Pagliano O, Fourcade J, et al. TIGIT and PD-1 impair tumor antigen-specific CD8(+) T cells in melanoma patients. J Clin Invest. 2015; 125(5): 2046-58.

41) Chemnitz JM, Lanfranco AR, Braunstein I, et al. B and T lymphocyte attenuator-mediated signal transduction provides a potent inhibitory signal to primary human CD4 T cells that can be initiated by multiple phosphotyrosine motifs. J Immunol. 2006; 176(11): 6603-14.

42) Serriari NE, Gondois-Rey F, Guillaume Y, et al. B and T lymphocyte attenuator is highly expressed on CMV-specific T cells during infection and regulates their function. J Immunol. 2010; 185(6): 3140-8.

43) Yanagita T, Murata Y, Tanaka D, et al. Anti-SIRPα antibodies as a potential new tool for cancer immunotherapy. JCI Insight. 2017; 2(1): e89140.

44) Mantovani A, Longo DL. Macrophage Checkpoint Blockade in Cancer-Back to the Future. N Engl J Med. 2018; 379(18): 1777-9.

45) Advani R, Flinn I, Popplewell L, et al. CD47 Blockade by Hu5F9-G4 and Rituximab in Non-Hodgkin's Lymphoma. N Engl J Med. 2018; 379(18): 1711-21.

46) McAdam AJ, Schweitzer AN, Sharpe AH. The role of B7 co-stimulation in activation and differentiation of CD4+ and CD8+ T cells. Immunol Rev. 1998; 165: 231-47.

47) Croft M. Co-stimulatory members of the TNFR family: keys to effective T-cell immunity? Nat Rev Immunol. 2003; 3(8): 609-20.

48) Ogasawara K, Lanier LL. NKG2D in NK and T cell-mediated immunity. J Clin Immunol. 2005; 25 (6): 534-40.

49) Beyersdorf N, Hanke T, Kerkau T, et al. Superagonistic anti-CD28 antibodies: potent activators of regulatory T cells for the therapy of autoimmune diseases. Ann Rheum Dis. 2005; 64 Suppl 4 (Suppl 4): iv91-5.

50) Suntharalingam G, Perry MR, Ward S, et al. Cytokine storm in a phase 1 trial of the anti-CD28 monoclonal antibody TGN1412. N Engl J Med. 2006; 355(10): 1018-28.

51) Melero I, Hirschhorn-Cymerman D, Morales-Kastresana A, et al. Agonist antibodies to TNFR molecules that costimulate T and NK cells. Clin Cancer Res. 2013; 19(5): 1044-53.

52) Vinay DS, Kwon BS. Immunotherapy of cancer with 4-1BB. Mol Cancer Ther. 2012; 11(5): 1062-70.

53) Kjaergaard J, Tanaka J, Kim JA, et al. Therapeutic efficacy of OX-40 receptor antibody depends on tumor immunogenicity and anatomic site of tumor growth. Cancer Res. 2000; 60(19): 5514-21.

54) Ishii N, Takahashi T, Soroosh P, et al. OX40-OX40 ligand interaction in T-cell-mediated immunity and immunopathology. Adv Immunol. 2010; 105: 63-98.

55) Hernandez-Chacon JA, Li Y, Wu RC, et al. Costimulation through the CD137/4-1BB pathway protects human melanoma tumor-infiltrating lymphocytes from activation-induced cell death and enhances antitumor effector function. J Immunother. 2011; 34(3): 236-50.

56) Hombach AA, Abken H. Costimulation by chimeric antigen receptors revisited the T cell antitumor response benefits from combined CD28-OX40 signalling. Int J Cancer. 2011; 129(12): 2935-44.

57) Melero I, Hervas-Stubbs S, Glennie M, et al. Immunostimulatory monoclonal antibodies for cancer therapy. Nat Rev Cancer. 2007; 7(2): 95-106.

58) Moran AE, Kovacsovics-Bankowski M, Weinberg AD. The TNFRs OX40, 4-1BB, and CD40 as targets for cancer immunotherapy. Curr Opin Immunol. 2013; 25(2): 230-7.

59) Schaer DA, Hirschhorn-Cymerman D, Wolchok JD. Targeting tumor-necrosis factor receptor pathways for tumor immunotherapy. J Immunother Cancer. 2014; 2: 7.

60) Vermaelen K. Vaccine Strategies to Improve Anti-cancer Cellular Immune Responses. Front Immunol. 2019; 10: 8.

61) Flickinger JC, Jr., Rodeck U, Snook AE. *Listeria monocytogenes* as a Vector for Cancer Immunotherapy: Current Understanding and Progress. Vaccines(Basel). 2018; 6(3): 48.

62) Sylvester RJ, van der MEIJDEN AP, Lamm DL. Intravesical bacillus Calmette-Guerin reduces the risk of progression in patients with superficial bladder cancer: a meta-analysis of the published results of randomized clinical trials. J Urol. 2002; 168(5): 1964-70.

63) van der Bruggen P, Traversari C, Chomez P, et al. A gene encoding an antigen recognized by cytolytic T lymphocytes on a human melanoma. Science. 1991; 254(5038): 1643-7.

64) Melero I, Gaudernack G, Gerritsen W, et al. Therapeutic vaccines for cancer: an overview of clinical trials. Nat Rev Clin Oncol. 2014; 11(9): 509-24.

65) Melief CJ, van Hall T, Arens R, et al. Therapeutic cancer vaccines. J Clin Invest. 2015; 125(9): 3401-12.

66) Rosenberg SA, Yang JC, Restifo NP. Cancer immunotherapy: moving beyond current vaccines. Nat Med. 2004; 10(9): 909-15.

67) Sahin U, Derhovanessian E, Miller M, et al. Personalized RNA mutanome vaccines mobilize polyspecific therapeutic immunity against cancer. Nature. 2017; 547(7662): 222-6.

68) Ott PA, Hu Z, Keskin DB, et al. An immunogenic personal neoantigen vaccine for patients with melanoma. Nature. 2017; 547(7662): 217-21.

69) Small EJ, Sacks N, Nemunaitis J, et al. Granulocyte macrophage colony-stimulating factor--secreting allogeneic cellular immunotherapy for hormone-refractory prostate cancer. Clin Cancer Res. 2007; 13(13): 3883-91.

70) Longo DL. New therapies for castration-resistant prostate cancer. N Engl J Med. 2010; 363(5): 479-81.

71) Kantoff PW, Higano CS, Shore ND, et al. Sipuleucel-T immunotherapy for castration-resistant prostate cancer. N Engl J Med. 2010; 363(5): 411-22.

72) Maus MV, Fraietta JA, Levine BL, et al. Adoptive immunotherapy for cancer or viruses. Annu Rev

Immunol. 2014; 32: 189-225.

73) Maude SL, Barrett D, Teachey DT, et al. Managing cytokine release syndrome associated with novel T cell-engaging therapies. Cancer J. 2014; 20(2): 119-22.

74) Rosenberg SA, Lotze MT, Yang JC, et al. Prospective randomized trial of high-dose interleukin-2 alone or in conjunction with lymphokine-activated killer cells for the treatment of patients with advanced cancer. J Natl Cancer Inst. 1993; 85(8): 622-32.

75) Fisher JP, Heuijerjans J, Yan M, et al. $\gamma\delta$ T cells for cancer immunotherapy: A systematic review of clinical trials. Oncoimmunology. 2014; 3(1): e27572.

76) Cheng M, Chen Y, Xiao W, et al. NK cell-based immunotherapy for malignant diseases. Cell Mol Immunol. 2013; 10(3): 230-52.

77) Fujii S, Shimizu K, Okamoto Y, et al. NKT cells as an ideal anti-tumor immunotherapeutic. Front Immunol. 2013; 4: 409.

78) Radvanyi LG. Tumor-Infiltrating Lymphocyte Therapy: Addressing Prevailing Questions. Cancer J. 2015; 21(6): 450-64.

79) Kunert A, Straetemans T, Govers C, et al. TCR-Engineered T Cells Meet New Challenges to Treat Solid Tumors: Choice of Antigen, T Cell Fitness, and Sensitization of Tumor Milieu. Front Immunol. 2013; 4: 363.

80) Morgan RA, Chinnasamy N, Abate-Daga D, et al. Cancer regression and neurological toxicity following anti-MAGE-A3 TCR gene therapy. J Immunother. 2013; 36(2): 133-51.

81) Cameron BJ, Gerry AB, Dukes J, et al. Identification of a Titin-derived HLA-A1-presented peptide as a cross-reactive target for engineered MAGE A3-directed T cells. Sci Transl Med. 2013; 5 (197): 197ra103.

82) Watanabe K, Terakura S, Martens AC, et al. Target antigen density governs the efficacy of anti-CD20-CD28-CD3 ζ chimeric antigen receptor-modified effector CD8+ T cells. J Immunol. 2015; 194(3): 911-20.

83) Cherkassky L, Morello A, Villena-Vargas J, et al. Human CAR T cells with cell-intrinsic PD-1 checkpoint blockade resist tumor-mediated inhibition. J Clin Invest. 2016; 126(8): 3130-44.

84) Neelapu SS, Locke FL, Bartlett NL, et al. Axicabtagene Ciloleucel CAR T-Cell Therapy in Refractory Large B-Cell Lymphoma. N Engl J Med. 2017; 377(26): 2531-44.

85) Schuster SJ, Svoboda J, Chong EA, et al. Chimeric Antigen Receptor T Cells in Refractory B-Cell Lymphomas. N Engl J Med. 2017; 377(26): 2545-54.

86) Maude SL, Laetsch TW, Buechner J, et al. Tisagenlecleucel in Children and Young Adults with B-Cell Lymphoblastic Leukemia. N Engl J Med. 2018; 378(5): 439-48.

87) Mullard A. FDA approves first BCMA-targeted CAR-T cell therapy. Nat Rev Drug Discov. 2021; 20(5): 332.

88) Mullard A. FDA approves second BCMA-targeted CAR-T cell therapy. Nat Rev Drug Discov 2022; 21(4): 249.

89) Kloss CC, Lee J, Zhang A, et al. Dominant-Negative TGF-β Receptor Enhances PSMA-Targeted Human CAR T Cell Proliferation And Augments Prostate Cancer Eradication. Mol Ther. 2018; 26 (7): 1855-66.

90) Watanabe K, Luo Y, Da T, et al. Pancreatic cancer therapy with combined mesothelin-redirected chimeric antigen receptor T cells and cytokine-armed oncolytic adenoviruses. JCI Insight. 2018; 3 (7): e99573.

91) Wing A, Fajardo CA, Posey AD Jr, et al. Improving CART-Cell Therapy of Solid Tumors with Oncolytic Virus-Driven Production of a Bispecific T-cell Engager. Cancer Immunol Res. 2018; 6 (5): 605-16.

92) Rosenberg SA. IL-2: the first effective immunotherapy for human cancer. J Immunol. 2014; 192 (12): 5451-8.

93) Cheever MA, Greenberg PD, Fefer A, et al. Augmentation of the anti-tumor therapeutic efficacy of long-term cultured T lymphocytes by in vivo administration of purified interleukin 2. J Exp Med. 1982; 155(4): 968-80.

94) Donohue JH, Rosenstein M, Chang AE, et al. The systemic administration of purified interleukin 2 enhances the ability of sensitized murine lymphocytes to cure a disseminated syngeneic lym-

I

がん免疫療法の分類と作用機序

phoma. J Immunol. 1984; 132(4): 2123-8.

95) Bukowski RM. Natural history and therapy of metastatic renal cell carcinoma: the role of interleukin-2. Cancer. 1997; 80(7): 1198-220.

96) Naito S, Yamamoto N, Takayama T, et al. Prognosis of Japanese metastatic renal cell carcinoma patients in the cytokine era: a cooperative group report of 1463 patients. Eur Urol. 2010; 57(2): 317-25.

97) Billiau A. Interferon: the pathways of discovery I. Molecular and cellular aspects. Cytokine Growth Factor Rev. 2006; 17(5): 381-409.

98) Goldstein D, Laszlo J. The role of interferon in cancer therapy: a current perspective. CA Cancer J Clin. 1988; 38(5): 258-77.

99) Wadler S, Schwartz EL. New Advances in Interferon Therapy of Cancer. Oncologist. 1997; 2(4): 254-67.

100) Hecht JR, Lonardi S, Bendell J, et al. Randomized Phase III Study of FOLFOX Alone or With Pegilodecakin as Second-Line Therapy in Patients With Metastatic Pancreatic Cancer That Progressed After Gemcitabine(SEQUOIA). J Clin Oncol. 2021; 39(10): 1108-18.

101) Spigel D, Jotte R, Nemunaitis J, et al. Randomized Phase 2 Studies of Checkpoint Inhibitors Alone or in Combination With Pegilodecakin in Patients With Metastatic NSCLC(CYPRESS 1 and CYPRESS 2). J Thorac Oncol. 2021; 16(2): 327-33.

102) Naing A, Wong DJ, Infante JR, et al. Pegilodecakin combined with pembrolizumab or nivolumab for patients with advanced solid tumours(IVY): a multicentre, multicohort, open-label, phase 1b trial. Lancet Oncol. 2019; 20(11): 1544-55.

103) Zamarin D, Hamid O, Nayak-Kapoor A, et al. Mogamulizumab in Combination with Durvalumab or Tremelimumab in Patients with Advanced Solid Tumors: A Phase I Study. Clin Cancer Res. 2020; 26(17): 4531-41.

104) Doi T, Muro K, Ishii H, et al. A Phase I Study of the Anti-CC Chemokine Receptor 4 Antibody, Mogamulizumab, in Combination with Nivolumab in Patients with Advanced or Metastatic Solid Tumors. Clin Cancer Res. 2019; 25(22): 6614-22.

105) Cohen EEW, Pishvaian MJ, Shepard DR, et al. A phase Ib study of utomilumab(PF-05082566)in combination with mogamulizumab in patients with advanced solid tumors. J Immunother Cancer. 2019; 7(1): 342.

106) Kurose K, Ohue Y, Wada H, et al. Phase Ia Study of FoxP3+ CD4 Treg Depletion by Infusion of a Humanized Anti-CCR4 Antibody, KW-0761, in Cancer Patients. Clin Cancer Res. 2015; 21(19): 4327-36.

107) Maeda Y, Wada H, Sugiyama D, et al. Depletion of central memory CD8$^+$ T cells might impede the antitumor therapeutic effect of Mogamulizumab. Nat Commun. 2021; 12(1): 7280.

108) van de Donk NWCJ, Richardson PG, Malavasi F. CD38 antibodies in multiple myeloma: back to the future. Blood. 2018; 131(1): 13-29.

109) Attal M, Richardson PG, Rajkumar SV, et al. Isatuximab plus pomalidomide and low-dose dexamethasone versus pomalidomide and low-dose dexamethasone in patients with relapsed and refractory multiple myeloma(ICARIA-MM): a randomised, multicentre, open-label, phase 3 study. Lancet. 2019; 394(10214): 2096-107.

110) Palumbo A, Chanan-Khan A, Weisel K, et al. Daratumumab, Bortezomib, and Dexamethasone for Multiple Myeloma. N Engl J Med. 2016; 375(8): 754-66.

111) Facon T, Kumar S, Plesner T, et al. Daratumumab plus Lenalidomide and Dexamethasone for Untreated Myeloma. N Engl J Med. 2019; 380(22): 2104-15.

112) Dimopoulos MA, Oriol A, Nahi H, et al. Daratumumab, Lenalidomide, and Dexamethasone for Multiple Myeloma. N Engl J Med. 2016; 375(14): 1319-31.

113) Munn DH, Mellor AL. IDO in the Tumor Microenvironment: Inflammation, Counter-Regulation, and Tolerance. Trends Immunol. 2016; 37(3): 193-207.

114) Long GV, Dummer R, Hamid O, et al. Epacadostat plus pembrolizumab versus placebo plus pembrolizumab in patients with unresectable or metastatic melanoma(ECHO-301/KEYNOTE-252): a phase 3, randomised, double-blind study. Lancet Oncol. 2019; 20(8): 1083-97.

115) Steggerda SM, Bennett MK, Chen J, et al. Inhibition of arginase by CB-1158 blocks myeloid cell-

mediated immune suppression in the tumor microenvironment. J Immunother Cancer. 2017; 5(1): 101.

116) Tauriello DVF, Palomo-Ponce S, Stork D, et al. TGFβ drives immune evasion in genetically reconstituted colon cancer metastasis. Nature. 2018; 554(7693): 538-43.

117) Mariathasan S, Turley SJ, Nickles D, et al. TGFβ attenuates tumour response to PD-L1 blockade by contributing to exclusion of T cells. Nature. 2018; 554(7693): 544-48.

118) Budhu S, Schaer DA, Li Y, et al. Blockade of surface-bound TGF-β on regulatory T cells abrogates suppression of effector T cell function in the tumor microenvironment. Sci Signal. 2017; 10(494): eaak9702.

119) Ohta A, Gorelik E, Prasad SJ, et al. A2A adenosine receptor protects tumors from antitumor T cells. Proc Natl Acad Sci U S A. 2006; 103(35): 13132-7.

120) Allard B, Pommey S, Smyth MJ, et al. Targeting CD73 enhances the antitumor activity of anti-PD-1 and anti-CTLA-4 mAbs. Clin Cancer Res. 2013; 19(20): 5626-35.

121) Zhu Y, Knolhoff BL, Meyer MA, et al. CSF1/CSF1R blockade reprograms tumor-infiltrating macrophages and improves response to T-cell checkpoint immunotherapy in pancreatic cancer models. Cancer Res. 2014; 74(18): 5057-69.

122) Heo TH, Wahler J, Suh N. Potential therapeutic implications of IL-6/IL-6R/gp130-targeting agents in breast cancer. Oncotarget. 2016; 7(13): 15460-73.

123) Wo YJ, Gan ASP, Lim X, et al. The Roles of CD38 and CD157 in the Solid Tumor Microenvironment and Cancer Immunotherapy. Cells. 2019; 9(1): 26.

124) Topp MS, Gökbuget N, Stein AS, et al. Safety and activity of blinatumomab for adult patients with relapsed or refractory B-precursor acute lymphoblastic leukaemia: a multicentre, single-arm, phase 2 study. Lancet Oncol. 2015; 16(1): 57-66.

125) Todo T, Ino Y, Ohtsu H, et al. A phase I/II study of triple-mutated oncolytic herpes virus G47Δ in patients with progressive glioblastoma. Nat Commun. 2022; 13(1): 4119.

126) Todo T, Ito H, Ino Y, et al. Intratumoral oncolytic herpes virus G47Δ for residual or recurrent glioblastoma: a phase 2 trial. Nat Med. 2022; 28(8): 1630-39.

127) Camilio KA, Wang MY, Mauseth B, et al. Combining the oncolytic peptide LTX-315 with doxorubicin demonstrates therapeutic potential in a triple-negative breast cancer model. Breast Cancer Res. 2019; 21(1): 9.

128) Corrales L, McWhirter SM, Dubensky TW Jr, et al. The host STING pathway at the interface of cancer and immunity. J Clin Invest. 2016; 126(7): 2404-11.

129) Sugiyama E, Togashi Y, Takeuchi Y, et al. Blockade of EGFR improves responsiveness to PD-1 blockade in *EGFR*-mutated non-small cell lung cancer. Sci Immunol. 2020; 5(43): eaav3937.

130) Tada Y, Togashi Y, Kotani D, et al. Targeting VEGFR2 with Ramucirumab strongly impacts effector/ activated regulatory T cells and CD8⁺ T cells in the tumor microenvironment. J Immunother Cancer. 2018; 6(1): 106.

131) Ngwa W, Irabor OC, Schoenfeld JD, et al. Using immunotherapy to boost the abscopal effect. Nat Rev Cancer. 2018; 18(5): 313-22.

132) Galon J, Bruni D. Approaches to treat immune hot, altered and cold tumours with combination immunotherapies. Nat Rev Drug Discov. 2019; 18(3): 197-218.

133) Rodriguez-Ruiz ME, Vanpouille-Box C, Melero I, et al. Immunological Mechanisms Responsible for Radiation-Induced Abscopal Effect. Trends Immunol. 2018; 39(8): 644-55.

134) Fukumura D, Kloepper J, Amoozgar Z, et al. Enhancing cancer immunotherapy using antiangiogenics: opportunities and challenges. Nat Rev Clin Oncol. 2018; 15(5): 325-40.

II

免疫チェックポイント阻害薬の副作用管理

1　総論

要約

　現在，がん免疫療法において主に用いられている免疫チェックポイント阻害薬は，さまざまな免疫細胞（主にエフェクターT細胞）において免疫を抑制する方向に働くco-inhibitory molecules（免疫チェックポイント）をブロックすることで腫瘍免疫を活性化・持続させる薬剤であり，自己免疫疾患様の特有の免疫関連有害事象（immune-related adverse events：irAE）が出現することがあり注意が必要である。irAEに対する管理は，従来の細胞傷害性抗がん薬による副作用とはまったく異なる管理が必要であること，また，多彩な形で出現し，ときに適切な対応や対処の遅れが致命的となることがある。本ガイドラインでは，これまでのirAEの報告を参考に，その管理に関して解説を行う。

解説

　がんに対する免疫応答は，CD8陽性T細胞（細胞傷害性T細胞）が中心的役割を担い，CD8陽性T細胞は，抗原提示細胞に提示されたがん特異抗原を認識することで活性化し，同様の抗原を有するがん細胞を攻撃する[1]。このCD8陽性T細胞の活性化には，T細胞受容体（TCR）が抗原と主要組織適合遺伝子複合体（MHC）を認識する「主刺激シグナル経路」に加えて，共刺激分子（co-stimulatory molecules）であるCD28による「補助シグナル」の伝達が必須である[2]。一方，免疫反応を抑える側としては，制御性T細胞等の他，T細胞の過剰な活性化および疲弊を予防する共抑制分子（co-inhibitory molecules）が存在し，これらの因子が免疫チェックポイント分子と呼ばれ，免疫を抑制している[3]。がん細胞はこれらの免疫抑制細胞や免疫チェックポイント分子を本来の免疫恒常性を保つ目的から盗用することで，抗腫瘍免疫応答から逃避しており[2]，現在のがん免疫療法の代表例である免疫チェックポイント阻害薬は，免疫チェックポイント分子シグナルを阻害し，抗腫瘍免疫応答を再活性化させることで抗腫瘍効果を得る治療法である。特に臨床応用が進んでいる分子としては，CTLA-4やPD-1/PD-L1などが代表される。免疫チェックポイント分子シグナルは，自己免疫寛容および過度の免疫活性化を防ぎ，生体の恒常性維持に重要な分子であることから[4]，自己抗原に対する末梢性免疫寛容の成立とその破綻の結果生じる自己免疫疾患の発症に深く関わっている[5]。そのため，CTLA-4やPD-1/PD-L1などのco-inhibitory moleculesをブロックする抗体である免疫チェックポイント阻害薬では，免疫の調整が正常に機能せず，自己免疫疾患・炎症性疾患様の副作用が発現することがある。これらの免疫に関与した副作用は免疫関連有害事象（irAE）と呼ばれている[6]。

　irAEは，皮膚，消化管，肝臓，肺，内分泌器に比較的多く生じることが知られている

表 1　免疫関連有害事象のまとめ

分類	有害事象の種類
皮膚障害	皮疹，白斑，乾癬
肺障害	間質性肺障害
肝・胆・膵障害	肝障害，高アミラーゼ血症，高リパーゼ血症，自己免疫性肝炎，胆管炎
胃腸障害	下痢，腸炎，悪心・嘔吐，腸穿孔
心血管系障害	心筋炎，血管炎
腎障害	自己免疫性糸球体腎炎，間質性腎障害
神経・筋・関節障害	自己免疫性脳炎，無菌性髄膜炎，脊髄炎，脱髄性ニューロパチー（ギラン・バレー症候群，慢性炎症性脱髄性ニューロパチー），重症筋無力症，筋炎，リウマチ性多発筋痛症，関節炎
内分泌障害	甲状腺機能低下症，甲状腺機能亢進症，副腎機能障害，下垂体不全，1型糖尿病，低血圧症，脱水，低ナトリウム血症，高カリウム血症
眼障害	ぶどう膜炎，結膜炎，上強膜炎
その他	血小板減少，血友病A，無顆粒球症，溶血性貧血，血球貪食症候群，サイトカイン放出症候群（CRS），インフュージョンリアクション

ほか，腎臓や神経，筋，眼などにも生じうることが報告されている。特に，CD8陽性T細胞の抗原認識に関与するMHC class I分子はほとんど全身に発現していることから，irAEは理論上，全身のどこにでも生じうる（表1）[7]。また，CD4陽性T細胞からB細胞および形質細胞を介した自己抗体産生を機序とする有害事象も存在すると想定されるほか，炎症性サイトカインによるT細胞の活性化や，免疫チェックポイント阻害薬による直接の傷害［補体依存性細胞傷害（CDC）/抗体依存性細胞傷害（ADCC）］についても示唆されている[8-13]。一部のirAEにおいては，irAEの発症部位に紐づいた発症機序に関する報告がなされてきており，例えば，皮膚炎については，メラノサイトが，がん細胞と共通の抗原を有していることから発症する可能性や[14]，甲状腺機能障害については，自己抗体陽性例と関連していること[15]，下垂体不全については，下垂体前葉細胞にCTLA-4が発現していることにより，抗CTLA-4抗体による直接の障害（CDC/ADCC）が示唆されているほか[10,13]，消化管障害ではIFNγなどの炎症性サイトカインがマクロファージのIFNγ受容体を刺激することで，TNF-αの分泌が亢進することにより腸炎を来すとの報告がある[16]。

　免疫チェックポイント阻害薬を投与した患者では，54〜76％で何らかのirAEが生じる[17]。その発症は投与後1カ月以内に比較的多いとされているが，投与開始から長期間に及ぶ症例でも発症し，その予測は一般的に難しい[18]。なお最近のプール解析によると，irAEの発症臓器や免疫チェックポイント阻害薬の種類によって発症時期が異なることが知られており，注意すべき時期の目安となる（図1）[19]。各々のirAEの頻度については各論を参照されたい。なお，免疫チェックポイント阻害薬の普及に伴い他の治療法との併用を検討する機会も増えている。抗PD-1/PD-L1抗体薬と他治療法の併用に対する有害事象の頻度を検討したメタ解析では，細胞傷害性抗がん薬との併用においてirAEを含めたGrade 3以上の有害事象が高いことが示されており，注意が必要である[20]。

　免疫チェックポイント阻害薬の投与によって引き起こされるirAEの対処として，過剰に活性化した免疫を抑制することが必要である。第一選択はステロイドであり，その

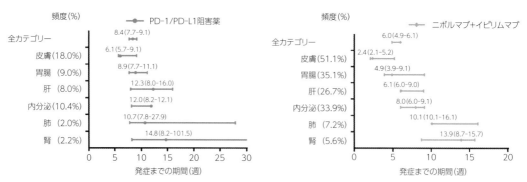

図1　irAE 発症時期の目安

検索データベース：PubMed
文献抽出期間：2017/10/1 to 2021/4/30

・Filters:
　✓ 有害事象
　　1. adverse effects[sh]
　　2. chemically induced[sh]
　　3. complications[sh]
　　4. abnormalities[sh]
　✓ Humans
　✓ English or Japanese

免疫チェックポイント阻害薬
・Immune Checkpoint Inhibitors
・CTLA-4; Ipilimumab, Tremelimumab
・PD-1; Nivolumab, Pembrolizumab, Cemiplimab, Camrelizumab, Sintilimab, Tislelizumab
・PD-L1
・Atezolizumab, Durvalumab, Avelumab
・LAG-3, TIM-3
・TIGIT
・HVEM, CD47

臓器別有害事象
・肺障害：Lung Diseases, Interstitial[MeSH]
・肝胆膵障害：Liver Disease[MeSH] OR Biliary Tract Diseases[MeSH] OR Pancreatic Diseases[MeSH]
・腎障害：Kidney Disease[MeSH]
・皮膚障害：Skin Diseases[MeSH]
・心障害：Heart Diseases[MeSH]
・1型糖尿病："Diabetes Mellitus, Type 1"[MeSH]
・その他

図2　文献検索

　　他にさまざまな免疫抑制薬が用いられる。例外として，内分泌障害には補充療法が必要となることが多い[21]。重症度に応じて速やかに，適切な治療を行うことで多くのirAEをコントロールすることが可能であるが，治療の中断を余儀なくされる例も少なくなく，重症例や死亡例も報告されているため，注意深いモニタリングが必要である。また，自己免疫性疾患の合併症や既往歴のある患者，また間質性肺疾患や重度の肝機能障害がもともとある患者については，これらの疾患が増悪する懸念があり，慎重投与を要する。一方で，既往歴がまったくないにもかかわらず，重篤なirAEが発生することもあるため，治療前に患者への十分なインフォームドコンセントを行うことも重要である。

　　irAEの発症と予後の関連も指摘されており，irAE発症が免疫チェックポイント阻害薬の効果予測因子であるとの報告が散見される[22]。また，irAEの治療のための免疫抑制

により抗腫瘍効果が低下したとの症例報告もみられる[23]。ただし，irAE に対して安易にステロイドの減量は控えるべきと考えられ，2021 年に発表された米国腫瘍学会（ASCO）の irAE ガイドラインによると，Grade 3 以上の有害事象の場合には少なくとも 4〜6 週間をかけて漸減すべきとしている[24]。

　本ガイドラインでは，現在までにがん領域で認められたそれぞれの臨床試験における irAE の報告を抽出し，一部の疾患では網羅的な文献検索（図 2）を実施し，症例報告を含めてがん種を超えて文献抽出を行いその詳細をまとめた。その上で，すでに臨床試験で用いられている有害事象の対処法などを踏まえ，irAE の管理について CTCAE（有害事象共通用語規準）に基づくグレード分類に沿って解説を行う。

◉ 参考文献

1) Chen DS, Mellman I. Oncology meets immunology: the cancer-immunity cycle. Immunity. 2013; 39 (1): 1-10.
2) Sharma P, Allison JP. The future of immune checkpoint therapy. Science. 2015; 348(6230): 56-61.
3) Pardoll DM. The blockade of immune checkpoints in cancer immunotherapy. Nat Rev Cancer. 2012; 12(4): 252-64.
4) Tivol EA, Borriello F, Schweitzer AN, et al. Loss of CTLA-4 leads to massive lymphoproliferation and fatal multiorgan tissue destruction, revealing a critical negative regulatory role of CTLA-4. Immunity. 1995; 3(5): 541-7.
5) Haanen JB, Thienen Hv, Blank CU. Toxicity patterns with immunomodulating antibodies and their combinations. Semin Oncol. 2015; 42(3): 423-8.
6) Postow MA. Managing immune checkpoint-blocking antibody side effects. Am Soc Clin Oncol Educ Book. 2015; 76-83.
7) Lemery S, Keegan P, Pazdur R. First FDA Approval Agnostic of Cancer Site-When a Biomarker Defines the Indication. N Engl J Med. 2017; 377(15): 1409-12.
8) Weber JS, Yang JC, Atkins MB, et al. Toxicities of Immunotherapy for the Practitioner. J Clin Oncol. 2015; 33(18): 2092-9.
9) Good-Jacobson KL, Szumilas CG, Chen L, et al. PD-1 regulates germinal center B cell survival and the formation and affinity of long-lived plasma cells. Nat Immunol. 2010; 11(6): 535-42.
10) Iwama S, De Remigis A, Callahan MK, et al. Pituitary expression of CTLA-4 mediates hypophysitis secondary to administration of CTLA-4 blocking antibody. Sci Transl Med. 2014; 6(230): 230ra45.
11) Zitvogel L, Kroemer G. Targeting PD-1/PD-L1 interactions for cancer immunotherapy. Oncoimmunology. 2012; 1(8): 1223-5.
12) Postow MA, Sidlow R, Hellmann MD. Immune-Related Adverse Events Associated with Immune Checkpoint Blockade. N Engl J Med. 2018; 378(2): 158-68.
13) Caturegli P, Di Dalmazi G, Lombardi M, et al. Hypophysitis Secondary to Cytotoxic T-Lymphocyte-Associated Protein 4 Blockade: Insights into Pathogenesis from an Autopsy Series. Am J Pathol. 2016; 186(12): 3225-35.
14) Klein O, Ebert LM, Nicholaou T, et al. Melan-A-specific cytotoxic T cells are associated with tumor regression and autoimmunity following treatment with anti-CTLA-4. Clin Cancer Res. 2009; 15 (7): 2507-13.
15) Osorio JC, Ni A, Chaft JE, et al. Antibody-mediated thyroid dysfunction during T-cell checkpoint blockade in patients with non-small-cell lung cancer. Ann Oncol. 2017; 28(3): 583-9.
16) Luoma AM, Suo S, Williams HL, et al. Molecular Pathways of Colon Inflammation Induced by Cancer Immunotherapy. Cell. 2020; 182(3): 655-71.e22.
17) Xu C, Chen YP, Du XJ, et al. Comparative safety of immune checkpoint inhibitors in cancer: systematic review and network meta-analysis. BMJ. 2018; 363: k4226.
18) Kanjanapan Y, Day D, Butler MO, et al. Delayed immune-related adverse events in assessment for dose-limiting toxicity in early phase immunotherapy trials. Eur J Cancer. 2019; 107: 1-7.

II 免疫チェックポイント阻害薬の副作用管理

19） Tang SQ, Tang LL, Mao YP, et al. The Pattern of Time to Onset and Resolution of Immune-Related Adverse Events Caused by Immune Checkpoint Inhibitors in Cancer: A Pooled Analysis of 23 Clinical Trials and 8,436 Patients. Cancer Res Treat. 2021; 53(2): 339-54.

20） Zhou X, Yao Z, Bai H, et al. Treatment-related adverse events of PD-1 and PD-L1 inhibitor-based combination therapies in clinical trials: a systematic review and meta-analysis. Lancet Oncol. 2021; 22(9): 1265-1274.

21） Ramos-Casals M, Brahmer JR, Callahan MK, et al. Immune-related adverse events of checkpoint inhibitors. Nat Rev Dis Primers. 2020; 6(1): 38.

22） Das S, Johnson DB. Immune-related adverse events and anti-tumor efficacy of immune checkpoint inhibitors. J Immunother Cancer. 2019; 7(1): 306.

23） Esfahani K, Miller WH Jr. Reversal of Autoimmune Toxicity and Loss of Tumor Response by Interleukin-17 Blockade. N Engl J Med. 2017; 376(20): 1989-91.

24） Schneider BJ, Naidoo J, Santomasso BD, et al. Management of Immune-Related Adverse Events in Patients Treated With Immune Checkpoint Inhibitor Therapy: ASCO Guideline Update. J Clin Oncol. 2021; 39(36): 4073-126.

2 皮膚障害

要約

　免疫チェックポイント阻害薬による皮膚障害は最も頻繁に，かつ早期に観察される副作用の一つである。多くの症例で多彩な皮膚症状が観察されているが，ほとんどが軽症（Grade 1〜2）であり，治療もほとんど必要がないか，ステロイド外用薬などで改善する場合が多く，皮膚障害は①頻度が高く，②発現が早く，③程度は軽いこと，が特徴である[1]。

　しかし，稀ながら Stevens–Johnson 症候群（Stevens–Johnson syndrome：SJS）や中毒性表皮壊死症（toxic epidermal necrolysis：TEN），薬剤性過敏症症候群（drug-induced hypersensitivity syndrome/drug reaction with eosinophilia and systemic symptoms：DIHS/DRESS）などの重症（Grade 3 以上）例も報告されている[2-6]。さらに免疫チェックポイント阻害薬の単剤治療の場合だけでなく，他剤との併用療法や逐次治療において重篤な皮膚障害の報告があり[7-10]，より厳重で長期的な注意が必要である。また，悪性黒色腫では皮疹，特に白斑の出る症例では明らかに予後が良好であるとする報告がある[11]。

解説

　過去に報告されている皮膚障害または皮膚毒性，皮膚反応に関する具体な事象としては，皮疹，発疹，皮膚炎，瘙痒症，紅斑，丘疹，白斑，脱毛症，乾燥肌，斑状丘疹状皮疹などがある。皮膚の irAE は頻度が高く，早期に出現する傾向があり，比較的軽症のものが多いが，重篤となるものもあるため皮膚科専門医と連携して早急な診断と治療を行う。皮疹の臨床型により Grade 別の治療を行い，難治の場合は各疾患のガイドラインに沿って治療を行う。

●頻度

　抗 PD-1 抗体のニボルマブ，ペムブロリズマブの臨床試験などにおける有害事象の報告によると，皮膚障害全体の頻度は単剤では 30〜40％，抗 CTLA-4 抗体のイピリムマブ単剤では 40〜50％程度で，イピリムマブ＋ニボルマブ併用療法では 60〜70％の頻度で生じる[1,12]。

　ほとんどの症例は Grade 1〜2 の軽症である。Grade 3 以上となることは稀で，抗 PD-1 抗体単剤療法では＜3％，抗 CTLA-4 抗体および抗 PD-1 抗体との併用療法では頻度が高くなり＜5％とされる[1]。抗 CTLA-4 抗体＋抗 PD-1 抗体＋化学療法併用療法では 4.5％と報告されており[13]，化学療法併用による増加はみられない。

　発症時期は免疫チェックポイント阻害薬投与中および投与中止後を含めどの時期にお

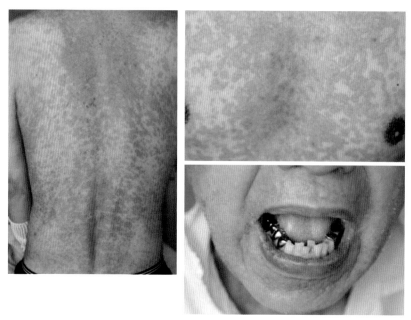

図1　免疫チェックポイント阻害薬による SJS の一例

いても起こり得るが，皮膚 irAE 発現時期は1，2回目の投与後の比較的早期の出現が多い[15,16]。抗 PD-1 抗体療法と比較し抗 CTLA-4 抗体や併用療法では早期になる傾向がある。抗 PD-1 抗体療法では平均5週であるのに対し，抗 CTLA-4 抗体では3〜4週，抗 PD-1 抗体＋抗 CTLA-4 抗体療法では2週とされている[14,15]。化学療法併用も早期に生じる傾向があり，第Ⅲ相試験（CheckMate 9LA 試験）の結果では発現時期の中央値は 3.3 週（1.6〜14.0）と報告されている[16]。

●臨床症状と診断

　SJS，TEN，DIHS などの重症例は少数ながら症例報告として報告されている[2-6]。それらは免疫チェックポイント阻害薬の単剤治療の場合よりも他剤（BRAF 阻害薬のみならず一般薬でも）との併用療法や逐次治療の場合において，より高頻度に出現する傾向があり，より厳重かつ長期的な注意が必要である[7-10]。特に多形滲出性紅斑や全身の皮疹に発熱，粘膜症状（眼，口腔，外陰部）を伴う場合は重症化することがある。図1にSJS の一例，図2に DIHS の一例[6]を示す（ともに抗 CTLA-4 抗体および抗 PD-1 抗体との併用療法）。SJS は多型紅斑から進展することもある。本邦の診断基準では，SJS は水疱，びらんなどの表皮剝離体表面積が 10％未満，それ以上では TEN となる。DIHS では，顔面の浮腫腫脹を伴う眼囲を避ける紅斑，体幹四肢に麻疹様の紅斑や，多型紅斑様を呈し，のちに紫斑を伴うという，特徴的な皮疹を呈する。重症例と思われる場合は，皮膚科専門医と連携して早急な診断（臨床診断および迅速皮膚病理診断など）と薬剤の中止の判断と治療を行う。SJS および TEN への対応は，「重症多形滲出性紅斑 スティーヴンス・ジョンソン症候群・中毒性表皮壊死症診療ガイドライン」[17]が参考になる。

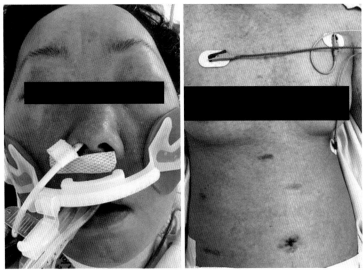

図2　免疫チェックポイント阻害薬による DIHS の一例[6]

表1　免疫関連皮膚障害の管理

CTCAE Grade	投与の可否	対処方法
Grade 1 ●皮疹（びらん・水疱以外の）が体表面積の 10％未満	●投与を継続する。	●経過観察：皮膚症状を頻繁に（毎週など）モニタリングする。 ●投薬：なし，または顔面（ミディアムクラスのステロイド外用薬），顔面以外（ストロングクラス以上のステロイド外用薬）の外用治療 ●症状が軽快せず，2 週間以上継続する場合は Grade 2 として取り扱う。
Grade 2 ●皮疹（びらん・水疱以外の）が体表面積の 10〜30％未満	●投与を継続する。	●経過観察：皮膚症状を頻繁に（毎週など）モニタリングする。 ●皮膚科専門医と協議する。 ●投薬：顔面（ストロングクラスのステロイド外用薬），顔面以外（ベリーストロングクラス以上のステロイド外用薬）の外用治療 ●抗アレルギー薬，抗ヒスタミン薬内服 ●皮膚生検実施を検討する。 ●症状が軽快せず，2 週間以上継続する場合は Grade 3 として取り扱う。
Grade 3 ●皮疹（びらん・水疱以外の）が体表面積の 30％以上	●投与を休止する。 ●ベースラインまたは Grade 1 以下に回復した場合，投与再開を検討する。	●経過観察：皮膚症状を極めて頻繁に（毎日など）モニタリングする。 ●皮膚科および眼科専門医と協議する。 ●投薬：顔面（ストロングクラス以上のステロイド外用薬），顔面以外（ベリーストロングクラス以上のステロイド外用薬）の外用治療 ●抗アレルギー薬，抗ヒスタミン薬内服 ●プレドニゾロン 0.5〜1 mg/kg/日 ●皮膚生検を実施する。 ●症状が軽快せず，2 週間以上継続する場合は Grade 4 として取り扱う。
Grade 4 ●皮疹（びらん・水疱以外の）が体表面積の 30％以上でびらん・水疱が 10％未満認められ，発熱と粘膜疹を伴う	●投与を休止し，入院の上，厳重管理と治療をする。 ●ベースラインまたは Grade 1 以下に回復した場合，投与再開を慎重に検討する。	●経過観察：入院の上，皮膚症状を極めて頻繁に（毎日 2〜3 回など）モニタリングする。 ●皮膚科および眼科専門医と協議する。 ●投薬：顔面（ストロングクラス以上のステロイド外用薬），顔面以外（ベリーストロングクラス以上のステロイド外用薬）の外用治療 ●抗アレルギー薬，抗ヒスタミン薬内服 ●プレドニゾロン 0.5〜1 mg/kg/日または 1〜2 mg/kg/日 ●必要に応じてステロイドパルス療法やその他の治療法［免疫グロブリン大量静注療法（IVIG），血漿交換療法，抗菌薬，補液など］を検討する。 ●皮膚生検を実施する。

●治療方針

　表 1 に皮膚障害の Grade に準じた対処法を示す。なお，SJS や TEN は皮疹の面積に関わらず Grade 3 以上となることに注意する。また，重篤化する可能性のある発疹型は出血，水疱，膿胞，潰瘍であり，これらは皮疹の面積に関係なく皮膚科専門医と協議することが望ましい。また，皮疹に発熱，咽頭痛，口唇の腫脹やびらん，結膜症状を伴う場合は SJS を疑って，皮膚科専門医と協議する。

◉ 参考文献

1) Geisler AN, Phillips GS, Barrios DM, et al. Immune checkpoint inhibitor-related dermatologic adverse events. J Am Acad Dermatol. 2020; 83(5): 1255-68.
2) Logan IT, Zaman S, Hussein L, et al. Combination Therapy of Ipilimumab and Nivolumab-associated ToxicEpidermal Necrolysis(TEN)in a Patient With Metastatic Melanoma: A Case Report and Literature Review. J Immunother. 2020; 43(3): 89-92.
3) Horii M, Kobayashi T, Maeda S, et al. Stevens-Johnson syndrome associated with radiation recall dermatitis in a patient treated with immune checkpoint inhibitor. J Dermatol. 2019; 46(11): e434-e6.
4) Dasanu CA. Late-onset Stevens-Johnson syndrome due to nivolumab use for hepatocellular carcinoma. J Oncol Pharm Pract. 2019; 25(8): 2052-5.
5) Di Palma-Grisi JC, Vijayagopal K, Muslimani MA. Case Reports of DRESS Syndrome and Symptoms Consistent with DRESS Syndrome Following Treatment with Recently Marked Monoclonal Antibodies. Autoimmune Dis. 2019; 7595706.
6) Urasaki T, Ono M, Mochizuki T, et al. Case Report: A Case of Trimethoprim/Sulfamethoxazole-Triggered Hypotensive Shock: Cytokine ReleaseSsyndrome Related to Immune Checkpoint Inhibitors and Drug-Induced Hypersensitivity Syndrome. Front Oncol. 2021; 11: 681997.
7) Tsuboi S, Yoshino K, Yamaguchi K, et al. Two cases of successful treatment for severe skin rash induced by vemurafenib following nivolumab therapy without cessation of vemurafenib. J Dermatol. 2017; 44(5): 607-8.
8) Johnson DB, Wallender EK, Cohen DN, et al. Severe cutaneous and neurologic toxicity in melanoma patients during vemurafenib administration following anti-PD-1 therapy. Cancer Immunol Res. 2013; 1(6): 373-7.
9) Harding JJ, Pulitzer M, Chapman PB. Vemurafenib sensitivity skin reaction after ipilimumab. N Engl J Med. 2012; 366(9): 866-8.
10) 新川衣里子，田中菜々子，川田裕味，他．ニボルマブ投与後の他剤による薬疹の検討．日皮会誌．2018; 128(10): 2109-16.
11) Freeman-Keller M, Kim Y, Cronin H, et al. Nivolumab in Resected and Unresectable Metastatic Melanoma: Characteristics of Immune-Related Adverse Events and Association with Outcomes. Clin Cancer Res. 2016; 22(4): 886-94.
12) Coleman EL, Olamiju B, Leventhal JS, et al. The life-threatening eruptions of immune checkpoint inhibitor therapy. Clin Dermatol. 2020; 38(1): 94-104.
13) Paz-Ares L, Ciuleanu TE, Cobo M, et al. First-line nivolumab plus ipilimumab combined with two cycles of chemotherapy in patients with non-small-cell lung cancer(CheckMate 9LA): an international, randomised, open-label, phase 3 trial. Lancet Oncol. 2021 Feb; 22(2): 198-211.
14) Postow MA, Sidlow R, Hellmann MD. Immune-Related Adverse Events Associated with Immune Checkpoint Blockade. N Engl J Med. 2018; 378(2): 158-68.
15) Sibaud V. Dermatologic Reactions to Immune Checkpoint Inhibitors: Skin Toxicities and Immunotherapy. Am J Clin Dermatol. 2018; 19(3): 345-61.
16) Paz-Ares L, Ciuleanu TE, Cobo M, et al. First-line nivolumab plus ipilimumab combined with two cycles of chemotherapy in patients with non-small-cell lung cancer(CheckMate 9LA): an international, randomised, open-label, phase 3 trial. Lancet Oncol. 2021; 22(2): 198-211.

17）塩原哲夫，狩野葉子，水川良子，他．；重症多形滲出性紅斑ガイドライン作成委員会．重症多形滲出性紅斑　スティーヴンス・ジョンソン症候群・中毒性表皮壊死症診療ガイドライン．日皮会誌．2016: 126（9）; 1637-85.

3 肺障害

要約

　免疫チェックポイント阻害薬による肺障害は，抗 PD-1/PD-L1 抗体薬単剤で 2〜10%，抗CTLA-4 抗体薬単剤で 1〜15%，両者の併用療法で 15〜30% であり，Grade 3 以上の重篤なものは単剤療法で 1〜5%，併用療法で 8〜14% に認められる。

　肺障害が生じた場合，各検査を行ったうえで感染症，薬剤性，原疾患の悪化との鑑別に注意が必要である。

解説

● 頻度

　抗 PD-1 抗体薬単剤での肺障害の頻度は報告によりさまざまで（0〜10%）[1,2]，メタ解析の結果では約 3% と報告されている[2]。抗 CTLA-4 抗体薬では 1% 未満で稀とされているが，イピリムマブとニボルマブの併用時には肺障害の発現が増加することが示されている[3,4]。免疫チェックポイント阻害薬に関連した肺障害のリスクは，がん種によって異なる。例えば，全 Grade の肺障害は，悪性黒色腫より非小細胞肺癌で高く（OR：1.43，95%CI：1.08-1.89，$p = 0.005$）[2]，同様に腎細胞癌の方が悪性黒色腫より高い（OR：1.59，95%CI：1.32-1.92，$p < 0.001$）[2]ことが報告されている。

　一方で，Grade 3〜4 の肺障害の頻度はがん種に差はないものの，肺障害による治療関連死亡は非小細胞肺癌で多いとされる[5]。間質性肺炎の合併・既往がある症例における免疫チェックポイント阻害薬の安全性については十分な情報はない。間質性肺炎を合併した日本人の非小細胞肺癌症例における抗 PD-1/PD-L1 抗体薬での肺障害の頻度はさまざまで（11〜29.4%）[6,7]，背景にある間質性肺炎の病態が多様である点に注意が必要であり，呼吸器内科専門医との協議のうえでリスク評価することが重要である。

● 臨床症状と診断

　肺障害の臨床症状は，その障害範囲と炎症の強度によるため，早期では無症候性のこともある（Grade 1）。呼吸困難や咳嗽などの呼吸器症状の経過は肺障害の重症度を判断するうえで重要であり，急激な経過で呼吸不全に至る場合，鑑別診断とともに迅速な対応が必要である。

　一般に肺障害の存在診断には，胸部聴診所見と胸部単純 X 線写真，胸部 CT が重要となるが，胸部単純 X 線写真では初期変化の発見が困難である。胸部 CT は炎症範囲の同

表1　免疫関連肺障害の管理

CTCAE Grade	投与の可否	対処方法
Grade 1 ●肺臓炎：症状がない，臨床所見または検査所見のみ，治療を要さない	●投与を休止する。	●1週ごとに症状のモニタリングを行う。 ●呼吸器および感染症専門医との協議を検討する。 ●少なくとも3週間ごとに画像診断を行う。 回復した場合 ●投与再開を検討する。 悪化した場合 ●Grade 2または3〜4の対処法で治療する。
Grade 2 ●肺臓炎：症状がある，内科的治療を要する，身の回り以外の日常生活動作の制限がある	●投与を休止する。	●呼吸器および感染症専門医との協議を検討する。 ●3〜4日ごとに症状のモニタリングを行う。 ●1〜2 mg/kg/日のプレドニゾロンまたはその等価量の経口剤を投与する。 ●気管支鏡検査および肺生検を検討する。 ●抗菌薬の予防投与を検討する。 ●1〜3日ごとに画像診断を行う。 症状が改善した場合 ●症状がベースライン時の状態近くまで改善した場合，少なくとも4〜6週間以上かけてステロイドを漸減する（5〜10 mg/週）。 症状が48〜72時間を超えて改善しない場合または悪化した場合 ●Grade 3〜4の対処法で治療する。
Grade 3 ●肺臓炎：高度の症状があり入院を要する，身の回りの日常生活動作の制限がある，酸素を要する Grade 4 ●肺臓炎：生命を脅かす呼吸不全，緊急処置を要する	●投与を中止する。	●入院 ●呼吸器および感染症専門医との協議を検討する。 ●1〜2 mg/kg/日の静注メチルプレドニゾロンまたはその等価量の副腎皮質ステロイドを静注する。 ●日和見感染症に対する抗生剤の予防投与を追加する。 ●気管支鏡検査および肺生検を検討する。 症状がベースライン時の状態に改善した場合 ●少なくとも4〜6週間以上かけてステロイドを漸減する。 症状が48時間を超えて改善しない場合または悪化した場合 ●ステロイドパルス療法や下記を検討する。 [治験時のアルゴリズムでは免疫抑制薬*（インフリキシマブ，シクロホスファミド，免疫グロブリン大量静注療法（IVIG），ミコフェノール酸モフェチル等）の併用が設定されていた]

*いずれも有効性は確立されておらず，保険適用外である。

定だけでなく，その画像所見から病型分類や鑑別診断にも有用であり[8,9]，重要な検査である。免疫チェックポイント阻害薬による治療導入前に胸部単純X線写真および胸部CT検査を行い，既存の肺野陰影があるかを評価しておくことが望まれる。また，肺障害の診断には，感染症の存在を否定することが重要である。肺生検や気管支肺胞洗浄はその診断的感度と侵襲性から必須ではないが，病勢進行によるリンパ管症や間質性陰影を呈しうる気道感染などの鑑別を要する際には，呼吸器専門医と協議のうえ，検討すべきである。

　発現時期については，非小細胞肺癌を対象とした市販後調査の情報から，投与早期に多く発現する傾向が認められ，死亡に至る症例も同様の傾向がみられるが[10,11]，投与早期に限らず認めており，投与中および投与終了後にも注意が必要である。

II　免疫チェックポイント阻害薬の副作用管理

●治療方針

表1に肺障害の Grade に準じた対処法を示す。

肺障害に対する治療は，全身性副腎皮質ステロイドの投与が中心であり，80％以上の症例で臨床的な改善が得られると報告されている[4,12]。重篤例に対してはインフリキシマブや免疫グロブリン大量静注療法（IVIG），シクロホスファミドなどの免疫抑制薬の追加投与を検討するが，十分なエビデンスはない。

肺障害の悪化は短時間に進むこともあり，肺障害の発現を疑った場合あるいはステロイド治療を開始した後も短期的に注意深く観察し，改善が得られなければ追加検査や治療強化を検討する必要がある。

臨床的改善が得られた場合，副腎皮質ステロイドの漸減を行うが，4～6週以上かけて漸減する。持続的なステロイド投与に際しては，胃粘膜障害やニューモシスチス肺炎の予防としてプロトンポンプ阻害薬や ST 合剤の投与を考慮する。

また，一定強度の免疫抑制下にある患者においては，結核を合併する可能性あり，必要に応じて結核感染の有無を調べ，結核に感染している場合には発症予防治療の実施も検討する必要がある。

免疫チェックポイント阻害薬により発現する肺障害は，急速な増悪を示すことや，他の感染性肺疾患との鑑別を要することもあり，発症早期から呼吸器専門医や感染症専門医と連携し，迅速に対応することが求められる。

◉ 参考文献

1) Khunger M, Rakshit S, Pasupuleti V, et al. Incidence of Pneumonitis With Use of Programmed Death 1 and Programmed Death-Ligand 1 Inhibitors in Non-Small Cell Lung Cancer: A Systematic Review and Meta-Analysis of Trials. Chest. 2017; 152(2): 271-81.

2) Nishino M, Giobbie-Hurder A, Hatabu H, et al. Incidence of Programmed Cell Death 1 Inhibitor-Related Pneumonitis in Patients With Advanced Cancer: A Systematic Review and Meta-analysis. JAMA Oncol. 2016; 2(12): 1607-16.

3) Postow MA, Chesney J, Pavlick AC, et al. Nivolumab and ipilimumab versus ipilimumab in untreated melanoma. N Engl J Med. 2015; 372(21): 2006-17.

4) Naidoo J, Wang X, Woo KM, et al. Pneumonitis in Patients Treated With Anti-Programmed Death-1/Programmed Death Ligand 1 Therapy. J Clin Oncol. 2017; 35(7): 709-17.

5) Chuzi S, Tavora F, Cruz M, et al. Clinical features, diagnostic challenges, and management strategies in checkpoint inhibitor-related pneumonitis. Cancer Manag Res. 2017; 9: 207-13.

6) Fujimoto D, Yomota M, Sekine A, et al. Nivolumab for advanced non-small cell lung cancer patients with mild idiopathic interstitial pneumonia: A multicenter, open-label single-arm phase II trial. Lung Cancer. 2019; 134: 274-8.

7) Ikeda S, Kato T, Kenmotsu H, et al. A Phase 2 Study of Atezolizumab for Pretreated NSCLC With Idiopathic Interstitial Pneumonitis. J Thorac Oncol. 2020; 15(12): 1935-42.

8) Shimoji K, Masuda T, Yamaguchi K, et al. Association of Preexisting Interstitial Lung Abnormalities With Immune Checkpoint Inhibitor-Induced Interstitial Lung Disease Among Patients With Nonlung Cancers. JAMA Netw Open. 2020; 3(11): e2022906.

9) Nishino M, Ramaiya NH, Awad MM, et al. PD-1 Inhibitor-Related Pneumonitis in Advanced Cancer Patients: Radiographic Patterns and Clinical Course. Clin Cancer Res. 2016; 22(24): 6051-60.

10) Nishino M, Sholl LM, Hodi FS, et al. Anti-PD-1-Related Pneumonitis during Cancer Immunotherapy. N Engl J Med. 2015; 373(3): 288-90.

11）Kato T, Masuda N, Nakanishi Y, et al. Nivolumab-induced interstitial lung disease analysis of two phase II studies patients with recurrent or advanced non-small-cell lung cancer. Lung Cancer. 2017; 104: 111-8.

12）Sata M, Sasaki S, Oikado K, et al. Treatment and relapse of interstitial lung disease in nivolumab-treated patients with non-small cell lung cancer. Cancer Sci. 2021; 112(4): 1506-13.

4　肝・胆・膵障害

要約

　免疫チェックポイント阻害薬による肝障害は，抗 PD-1/PD-L1 抗体薬単剤で 1～10％，抗 CTLA-4 抗体薬単剤で 1～15％，両者の併用療法で 3～30％であり，Grade 3 以上の重篤なものは単剤療法で 0～7％，併用療法で 2～19％に認められる。

　肝障害が生じた場合，各検査を行った上で感染症，薬剤性，原疾患の悪化，アルコールによるものなどの除外を行う必要がある。

　頻度は高くないが，無症候性のアミラーゼ，リパーゼ上昇を認めることがある。膵炎の臨床像を呈さない場合は Grade 3 までであれば投与を継続しても良いと考えられる。

　稀であるが，免疫チェックポイント阻害薬による胆管炎の報告もあり，胆道系酵素優位の肝障害の場合には，免疫チェックポイント阻害薬の有害事象としての胆管炎も考慮する必要がある。

解説

（1）肝障害

●頻度

　　　免疫チェックポイント阻害薬で生じる肝・胆・膵障害として最も多いものは，自己免疫性の肝障害である。

　抗 CTLA-4 抗体薬，抗 PD-1/PD-L1 抗体薬ともに自己免疫性の肝障害が生じうる。抗 CTLA-4 抗体薬の単剤療法は，全 Grade の肝障害が 1～15％[1-5]，Grade 3 以上が 0～7％[3-7]，抗 PD-1/PD-L1 抗体薬の単剤療法は，全 Grade の肝障害が 1～10％[1-5]，Grade 3 以上が 1～3％[1,3-5]と報告されている。また，抗 PD-1/PD-L1 抗体薬と抗 CTLA-4 抗体薬の併用療法では，全 Grade の肝障害が 3～30％[1-5]，Grade 3 以上が 2～19％[1-5]と報告されている。ただし，これらは免疫チェックポイント阻害薬治療中に認めた肝障害の頻度であり，すべてが自己免疫性の機序に伴うものではない可能性がある。初回発現までの期間は抗 PD-1/PD-L1 抗体薬では 8～16 週，抗 CTLA-4 抗体薬では 8～9 週，両者の併用では 6～9 週と報告されている[8]。

　B 型肝炎ウイルス（HBV），C 型肝炎ウイルス（HCV）感染例に対して免疫チェックポイント阻害薬を投与しても，ウイルス性肝炎の増悪/再活性化のリスクは限りなく低いとされるが[9-13]，肝炎増悪/再活性化は 2.8～5.3％に認められ，そのリスク因子は HBs 抗原または HBV-DNA 陽性かつ抗ウイルス療法未施行例であることが挙げられている[14-16]。

表1　免疫関連肝障害の管理

CTCAE Grade	投与の可否	対処方法
Grade 1 ●AST または ALT 正常上限～3.0 倍以下 ●総ビリルビンが正常上限～1.5 倍以下	●投与を継続する。	●肝機能のモニタリングを継続する。 ●肝機能が悪化した場合は，Grade 2～4 の対処法で治療する。
Grade 2 ●AST または ALT 正常上限 3.0 倍～5.0 倍以下 ●総ビリルビンが正常上限 1.5 倍～3.0 倍以下	●投与を休止する。	●肝機能のモニタリングを行う。 ベースラインの数値に改善した場合 ●肝機能のモニタリングを慎重に行いながら投与を再開する。 症状が 5～7 日を超えて持続した場合，または悪化した場合 ●0.5～1.0 mg/kg/日の経口プレドニゾロンまたはその等価量のステロイド薬を投与。肝機能が Grade 1 またはベースラインの状態に改善した場合は，少なくとも 4 週間以上かけてステロイドを漸減する。 ●日和見感染症に対しての抗菌薬の予防投与を考慮 ●メチルプレドニゾロン 10 mg/日以下まで減量できれば，投与再開を検討する。
Grade 3[※1] ●AST または ALT 正常上限 5.0 倍～20.0 倍以下 ●総ビリルビンが正常上限 3.0 倍～10.0 倍以下 Grade 4 ●AST または ALT 正常上限 20.0 倍以上 ●総ビリルビンが正常上限 10 倍以上	●投与を中止する。 ●投与再開しない。	●1.0～2.0 mg/kg/日の静注メチルプレドニゾロンまたはその等価量のステロイド薬を投与する。 症状が Grade 2 に改善した場合 ●少なくとも 4 週間以上かけてステロイドを漸減する。 症状が 3～5 日を超えて改善しない，または再度悪化した場合 ●ミコフェノール酸モフェチル 1 g の 1 日 2 回投与を行う[※2]。 ●3～5 日以内に反応が認められない場合は他の免疫抑制薬の使用を考慮する。 ●日和見感染症に対して抗菌薬の予防投与，サイトメガロウイルスのモニタリングを行う。 ●消化器内科専門医と協議する。

[※1] AST または ALT が正常上限の 8 倍以下，かつ総ビリルビンが正常上限の 5 倍以下である場合は，免疫療法を休止後，肝機能がベースラインの状態に改善した場合に投与再開を検討してもよい。
[※2] 保険適用外

● 臨床症状と診断

　　稀に発熱を伴うが多くは臨床症状を伴わないため[3,5,17,18]，抗CTLA-4抗体薬，抗PD-1抗体薬を投与する際には，肝機能（AST，ALT，T-Bil，γ-GTP，ALP など）を定期的にモニタリングする必要がある。前述のように，HBV や HCV 感染例ではウイルス量のモニタリングも行う。もし，これらに異常値が認められた場合，HBV，HCV 関連の検査，抗核抗体，抗ミトコンドリア抗体，腹部 CT，腹部超音波検査などを行い，感染症，薬剤性，原疾患の悪化，アルコールなどによるものを除外する必要がある。肝障害の急激な悪化や，重篤な場合は肝生検も考慮する。

● 治療方針

　　表1に肝障害の Grade に準じた対処法を示す。

表2 免疫関連膵障害（アミラーゼ，リパーゼ上昇）の管理

CTCAE Grade	投与の可否	対処方法
Grade 1 ●アミラーゼまたはリパーゼ正常 　上限〜1.5倍以下 Grade 2 ●アミラーゼまたはリパーゼ正常 　上限1.5倍〜2.0倍以下	●投与を継続する。	●膵機能のモニタリングを継続する。 ●膵機能が悪化した場合は，Grade 3〜4の対処法で治療する。
Grade 3（無症候性） ●アミラーゼまたはリパーゼ正常 　上限2.0倍〜5.0倍以下	●投与を継続する。	●膵機能のモニタリングを継続する。 ●腹部CT，腹部超音波検査などを行い，膵炎の所見の有無を確認する。
Grade 4（無症候性） ●アミラーゼまたはリパーゼ正常 　上限5.0倍以上	●投与を休止する。	●膵機能のモニタリングを継続する。 ●腹部CT，腹部超音波検査などを行い，膵炎の所見の有無を確認する。 ●消化器内科専門医と協議する。
Grade 3以上（症候性）	●投与を中止する。	●腹部CT，腹部超音波検査などを行い，膵炎の所見の有無を確認する。 ●消化器内科専門医と協議したうえで膵炎に対する治療を開始する。

　Grade 1の肝障害の場合は，肝機能を慎重にモニタリングしたうえで，免疫チェックポイント阻害薬を継続することが可能と考えられる。

　肝障害がGrade 2に悪化した場合は，免疫チェックポイント阻害薬の投与を休止し，肝機能のモニタリングを行う。ベースラインの数値またはGrade 1まで改善した場合は，肝機能を慎重にモニタリングしながら，免疫チェックポイント阻害薬の再開を検討する。Grade 2の肝機能値が5〜7日を超えても改善しない場合，もしくは増悪した場合は，副腎皮質ステロイドの投与を行う。肝機能がGrade 1もしくは開始前の状態に改善した場合は，少なくとも4週間以上かけてステロイドを漸減する。ステロイドによる加療を行っている間は，日和見感染症に対しての抗菌薬の予防投与，ならびにサイトメガロウイルスをはじめとするウイルスのモニタリングを考慮すべきである。

　肝障害がGrade 3以上に悪化し，①ASTまたはALTが正常上限の8倍以上，②T-Bilが正常上限の5倍以上，のいずれかの基準を満たした場合は，免疫チェックポイント阻害薬の投与を中止すべきである。症状が3〜5日を超えて改善しない，または再度悪化した場合は，消化器内科専門医と協議したうえで，ミコフェノール酸モフェチルの投与など，他の免疫抑制薬の投与を検討する。インフリキシマブは肝毒性があるため，免疫チェックポイント阻害薬による肝障害に対しては用いない。

(2) 膵障害

　頻度は0.6〜4％と高くないが，抗CTLA-4抗体薬，抗PD-1/PD-L1抗体薬いずれにおいてもアミラーゼおよびリパーゼの上昇が認められることがある[1,19-22]。その他の免疫関連有害事象と同様に，抗CTLA-4抗体薬と抗PD-1/PD-L1抗体薬の併用療法では10％と単剤療法より高い。好発時期は投与開始3カ月後とされる[1]。明らかな膵炎の所見が認められない無症候性の場合，投与を継続することができる[19,21,23]。表2に膵障害のGradeに準じた対処法を示す。Grade 3のアミラーゼ，またはリパーゼの上昇を認め

た場合でも，無症候性であれば，投与を中止する必要はない。Grade 4 のアミラーゼまたはリパーゼ上昇を認めた場合においては，無症候性であれば投与を一時休止し，消化器内科専門医と協議した上で，再開することができる。症候性で Grade 3 以上のアミラーゼ，リパーゼの上昇が認められた場合には，投与を中止し，消化器内科専門医と協議した上で膵炎に対する治療が必要を検討する。重篤例は非常に稀であるが，晩期合併症として慢性膵炎，糖尿病を併発することがある[1,20,21,24]。

膵臓に対する免疫関連有害事象として，糖尿病性ケトアシドーシスを伴う 1 型糖尿病の発症も報告されているが，こちらは本章「8. 1 型糖尿病」（p.75）を参照していただきたい。

●治療方針

表 2 に膵障害の Grade に応じた治療方針を示す。基本的にステロイドの投与は行わず，症候性の場合は，急性膵炎の治療を行う[20,21]。

(3) 胆道障害

免疫チェックポイント阻害薬による有害事象として，硬化性胆管炎の報告が散見されているが[25-44]，まとまった報告は少ないため十分なエビデンスは得られていない。γ-GTP や ALP などの胆道系酵素優位の肝障害を呈し，胆管壁の肥厚を認める場合には，免疫チェックポイント阻害薬による硬化性胆管炎の有害事象も考慮する必要がある[45]。画像上は，多くの症例で肝外胆管の狭窄起点を伴わない限局性拡張，肝外胆管壁のびまん性壁肥厚を認めるが，肝内胆管にも狭窄を認めることがある[38,45]。胆道鏡では，胆管上皮の炎症・壊死を反映して "black spot" や "yellow plaque" "band-like narrowing" "diverticulum-like outpouching" を認めるとされる[29,36]。病理学的には胆管周囲の CD8 陽性 T 細胞浸潤が特徴であり，IgG 4 や抗ミトコンドリア抗体，抗平滑筋抗体は陰性のことが多い[42,45]。ステロイドは有効であった報告がある一方で不応の報告も多く[38,45-47]，ミコフェノール酸モフェチルなどの免疫抑制薬の有効性も乏しい[30,44]。ウルソデオキシコール酸が有効であった報告がある[27,32,34,41,43]。

● 参考文献

1) Abu-Sbeih H, Wang Y. Hepatobiliary Adverse Events. Adv Exp Med Biol. 2020; 1244: 271-6.
2) Dougan M. Gastrointestinal and Hepatic Complications of Immunotherapy: Current Management and Future Perspectives. Curr Gastroenterol Rep. 2020; 22(4): 15.
3) Reynolds K, Thomas M, Dougan M. Diagnosis and Management of Hepatitis in Patients on Checkpoint Blockade. Oncologist. 2018; 23(9): 991-7.
4) Spain L, Diem S, Larkin J. Management of toxicities of immune checkpoint inhibitors. Cancer Treat Rev. 2016; 44: 51-60.
5) Tian Y, Abu-Sbeih H, Wang Y. Immune Checkpoint Inhibitors-Induced Hepatitis. Adv Exp Med Biol. 2018; 995: 159-64.
6) O'Day SJ, Maio M, Chiarion-Sileni V, et al. Efficacy and safety of ipilimumab monotherapy in patients with pretreated advanced melanoma: a multicenter single-arm phase II study. Ann Oncol. 2010; 21(8): 1712-7.

II

免疫チェックポイント阻害薬の副作用管理

7) Schachter J, Ribas A, Long GV, et al. Pembrolizumab versus ipilimumab for advanced melanoma: final overall survival results of a multicentre, randomised, open-label phase 3 study(KEYNOTE-006). Lancet. 2017; 390(10105): 1853-62.

8) Tang SQ, Tang LL, Mao YP, et al. The Pattern of Time to Onset and Resolution of Immune-Related Adverse Events Caused by Immune Checkpoint Inhibitors in Cancer: A Pooled Analysis of 23 Clinical Trials and 8,436 Patients. Cancer Res Treat. 2021; 53(2): 339-54.

9) Alkrekshi A, Tamaskar I. Safety of Immune Checkpoint Inhibitors in Patients with Cancer and Hepatitis C Virus Infection. Oncologist. 2021; 26(5): e827-30.

10) Li B, Yan C, Zhu J, et al. Anti-PD-1/PD-L1 Blockade Immunotherapy Employed in Treating Hepatitis B Virus Infection-Related Advanced Hepatocellular Carcinoma: A Literature Review. Front Immunol. 2020; 11: 1037.

11) Chan GH, Gwee YX, Low JL, et al. Immune checkpoint inhibition for non-small cell lung cancer in patients with pulmonary tuberculosis or Hepatitis B: Experience from a single Asian centre. Lung cancer. 2020; 146: 145-53.

12) Shah NJ, Al-Shbool G, Blackburn M, et al. Safety and efficacy of immune checkpoint inhibitors (ICIs)in cancer patients with HIV, hepatitis B, or hepatitis C viral infection. J Immunother Cancer. 2019; 7(1): 353.

13) Tio M, Rai R, Ezeoke OM, et al. Anti-PD-1/PD-L1 immunotherapy in patients with solid organ transplant, HIV or hepatitis B/C infection. Eur J Cancer. 2018; 104: 137-44.

14) Pu D, Yin L, Zhou Y, et al. Safety and efficacy of immune checkpoint inhibitors in patients with HBV/HCV infection and advanced-stage cancer: A systematic review. Medicine(Baltimore). 2020; 99(5): e19013.

15) Zhang X, Zhou Y, Chen C, et al. Hepatitis B virus reactivation in cancer patients with positive Hepatitis B surface antigen undergoing PD-1 inhibition. J Immunother Cancer. 2019; 7(1): 322.

16) Koksal AS, Toka B, Eminler AT, et al. HBV-related acute hepatitis due to immune checkpoint inhibitors in a patient with malignant melanoma. Ann Oncol. 2017; 28(12): 3103-4.

17) De Martin E, Michot JM, Papouin B, et al. Characterization of liver injury induced by cancer immunotherapy using immune checkpoint inhibitors. J Hepatol. 2018; 68(6): 1181-90.

18) Kim KW, Ramaiya NH, Krajewski KM, et al. Ipilimumab associated hepatitis: imaging and clinicopathologic findings. Invest New Drugs. 2013; 31(4): 1071-7.

19) Porcu M, Solinas C, Migali C, et al. Immune Checkpoint Inhibitor-Induced Pancreatic Injury: Imaging Findings and Literature Review. Target Oncol. 2020; 15(1): 25-35.

20) George J, Bajaj D, Sankaramangalam K, et al. Incidence of pancreatitis with the use of immune checkpoint inhibitors(ICI) in advanced cancers: A systematic review and meta-analysis. Pancreatology. 2019; 19(4): 587-94.

21) Abu-Sbeih H, Tang T, Lu Y, et al. Clinical characteristics and outcomes of immune checkpoint inhibitor-induced pancreatic injury. J Immunother Cancer. 2019; 7(1): 31.

22) Su Q, Zhang XC, Zhang CG, et al. Risk of Immune-Related Pancreatitis in Patients with Solid Tumors Treated with Immune Checkpoint Inhibitors: Systematic Assessment with Meta-Analysis. J Immunol Res. 2018; 2018: 1027323.

23) Hofmann L, Forschner A, Loquai C, et al. Cutaneous, gastrointestinal, hepatic, endocrine, and renal side-effects of anti-PD-1 therapy. Eur J Cancer. 2016; 60: 190-209.

24) Das JP, Postow MA, Friedman CF, et al. Imaging findings of immune checkpoint inhibitor associated pancreatitis. Eur J Radiol. 2020; 131: 109250.

25) Cho JH, Sun JM, Lee SH, et al. Late-Onset Cholecystitis with Cholangitis after Avelumab Treatment in Non-Small Cell Lung Cancer. J Thorac Oncol. 2018; 13(3): e34-6.

26) Gelsomino F, Vitale G, Ardizzoni A. A case of nivolumab-related cholangitis and literature review: how to look for the right tools for a correct diagnosis of this rare immune-related adverse event. Invest New Drugs. 2018; 36(1): 144-6.

27) Hamoir C, de Vos M, Clinckart F, et al. Hepatobiliary and Pancreatic: Nivolumab-related cholangiopathy. J Gastroenterology Hepatol. 2018; 33(10): 1695.

28) Kashima J, Okuma Y, Shimizuguchi R, et al. Bile duct obstruction in a patient treated with nivolumab as second-line chemotherapy for advanced non-small-cell lung cancer: a case report.

Cancer Immunol Immunother. 2018; 67(1): 61-5.

29) Kuraoka N, Hara K, Terai S, et al. Peroral cholangioscopy of nivolumab-related(induced)ulcerative cholangitis in a patient with non-small cell lung cancer. Endoscopy. 2018; 50(9): E259-61.

30) Anderson B, Dawe DE. Nivolumab-Induced Secondary Sclerosing Cholangitis with Deterioration Despite Immunosuppression. J Thorac Oncol. 2019; 14(9): e205-6.

31) Călugăreanu A, Rompteaux P, Bohelay G, et al. Late onset of nivolumab-induced severe gastroduodenitis and cholangitis in a patient with stage IV melanoma. Immunotherapy. 2019; 11(12): 1005-13.

32) Fouchard M, Jantzem H, Quere G, et al. Three cases of immune cholangitis related to anti-programmed cell death and programmed cell death ligand agents for the treatment of non-small cell lung cancer. Eur J Cancer. 2019; 115: 107-10.

33) Kono M, Sakurai T, Okamoto K, et al. Efficacy and Safety of Chemotherapy Following Anti-PD-1 Antibody Therapy for Gastric Cancer: A Case of Sclerosing Cholangitis. Intern Med. 2019; 58(9): 1263-6.

34) Noda-Narita S, Mizuno S, Noguchi S, et al. Development of mild drug-induced sclerosing cholangitis after discontinuation of nivolumab. Eur J Cancer. 2019; 107: 93-6.

35) Ogawa K, Kamimura K, Terai S. Antiprogrammed Cell Death-1 Immunotherapy-Related Secondary Sclerosing Cholangitis. Hepatology. 2019; 69(2): 914-6.

36) Onoyama T, Takeda Y, Kato M, et al. Peroral cholangioscopy of programmed cell death-1 inhibitor-related sclerosing cholangitis: three case reports. Endoscopy. 2019; 51(12): E402-3.

37) Rothweiler S, Feldbrügge L, Jiang ZG, et al. Selective deletion of ENTPD1/CD39 in macrophages exacerbates biliary fibrosis in a mouse model of sclerosing cholangitis. Purinergic Signal. 2019; 15 (3): 375-85.

38) Sawada K, Shonaka T, Nishikawa Y, et al. Successful Treatment of Nivolumab-related Cholangitis with Prednisolone: A Case Report and Review of the Literature. Internal Med. 2019; 58(12): 1747-52.

39) Williams H, Aitchison R. Pembrolizumab-induced autoimmune haemolytic anaemia and cholangitis. BMJ Case Rep. 2019; 12(12): e232505.

40) Fujii M, Ozato T, Mizukawa S, et al. A rare case of immunotherapy-induced cholangitis and gastritis. Clin J Gastroenterol. 2020; 13(6): 1083-90.

41) Sato K, Hayashi M, Abe K, et al. Pembrolizumab-induced sclerosing cholangitis in a lung adenocarcinoma patient with a remarkable response to chemotherapy: a case report. Clin J Gastroenterol. 2020; 13(6): 1310-4.

42) Zen Y, Chen YY, Jeng YM, et al. Immune-related adverse reactions in the hepatobiliary system: second-generation check-point inhibitors highlight diverse histological changes. Histopathology. 2020; 76(3): 470-80.

43) Talbot S, MacLaren V, Lafferty H. Sclerosing cholangitis in a patient treated with nivolumab. BMJ Case Rep. 2021; 14(5): e241700.

44) Yoshikawa Y, Imamura M, Yamaoka K, et al. A case with life-threatening secondary sclerosing cholangitis caused by nivolumab. Clin J Gastroenterol. 2021; 14(1): 283-7.

45) Onoyama T, Takeda Y, Yamashita T, et al. Programmed cell death-1 inhibitor-related sclerosing cholangitis: A systematic review. World J Gastroenterol. 2020; 26(3): 353-65.

46) Kawakami H, Tanizaki J, Tanaka K, et al. Imaging and clinicopathological features of nivolumab-related cholangitis in patients with non-small cell lung cancer. Invest New Drugs. 2017; 35(4): 529-36.

47) Kashima J, Okuma Y, Shimizuguchi R, et al. Bile duct obstruction in a patient treated with nivolumab as second-line chemotherapy for advanced non-small-cell lung cancer: a case report. Cancer Immunol Immunother. 2018; 67(1): 61-5.

II

免疫チェックポイント阻害薬の副作用管理

5　胃腸障害（下痢，大腸炎）

要約

　免疫チェックポイント阻害薬による下痢，大腸炎などの胃腸障害は 30〜40％にみられ，頻度は比較的高い。また，腸穿孔による死亡例も報告されており，適切な診断・治療が必要である。従来の細胞傷害性抗がん薬でみられる下痢とは対処法が異なるため注意を要する。

解説

●頻度

　　下痢，大腸炎などの胃腸障害は，すべての重症度を含めると 30〜40％にみられ，Grade 3 以上のものは，10％前後と報告されている。下痢は，抗 CTLA-4 抗体薬により全 Grade で 23〜33％（Grade 3 以上で 3〜6％），抗 PD-1/PD-L1 抗体薬により全 Grade で 11〜19％（Grade 3 以上で 1〜4％），イピリムマブ＋ニボルマブ併用療法により全 Grade で 15〜45％（Grade 3 以上で 1〜9％），大腸炎は，抗 CTLA-4 抗体薬により全 Grade で 8〜12％（Grade 3 以上で 7〜9％），抗 PD-1/PD-L1 抗体薬により 1〜4％（Grade 3 以上で 1〜3％），イピリムマブ＋ニボルマブ併用療法により全 Grade で 7〜13％（Grade 3 以上で 5〜8％）に認められ，免疫チェックポイント阻害薬による副作用としては比較的頻度が高い[1-9]。下痢・大腸炎以外の胃腸障害として，悪心，腹痛，便秘，胃食道逆流性疾患，出血性腸炎，腸閉塞，壊死性大腸炎，消化管穿孔などが挙げられる。Grade 3 以上の腸炎の好発時期は，抗 PD-1/PD-L1 抗体薬では約 7〜11 週，抗 CTLA-4 抗体薬では約 4〜7 週，イピリムマブ＋ニボルマブ併用療法では約 4〜9 週と報告されている[3,10-17]。ただし，初回治療開始から数日で発現する症例，治療終了から数カ月経過した後に腸炎を発現する症例もあり，どの時期でも起こり得る。このように，治療開始初期から中等度〜重度の下痢に対する適切な評価，治療が不可欠である[18]。

●臨床症状と診断

　　中等度の下痢を認めた場合，便中白血球検査，便培養検査を実施し，クロストリジウム・ディフィシル腸炎やその他の細菌性・ウイルス性腸炎，他の炎症性腸疾患など，他の原因を除外する必要がある[19]。排便回数の増加や腹痛，粘液便または血便といった症状を認めた場合，Grade 2 以上の下痢，大腸炎として扱う。腸穿孔，イレウス，その他の疾患を否定するため，単純 X 線または腹部 CT 検査を行う。特に CT では，腸管壁の肥厚を認めることが多く，診断に有用であるため優先して行う。また，腸管壁に菲薄化

表1　免疫関連胃腸障害の管理

CTCAE Grade	投与の可否	対処方法
Grade 1 下痢：ベースラインと比べて4回未満/日の排便回数増加；ベースラインと比べて人工肛門からの排泄量が軽度に増加 大腸炎：症状がない，臨床所見または検査所見のみ	●投与を継続する。	●症状の悪化について綿密なモニタリングを行う。
Grade 2 下痢：ベースラインと比べて4～6回/日の排便回数増加；ベースラインと比べて人工肛門からの排泄量が中等度に増加 大腸炎：腹痛，粘液便または血便	●投与を休止する。 ●ベースラインまたはGrade 1以下に回復した場合，投与再開を検討する。	●消化器専門医に助言を求める。 ●症状が3日より長く続く場合，ステロイド全身投与（プレドニゾロン換算0.5～1 mg/kg，経口投与）（または静脈用製剤）を直ちに開始する。 ●ステロイド全身投与にもかかわらず，症状が悪化した，または3～5日以内に改善が認められない場合，Grade 3として取り扱う。 ●Grade 1以下へ回復後，30日以上かけてステロイドを漸減する。 ●腸穿孔，イレウス，その他の疾患を否定するため，単純X線またはCT検査の実施を推奨する。特にCT検査では，腸管壁の肥厚を認めることが多く（ときに菲薄化も認める），診断に有用な所見が得られることがあり，侵襲の面から最も推奨される。 ●3日より長く持続するGrade 2の下痢，粘液便・血液便を伴う下痢の場合，他の炎症性腸疾患との鑑別のために，下部内視鏡検査実施を考慮する。ただし，腸穿孔のリスクがあるため，全例には推奨されない。 ●ロペラミド塩酸塩のような止痢薬は，適切な治療開始が遅れ重症化することがあり，止痢薬の投与には注意する。 ●抗CTLA-4抗体薬は，永続的な投与中止を考慮する。抗PD-1/PD-L1抗体薬は，G1以下に回復すれば投与再開を考慮する。
Grade 3（または1週間より長く持続するGrade 2の下痢） 下痢（G3）：ベースラインと比べて7回以上/日の排便回数増加；便失禁；入院を要する；ベースラインと比べて人工肛門からの排泄が高度に増加；身の回りの日常生活動作の制限 大腸炎（G3）：高度の腹痛，腸管運動の変化，腹膜刺激症状	●投与を休止または中止する。 ●ベースラインまたはGrade 1以下に回復した場合，投与再開を検討する。	●消化器専門医に助言を求める。 ●ステロイド全身投与（プレドニゾロン換算1～2 mg/kg，経静脈投与）の静脈投与を直ちに開始する。 ●ステロイド全身投与（プレドニゾロン換算1～2 mg/kg）にもかかわらず3日以内に改善が認められない場合，または症状改善後に再増悪した場合は，抗TNF-α抗体薬（インフリキシマブ5 mg/kg）の追加投与を検討する。 ●腸穿孔，イレウス，その他の疾患を否定するため，単純X線またはCT検査の実施を推奨する。特にCT検査では，腸管壁の肥厚や拡張，ときに菲薄化を認めることもあり，診断に有用な所見が得られることがあり，侵襲の面から最も推奨される。 ●下部消化管内視鏡検査を実施する。ただし，腸穿孔のリスクあり。
Grade 4 生命を脅かす；緊急処置を要する	●投与を中止する。	●Grade 1に回復するまで同用量ステロイド投与を継続し，改善が得られた場合は，4週以上かけてステロイドを漸減する。 ●ロペラミド塩酸塩のような止痢薬は，適切な治療開始が遅れ重症化することがあり，止痢薬の投与には注意する。 ●抗CTLA-4抗体薬は，永続的に中止する。抗PD-1/PD-L1抗体薬はGrade 3であれば，Grade 1以下に回復すれば投与再開を考慮し，Grade 4であれば永続的に中止する。

II

免疫チェックポイント阻害薬の副作用管理

を認めることもある[20]。また，内視鏡所見は正常でも組織学的な腸炎（顕微鏡的腸炎）を認めることがある。腸粘膜の生検組織診断が他の炎症性腸疾患との鑑別に有用な場合がある。免疫チェックポイント阻害薬による腸炎は下行結腸にみられることが多く，病理組織像は陰窩炎を伴う炎症細胞浸潤を認め，クローン病でみられる肉芽腫とは異なる

と報告されている[21]。内視鏡検査は，腸粘膜の生検組織診断による他の炎症性腸疾患との鑑別のために，3日より長く持続する Grade 2 の下痢，粘液便・血液便を伴う下痢の場合に考慮する。内視鏡検査は腸穿孔のリスクがあるため全例には推奨されず，その適応については消化器専門医と協議する必要がある[22]。治癒のモニタリング，あるいは免疫チェックポイント阻害薬早期再開の判断のために，下部消化管内視鏡検査を繰り返すことを考慮する。また，緊急内視鏡検査の適応の判断のために便中ラクトフェリン測定をすること，病態の活動性判断のために便中カルプロテクチン測定をすることを考慮する（表1）。

● 治療方針

　免疫チェックポイント阻害薬による下痢は，従来の細胞傷害性抗がん薬（フッ化ピリミジン，イリノテカンなど）や分子標的薬（エルロチニブ，アファチニブなど）でみられる徴候とは対処法が異なる。ロペラミド塩酸塩のような止痢薬で対処をすると，適切な治療開始が遅れ，重症化することがあり，止痢薬の投与には注意が必要である[23-25]。軽微な場合には対症療法で軽快することもある。Grade 1 であれば，免疫チェックポイント阻害薬の投与を継続し，注意深い経過観察が勧められる[25]。排便回数の増加や腹痛，粘液便または血便といった Grade 2 が疑われる場合は，消化器専門医と協議する。他の原因が否定され，免疫チェックポイント阻害薬の副作用と診断された Grade 2 の下痢および大腸炎には，免疫チェックポイント阻害薬を中止し，対症療法を行う。3日より長く続く Grade 2 の下痢および大腸炎にはステロイド全身投与（プレドニゾロン換算 0.5～1 mg/kg，経口投与）が行われる。ステロイド全身投与により改善がみられた場合，ステロイドは少なくとも30日以上かけて漸減する。また，ステロイド全身投与にもかかわらず症状が悪化した場合，または3～5日以内に改善が認められない場合は，Grade 3 として取り扱う。Grade 3 であれば，高用量のステロイド全身投与（プレドニゾロン換算 1～2 mg/kg，経静脈投与）が推奨される。高用量ステロイド全身投与にもかかわらず，症状の改善が認められない場合や症状改善後に再増悪した場合は，抗 TNF-α 抗体薬であるインフリキシマブ（5 mg/kg）の追加投与を行うことを検討する[19,23,25]。ただし，穿孔や敗血症，感染症が認められる場合，インフリキシマブは使用しない。インフリキシマブ抵抗性の免疫関連大腸炎に対して，抗 α4β7 インテグリン抗体薬であるベドリズマブ（5～10 mg/kg）が有効であったとの報告があるが，症例ごとに適応を判断する必要がある[26,27]。なお，免疫チェックポイント療法による大腸炎に対するインフリキシマブおよびベドリズマブは保険適用外である（表1）。

● 参考文献

1) Robert C, Long GV, Brady B, et al. Nivolumab in previously untreated melanoma without BRAF mutation. N Engl J Med. 2015; 372(4): 320-30.
2) Weber JS. Practical management of immune-related adverse events from immune checkpoint protein antibodies for the oncologist. Am Soc Clin Oncol Educ Book. 2012; 174-7.
3) Robert C, Schachter J, Long GV, et al. Pembrolizumab versus Ipilimumab in Advanced Melanoma.

N Engl J Med. 2015; 372(26): 2521-32.

4) Tang SQ, Tang LL, Mao YP, et al. The Pattern of Time to Onset and Resolution of Immune-Related Adverse Events Caused by Immune Checkpoint Inhibitors in Cancer: A Pooled Analysis of 23 Clinical Trials and 8,436 Patients. Cancer Res Treat. 2021; 53(2): 339-54.

5) Wolchok JD, Chiarion-Sileni V, Gonzalez R, et al. Overall Survival with Combined Nivolumab and Ipilimumab in Advanced Melanoma. N Engl J Med. 2017; 377(14): 1345-56.

6) Hellmann MD, Paz-Ares L, Bernabe Caro R, et al. Nivolumab plus Ipilimumab in Advanced Non-Small-Cell Lung Cancer. N Engl J Med. 2019; 381(21): 2020-31.

7) Motzer RJ, Tannir NM, McDermott DF, et al. Nivolumab plus Ipilimumab versus Sunitinib in Advanced Renal-Cell Carcinoma. N Engl J Med. 2018; 378(14): 1277-90.

8) Overman MJ, Lonardi S, Wong KYM, et al. Durable Clinical Benefit With Nivolumab Plus Ipilimumab in DNA Mismatch Repair-Deficient/Microsatellite Instability-High Metastatic Colorectal Cancer. J Clin Oncol. 2018; 36(8): 773-9.

9) Baas P, Scherpereel A, Nowak AK, et al. First-line nivolumab plus ipilimumab in unresectable malignant pleural mesothelioma(CheckMate 743): a multicentre, randomised, open-label, phase 3 trial. Lancet. 2021; 397(10272): 375-86.

10) McDermott D, Haanen J, Chen TT, et al. Efficacy and safety of ipilimumab in metastatic melanoma patients surviving more than 2 years following treatment in a phase III trial(MDX010-20). Ann Oncol. 2013; 24(10): 2694-8.

11) Brahmer J, Reckamp KL, Baas P, et al. Nivolumab versus Docetaxel in Advanced Squamous-Cell Non-Small-Cell Lung Cancer. N Engl J Med. 2015; 373(2): 123-35.

12) Borghaei H, Paz-Ares L, Horn L, et al. Nivolumab versus Docetaxel in Advanced Nonsquamous Non-Small-Cell Lung Cancer. N Engl J Med. 2015; 373(17): 1627-39.

13) Weber JS, D'Angelo SP, Minor D, et al. Nivolumab versus chemotherapy in patients with advanced melanoma who progressed after anti-CTLA-4 treatment(CheckMate 037): a randomised, controlled, open-label, phase 3 trial. Lancet Oncol. 2015; 16(4): 375-84.

14) Garon EB, Rizvi NA, Hui R, et al. Pembrolizumab for the treatment of non-small-cell lung cancer. N Engl J Med. 2015; 372(21): 2018-28.

15) Herbst RS, Baas P, Kim DW, et al. Pembrolizumab versus docetaxel for previously treated, PD-L1-positive, advanced non-small-cell lung cancer(KEYNOTE-010): a randomised controlled trial. Lancet. 2016; 387(10027): 1540-50.

16) Ribas A, Puzanov I, Dummer R, et al. Pembrolizumab versus investigator-choice chemotherapy for ipilimumab-refractory melanoma(KEYNOTE-002): a randomised, controlled, phase 2 trial. Lancet Oncol. 2015; 16(8): 908-18.

17) Corp. MSD. Keytruda(pembrolizumab)Product Infomation.
https://www.merck.com/product/usa/pi_circulars/k/keytruda/keytruda_pi.pdf 2015.

18) Eggermont AM, Chiarion-Sileni V, Grob JJ, et al. Adjuvant ipilimumab versus placebo after complete resection of high-risk stage III melanoma(EORTC 18071): a randomised, double-blind, phase 3 trial. Lancet Oncol. 2015; 16(5): 522-30.

19) Weber JS, Kähler KC, Hauschild A. Management of immune-related adverse events and kinetics of response with ipilimumab. J Clin Oncol. 2012; 30(21): 2691-7.

20) Kim KW, Ramaiya NH, Krajewski KM, et al. Ipilimumab-associated colitis: CT findings. AJR Am J Roentgenol. 2013; 200(5): W468-74.

21) Oble DA, Mino-Kenudson M, Goldsmith J, et al. Alpha-CTLA-4 mAb-associated panenteritis: a histologic and immunohistochemical analysis. Am J Surg Pathol. 2008; 32(8): 1130-7.

22) Berman D, Parker SM, Siegel J, et al. Blockade of cytotoxic T-lymphocyte antigen-4 by ipilimumab results in dysregulation of gastrointestinal immunity in patients with advanced melanoma. Cancer Immun. 2010; 10: 11.

23) Spain L, Diem S, Larkin J. Management of toxicities of immune checkpoint inhibitors. Cancer Treat Rev. 2016; 44: 51-60.

24) Gentile NM, D'Souza A, Fujii LL, et al. Association between ipilimumab and celiac disease. Mayo Clin Proc. 2013; 88(4): 414-7.

25) Cheng R, Cooper A, Kench J, et al. Ipilimumab-induced toxicities and the gastroenterologist. J Gas-

Ⅱ

免疫チェックポイント阻害薬の副作用管理

troenterol Hepatol. 2015; 30(4): 657-66.
26) Hsieh AH, Ferman M, Brown MP, et al. Vedolizumab: a novel treatment for ipilimumab induced colitis. BMJ Case Rep. 2016; 2016: bcr2016216641.
27) Bergqvist V, Hertervig E, Gedeon P, et al. Vedolizumab treatment for immune checkpoint inhibitor-induced enterocolitis. Cancer Immunol Immunother. 2017; 66(5): 581-92.

6 腎障害

要約

　免疫チェックポイント阻害薬単剤による腎障害は比較的稀（2〜5％）であるが，血中クレアチニン値など定期的な腎機能検査を行い，発現時には適切な鑑別診断を行い，その上で投与中止やコルチコステロイドの投与など適切な対応が必要である。また，臨床，検査，病理所見は多彩なことが多く，診断・治療において腎臓専門医との連携が重要である。

解説

　腎障害は，比較的稀ではあるが，免疫関連有害事象の標的の一つとして知られている。病理学的には急性尿細管間質性腎炎の所見をとることが多いが，糸球体病変を含むさまざまな所見を有することもあり，幅広いスペクトラムの病態である可能性も示唆されている。実臨床では，腎生検の侵襲性に鑑み，必ずしも病理学的な診断ではなく，臨床所見に基づいて診断されることも多い。がん患者において，腎障害を生じる原因は，原病の進行，治療関連とさまざまであり，これらの除外をしっかりと行うことが重要である。さらには，現在，殺細胞性抗がん薬や血管新生阻害薬など腎障害を起こしうる薬剤と免疫チェックポイント阻害薬との併用療法も行われるようになっており，鑑別診断がより困難になりつつある。そのため，免疫関連有害事象としての腎障害（irAE 腎障害）における，臨床所見，検査所見の特徴についての知見は実臨床において有用と考えられる。

● 頻度

　irAE 腎障害は稀であり，その発現頻度に関する正確な情報は限られている。しかしながら，その発現頻度を探索した 2 つのメタ解析が存在する。Cortazar らは，11 の第 II，III 相試験から全体で 3,695 例を含むメタ解析を実施し，全体の腎障害が 2.2％，そのうち Grade 3〜4 は 0.6％であったと報告した。この報告では，イピリムマブ，ニボルマブ，ペムブロリズマブの単剤療法における発現率がそれぞれ 2.0％，1.9％，1.4％だったのに対し，イピリムマブとニボルマブ併用療法は 4.9％と高い傾向にあった[1]。また，Manohar らは，11,482 例を含む 39 の臨床試験から，全体の腎障害が 2.2％（95％CI：1.5-3.0％），Grade 3〜4 は 0.4％と報告した。この中でニボルマブ単剤では 2.3％（95％CI：1.4-3.6％），ペムブロリズマブ単剤では 2.0％（95％CI：1.1-3.5％）であった[2]。

●臨床症状と診断（表1）

1）発症時期

　免疫チェックポイント阻害薬投与開始からirAE腎障害発症までの時期は，9～42週と報告によって幅広い．現時点で，最大規模の138例のirAE腎障害症例を含む後方視的研究[3]では，腎障害発現までの期間中央値は14週間（四分位範囲6～37週）であったが，そのなかで30％の症例が1～5週間で発症しており，また頻度は下がるものの，90週以降にも約5％の発症を認めた．

2）検査所見

　無菌性膿尿もしくは白血球円柱：irAE腎障害では，33～83％と比較的高い頻度で，尿中白血球（≧5WBC/HPFもしくは白血球円柱と定義）を認める．また，13例のirAE腎障害を含む後ろ向き研究では，診断時の尿中白血球数は免疫チェックポイント阻害薬に関連しない腎障害（34例）より有意に高いことが示された（$p=0.048$）[4]．

　蛋白尿：irAE腎障害では，25～81％と比較的高い頻度で，尿蛋白（蛋白定性≧1＋もしくは24時間尿蛋白量≧0.3gもしくは尿蛋白クレアチニン比≧0.3g/gと定義）を認める．しかしながら，これらの症例のうち尿定性3＋以上もしくは24時間尿蛋白量3g/日以上の高度の尿蛋白を認める症例は比較的少数であることが示されている．138例のirAE腎障害を含む後ろ向き研究では，71％の症例で尿蛋白クレアチニン比が0.3g/g以上であったが，3.0g/gを超す症例は10％未満と稀であった[3]．また，13例のirAE腎障害を含む後ろ向き研究では，診断時の尿中蛋白クレアチニン比は免疫チェックポイント阻害薬に関連しない腎障害の症例と有意差がないことが示されている（$p=0.808$）[4]．

3）他臓器の免疫関連有害事象との合併

　irAE腎障害は，50～87％と比較的高い頻度で他臓器のirAEを合併することが知られている．頻度の高い臓器としては，皮膚・甲状腺・大腸が挙げられる[1,5-7]．

4）リスク因子

　irAE腎障害のリスクについてさまざまな因子が知られている．138例のirAE腎障害症例を含む後ろ向き研究[3]では，プロトンポンプ阻害薬の使用（OR：2.85，95％CI：1.81-4.48），ベースラインのeGFR低値（OR：1.99，95％CI：1.43-2.76），抗CTLA-4抗体薬と抗PD-1/PD-L1抗体薬の併用療法（OR：3.88，95％CI：2.21-6.81）がirAE腎障害発症のリスクとして同定された．プロトンポンプ阻害薬に関しては，他の少数例の報告でもリスク因子として挙げられている[1,5,7]．

5）病理所見

　irAE腎障害の最も頻度の高い病理所見は，急性尿細管間質性腎炎である．しかしながら，血栓性微小血管障害や膜性腎症などさまざまな所見を合併するという報告もみられる[1,8]．

表1　文献のまとめ

著者, 年	症例数	irAE 腎障害の診断	ICI投与から発症までの期間中央値 (週, 範囲)	無菌性膿尿もしくは白血球円柱 (%)†	蛋白尿 (%)¶	他臓器 irAE の合併 (%)	PPI の併用 (%)	生検実施数	ATIN (%)	ステロイド治療 (%)	転帰 (完全回復/部分回復) (%)
Shirali, et al. 2016[5]	6	病理診断	42, 12-64	5 (83)	2 (33)	3 (50)	3 (50)	6	6 (100)	5 (83)	5 (83)/1 (17)
Cortazar, et al. 2016[1]	13	病理診断	13, 3-35	8 (62)	6 (46)	8 (62)	6 (46)	13 (100)	12 (92)	11 (85)	2 (15)/7 (54)
Izzedine, et al. 2019[9]	12	病理診断	36, 4-96*	4 (33)	3 (25)	データなし	0	12 (100)	4 (33)	7 (58)	ステロイド投与で7/6症例では完全もしくは部分
Mamlouk, et al. 2019[6]	16	病理診断	14, 6-56	7 (44)	13 (81)	9 (56)	9 (56)	16 (100)	14 (88)	14 (88)	8 (50)/5 (31)
Seethapathy, et al. 2019[7]	30	臨床診断 (血清クレアチニン)	(平均) 15, SD 12	15/23 (65)	7/23 (30)	26 (87)	23 (77)	1 (3)	1 (100)	21 (70)	ステロイド投与 18/21 症例 (86%) で完全もしくは部分回復
Meraz-Muñoz, et al. 2020[8]	12	病理診断もしくは臨床診断 (血清クレアチニン)	9, 3-26	4 (33)	4 (33)	7 (58)	4 (33)	12 (100)	6 (50)	10 (83)	5 (42)/5 (42)
Cortazar, et al. 2020[3]	138	臨床診断 (血清クレアチニン)	14, 6-37*	76 (55) 平均白血球数 263/μL (±SD418)	98 (71) 平均 UPCR 0.47 g/g (±SD 0.18)	59 (43)	75 (54)	60 (43)	56 (93)	119 (86)	55 (40)/62 (45)
Draibe, et al. 2021[4]	13	病理診断	(平均) 28, SD 26			データなし	9 (69)	13 (100)	13 (100)	13 (100)	データなし

† ≥5 WBC/HPF もしくは ≥1 白血球円柱と定義
¶ 蛋白定性≥1+もしくは 24 時間尿蛋白量≥0.3 g もしくは尿蛋白クレアチニン比≥0.3 g/g と定義
* IQR

irAE：immune-related adverse events, ICI：immune checkpoint inhibitors, PPI：proton pump inhibitors, ATIN：acute tubulointerstitial nephritis, IQR：interquartile range, SD：standard deviation, UPCR：urinary protein-to-creatinine ratio

II

免疫チェックポイント阻害薬の副作用管理

表2　免疫関連腎障害の管理

CTCAE Grade	投与の可否	対処方法
Grade 1 ●血中クレアチニン値が施設正常上限を超えかつベースラインの1.5倍以下	●投与を継続する。	●クレアチニン値を毎週モニタリングする。 ベースラインの状態に回復した場合 ●通常診療時のクレアチニン値のモニタリングに切り替える。 症状が悪化した場合 ●Grade 2〜3または4の対処法で治療する。
Grade 2 ●血中クレアチニン値が施設正常上限値の1.5〜3倍またはベースラインの1.5〜3倍 **Grade 3** ●血中クレアチニン値が施設正常上限値の3〜6倍またはベースラインの3倍以上	●投与を中止する。	●他の原因の検索を行う（脱水，感染症，尿路閉塞，他の薬剤の投与歴，造影剤の使用歴，など）。 ●2〜3日ごとにクレアチニン値のモニタリングを行う。 ●腎臓専門医と協議する。 ●他の原因を否定できたら0.5〜1.0 mg/kg/日の静注プレドニゾロンまたはその等価量の経口薬を投与する。 ●腎生検の実施を検討する。 Grade 1に改善した場合 ●少なくとも1カ月以上かけてステロイドを漸減し，日和見感染症に対する抗菌薬の予防投与を検討する。通常診察時のクレアチニン値のモニタリングに切り替え，本剤の投与再開を検討する。 上昇が7日を超えて持続する場合または悪化した場合 ●Grade 4の対処法で治療する。
Grade 4 ●血中クレアチニン値が施設正常上限値の6倍を超える	●投与を中止する。	●毎日クレアチニン値のモニタリングを行う。 ●腎臓専門医と協議する。 ●他の原因を否定できたら1.0〜2.0 mg/kg/日の静注プレドニゾロンまたはその等価量の副腎皮質ステロイドを静注する。 ●腎生検の実施を検討する。 Grade 1に改善した場合 ●少なくとも1カ月以上かけてステロイドを漸減し，日和見感染症に対する抗菌薬の予防投与を検討する。

●治療方針

　表2に腎障害出現時の管理を示す。まず，他の腎障害の原因（脱水，感染症，尿路閉塞，他の薬剤の投与歴，造影剤の使用歴など）を除外する。中等度以上または急速に進行する腎障害発現時には腎臓専門医と協議し，連携して治療にあたることが大切である。irAE腎障害に対する治療の中心はステロイド全身投与である。ステロイド治療の効果について検証したランダム化試験はないが，69〜100％の症例で腎機能の部分もしくは完全回復を認めており，ステロイドの効果は比較的高いと考えられる。現時点で最大規模138例のirAE腎障害症例を含む後ろ向き研究[3]では，ステロイド治療を受けた119例中，103例（87％）で完全もしくは部分回復を認めた。しかしながら，ステロイドの用量，投与経路（点滴か内服か），減量スケジュールに関しては報告によりさまざまであり，一定の見解は得られていない。

◉ 参考文献

1）Cortazar FB, Marrone KA, Troxell ML, et al. Clinicopathological features of acute kidney injury associated with immune checkpoint inhibitors. Kidney Int. 2016; 90(3): 638-47.

2) Manohar S, Kompotiatis P, Thongprayoon C, et al. Programmed cell death protein 1 inhibitor treatment is associated with acute kidney injury and hypocalcemia: meta-analysis. Nephrol Dial Transplant. 2019; 34(1): 108-17.

3) Cortazar FB, Kibbelaar ZA, Glezerman IG, et al. Clinical Features and Outcomes of Immune Checkpoint Inhibitor-Associated AKI: A Multicenter Study. J Am Soc Nephrol. 2020; 31(2): 435-46.

4) Draibe JB, Garciá-Carro C, Martinez-Valenzuela L, et al. Acute tubulointerstitial nephritis induced by checkpoint inhibitors versus classical acute tubulointerstitial nephritis: are they the same disease? Clin Kidney J. 2020; 14(3): 884-90.

5) Shirali AC, Perazella MA, Gettinger S. Association of Acute Interstitial Nephritis With Programmed Cell Death 1 Inhibitor Therapy in Lung Cancer Patients. Am J Kidney Dis. 2016; 68(2): 287-91.

6) Mamlouk O, Selamet U, Machado S, et al. Nephrotoxicity of immune checkpoint inhibitors beyond tubulointerstitial nephritis: single-center experience. J Immunother Cancer. 2019; 7(1): 2.

7) Seethapathy H, Zhao S, Chute DF, et al. The Incidence, Cause, and Risk Factor of Acute Kidney Injury in Patients Receiving Immune Checkpoint Inhibitors. Clin J Am Soc Nephrol. 2019; 14(12): 1692-700.

8) Meraz-Muñoz A, Amir E, Ng P, et al. Acute kidney injury associated with immune checkpoint inhibitor therapy: incidence, risk factors and outcomes. J Immunother Cancer. 2020; 8(1): e000467.

9) Izzedine H, Mathian A, Champiat S, et al. Renal toxicities associated with pembrolizumab. Clin Kidney J. 2019; 12(1): 81-8.

II

免疫チェックポイント阻害薬の副作用管理

7 神経・筋・関節障害

要約

免疫チェックポイント阻害薬の治療中に発症する神経・筋・関節の有害事象は比較的低頻度であるが，多彩である。代表的な疾患は自己免疫性脳炎，無菌性髄膜炎，多発神経根炎，重症筋無力症，筋炎，リウマチ性多発筋痛症，関節炎である。脳神経内科医あるいはリウマチ・膠原病内科医と協議して，必要な場合には迅速に免疫抑制療法を行う。

解説

(1) 神経障害

● 頻度

免疫関連有害事象として発症する神経疾患は大脳，小脳，脊髄，末梢神経まで幅広く出現する可能性がある[1-4]。頭痛，めまい，味覚障害など比較的軽微なものから，自己免疫性脳炎，無菌性髄膜炎，脊髄炎など重篤な疾患まで存在する。国内外における市販後調査や総説を含む論文を総合的に判断すると，免疫チェックポイント阻害薬を使用したがん患者の1〜4%に神経障害が出現する[1-4]。2014年4月〜2019年3月の日本国内での発症頻度は自己免疫性脳炎・脊髄炎が0.84%，髄膜炎が0.36%，多発神経根炎を含む末梢神経障害が1.28%であった[5]。

● 臨床症状と診断

自己免疫性脳炎は急性もしくは亜急性に発症し，頭痛，発熱，意識変容，失見当識，傾眠，歩行失調，振戦，痙攣，幻覚など多彩な臨床像を呈する[6]。海馬や側頭葉を病変の首座とした自己免疫性辺縁系脳炎が代表的な病型であるが，典型的な経過をとらないことも多く，辺縁系脳炎，髄膜脳炎，小脳炎，atypical syndrome として分類可能である。診断には頭部 MRI および髄液検査が必要であり，T2 強調画像で海馬，側頭葉などの辺縁系に異常信号を認めるのが特徴である。しかし，MRI で異常を認めない場合や基底核に異常信号を認めるなどの非典型例も報告されている。髄液検査では単核球優位の細胞数増加，蛋白上昇を認めることもあるが，異常を認めない場合もある。

鑑別診断には感染，代謝性，内分泌，脳転移，傍腫瘍症候群などの原因の除外が必要である。実際，頭部 MRI や髄液所見に異常がなく，「脳症」と診断せざるを得ない症例も存在する。髄液中の adenosine deaminase の上昇例が報告されており，結核性髄膜脳炎との鑑別を要する。自己抗体は陰性の場合が多いが，抗 Ma2 抗体が陽性となる場合が

あり，irAE として発症する自己免疫性脳炎と傍腫瘍症候群の鑑別は難しく，潜在的に存在していた傍腫瘍症候群が顕在化する可能性もある[7]。

　無菌性髄膜炎とは発熱，頭痛，羞明，嘔気，髄膜刺激徴候などの髄膜炎症状を認めるが，髄液中に細菌が検出されない病態である。免疫チェックポイント阻害薬が原因の場合には，免疫学的機序の関与が考えられ，従来の薬剤性無菌性髄膜炎とは臨床像が異なる。一般的な無菌性髄膜炎は薬剤投与から1～2日で発症し，症状は中等度で原因薬剤の中止で1～5日で軽快する。一方，irAE としての無菌性髄膜炎は薬剤投与から発症までの期間が長く（10～30日），脳実質に炎症が波及し自己免疫性脳炎と厳密に区別ができないことが多く，「髄膜脳炎」と診断する方が適切な場合もある。

　脊髄炎が起こることが報告されており，急性あるいは亜急性に両側性の筋力低下（対麻痺），尿閉，便秘，感覚障害を認める。脊髄 MRI（T2 強調画像で高信号を認める）および髄液検査が診断に有用であるが，髄内転移との鑑別が難しい場合もある。一般的にはアクアポリン4抗体や myelin oligodendrocyte glycoprotein 抗体は検出されることは稀である。

　末梢神経障害は中枢神経系の障害に比べて頻度は高く，病型は多岐にわたっている[8]。多くの場合は感覚神経障害だけであるが，運動神経障害や脳神経障害を呈する場合もある[8-10]。感覚神経障害だけの症例は，過去に使用した抗がん薬による副作用の可能性もある。感覚神経障害の臨床像は手袋・靴下型のしびれだけで，他覚的な感覚異常がないのが一般的である。高齢者が多いため，糖尿病などの併存疾患による影響も考えられる。多くの症例では免疫チェックポイント阻害薬による治療の継続が可能である。

　一方，運動麻痺が進行する場合は重篤となる。これまでの irAE の報告例は急速に四肢麻痺が進行するギラン・バレー症候群から緩徐な症状進行，再燃など慢性炎症性脱髄性多発根ニューロパチーまで存在し，多発神経根炎（polyradiculoneuropathy）と一括するのが適切である[9]。多発神経根炎は免疫チェックポイント阻害薬の初回投与から2カ月以内に発症する症例が多い。左右対称性の両下肢筋力低下から歩行障害を呈し，呼吸困難など生命予後に関わる場合もある。

●治療方針

　神経障害には多彩な疾患や病態が含まれているが，なかでも自己免疫性脳炎（表1），多発神経根炎（表2）が代表的である。急速に進行しかつ重篤な場合もあり，脳神経内科医と協議の上，迅速な対応が必要である。それ以外の神経障害の場合でも Grade 2 以上の場合には専門医との協議が必要である。非典型的な経過を呈することが多く，確実な診断が得られない場合も想定される。

Ⅱ

免疫チェックポイント阻害薬の副作用管理

表 1　自己免疫性脳炎の管理

CTCAE Grade	投与の可否	対処方法
Grade 1 ● 症状がない，あるいは軽度の症状がある；検査所見の異常だけで，治療を要さない	● 投与休止を考慮する。	● モニタリングを継続する。 ● 対症療法
Grade 2 ● 中等度の症状がある；身の回り以外の日常生活動作の制限がある；対症療法あるいは免疫治療が考慮される	● ベースラインに回復するまで投与を休止する。 ● ベースラインに回復した場合，投与再開を検討する。	● 脳神経内科医と協議する。 ● 対症療法による症状緩和を行う。 ● ステロイド全身投与（プレドニゾロン 0.5～1 mg/kg またはそれに相当する静注用製剤）を考慮する。 ● ステロイド全身投与にもかかわらず，改善が認められない場合あるいは悪化した場合は，Grade 3 または 4 として取り扱う。
Grade 3 ● 高度の症状がある；身の回りの日常生活動作の制限があり，免疫治療が必要である **Grade 4** ● 生命を脅かす；緊急処置を要する	● 永続的に投与を中止する。	● 脳神経内科医と協議する。 ● 入院治療を判断する。 ● ステロイド全身投与（プレドニゾロン 1～2 mg/kg またはそれに相当する静注用製剤）を直ちに開始する。 ● ステロイド全身投与にもかかわらず，改善が認められない場合または悪化した場合は，免疫グロブリン静注（0.4 g/kg/日，5 日間），ステロイドパルス療法（メチルプレドニゾロン 1 g/日，3 日間），血液浄化療法を考慮する。 ● 改善が得られた場合は，4 週間以上かけてステロイドを漸減する。

表 2　多発神経根炎の管理

CTCAE Grade	投与の可否	対処方法
Grade 1 ● 症状がない，あるいは軽度の症状がある；検査所見の異常だけで，治療を要さない	● 投与を継続する。	● モニタリングを継続する。 ● 対症療法
Grade 2 ● 中等度の症状がある；身の回り以外の日常生活動作の制限がある；対症療法あるいは免疫治療が考慮される	● Grade 1 以下に回復するまで投与を休止する。 ● ベースラインまたは Grade 1 以下に回復した場合，投与再開を検討する。	● 脳神経内科医と協議する。 ● 対症療法による症状緩和を行う。 ● ステロイド全身投与（プレドニゾロン 0.5～1 mg/kg またはそれに相当する静注用製剤）を考慮する。 ● ステロイド全身投与にもかかわらず，改善が認められない場合あるいは悪化した場合は，Grade 3 または 4 として取り扱う。
Grade 3 ● 高度の症状がある；身の回りの日常生活動作の制限があり，免疫治療が必要である **Grade 4** ● 生命を脅かす；緊急処置を要する	● 永続的に投与を中止する。	● 脳神経内科医と協議する。 ● 入院治療を判断する。 ● ステロイド全身投与（プレドニゾロン 1～2 mg/kg またはそれに相当する静注用製剤）を直ちに開始する。 ● ステロイド全身投与にもかかわらず，改善が認められない場合または悪化した場合は，免疫グロブリン静注（0.4 g/kg/日，5 日間），ステロイドパルス療法（メチルプレドニゾロン 1 g/日，3 日間），血液浄化療法を考慮する。 ● 改善が得られた場合は，4 週間以上かけてステロイドを漸減する。

(2) 筋障害

●頻度

　筋障害には，筋痛，無症候性の血清クレアチンキナーゼ（CK）上昇，横紋筋融解症，重症筋無力症（myasthenia gravis：MG），筋炎，リウマチ性多発筋痛症などが含まれる。国内外における市販後調査や総説を含む論文を総合的に判断すると，免疫チェックポイント阻害薬を使用したがん患者の1〜3％に筋障害が出現する[1-4]。2014年4月〜2019年3月に日本国内での発症頻度はMGが1.16％，筋炎が1.67％であった[5]。

●臨床症状と診断

　MGは免疫チェックポイント阻害薬による治療開始早期に発症し，重篤な症例が多い傾向にある[11,12]。irAEとしてのMGは特発性のMGと比べて球症状やクリーゼの頻度が高く，免疫チェックポイント阻害薬の投与開始後に数日の経過でクリーゼに陥る場合がある。日内変動を認めない，エドロホニウム試験で症状が改善しない，電気生理検査で異常を示さないなど，MGとしては非典型的である。また，アセチルコリン受容体の陽性率については50％程度と考えられ，抗体価も1.0 mM以下と境界値が多い。血清CK値が上昇しているのが特徴的であり，筋炎との鑑別が問題となる。

　一方，筋炎は近位筋優位の筋力低下と筋痛を認め，血清CKの著明な上昇，筋MRI，針筋電図が診断に有用である。一般的にはMGと筋炎は異なる疾患であり，合併は稀である。しかしirAEとして発症する場合には，MGと筋炎の両者の特徴を併せ持つ症例が多いのか特徴である[13,14]。免疫チェックポイント阻害薬の初回投与から筋炎発症までは平均30日前後とする報告が多く，経過中，眼瞼下垂，眼球運動障害といった眼症状を認める症例が多く，一見するとMGに類似した臨床像を呈する。筋病理ではCD8優位のリンパ球浸潤が筋束内に認められる。より顕著なのが，筋線維の壊死，再生変化であり，血清CKの著明な上昇を反映した所見といえる。

　注意すべき点として，MGや筋炎には心筋炎が同時に起こる可能性がある。心筋炎は心不全や致死的な不整脈の原因となる重篤なirAEである。病態への関与が推測されるのが，横紋筋に対する自己抗体（横紋筋抗体）である。irAEによる筋疾患の60〜70％で抗横紋筋抗体が検出されており，バイオマーカーとしての役割が期待される[4]。

　リウマチ性多発筋痛症は高齢者に多く，発熱と肩甲帯部や腰臀部などの筋痛を認める。血液検査では炎症反応を認めるが，血清CK上昇を認めないのが筋炎との鑑別点である。

●治療方針

　MG，筋炎は両者の鑑別が難しい場合が多く，同じ対応をとるのが現実的である。脳神経内科医あるいはリウマチ・膠原病内科医と協議のうえ，迅速な対応が必要である

表3　重症筋無力症・筋炎の管理

CTCAE Grade	投与の可否	対処方法
Grade 1 ●症状がない，あるいは軽度の症状がある；検査所見の異常だけで，治療を要さない	●投与を継続する。	●モニタリングを継続する。 ●血清クレアチンキナーゼの経過観察 ●対症療法
Grade 2 ●中等度の症状がある；身の回り以外の日常生活動作の制限がある；対症療法あるいは免疫治療が考慮される	●Grade 1以下に回復するまで投与を休止する。 ●ベースラインまたはGrade 1以下に回復した場合，投与再開を検討する。	●脳神経内科医やリウマチ・膠原病内科医と協議する。 ●対症療法による症状緩和を行う。 ●ステロイド全身投与（プレドニゾロン 0.5～1 mg/kgまたはそれに相当する静注用製剤）を考慮する。 ●ステロイド全身投与にもかかわらず，改善が認められない場合あるいは悪化した場合は，Grade 3または4として取り扱う。
Grade 3 ●高度の症状がある；身の回りの日常生活動作の制限があり，免疫治療が必要である Grade 4 ●生命を脅かす；緊急処置を要する	●永続的に投与を中止する。	●脳神経内科医やリウマチ・膠原病内科医と協議する。 ●入院治療を判断する。 ●心筋炎の有無について評価を行い，必要に応じて循環器内科医と協議する。 ●ステロイド全身投与（プレドニゾロン 1～2 mg/kgまたはそれに相当する静注用製剤）を直ちに開始する。ステロイド全身投与にもかかわらず，改善が認められない場合または悪化した場合は，免疫グロブリン静注（0.4 g/kg/日，5日間），ステロイドパルス療法（メチルプレドニゾロン 1 g/日，3日間），血液浄化療法，カルシニューリン阻害薬を考慮する。 ●改善が得られた場合は，4週間以上かけてステロイドを漸減する。

表4　リウマチ性多発筋痛症の管理

CTCAE Grade	投与の可否	対処方法
Grade 1 ●症状がない，あるいは軽度の症状がある；検査所見の異常だけで，治療を要さない	●投与を継続する。	●モニタリングを継続する。 ●アセトアミノフェンやNSAIDsによる対症療法
Grade 2 ●中等度の症状がある；身の回り以外の日常生活動作の制限がある；対症療法あるいは免疫治療が考慮される	●投与休止を検討する。	●リウマチ・膠原病内科医と協議する。 ●対症療法による症状緩和を行う。 ●プレドニゾロン少量（10～20 mg/日）を3～4週間継続する。 ●ステロイド全身投与にもかかわらず，改善が認められない場合あるいは悪化した場合は，Grade 3または4として取り扱う。
Grade 3 ●高度の症状がある；身の回りの日常生活動作の制限があり，免疫治療が必要である	●投与を中止する。 ●リウマチ・膠原病内科医と協議したうえでベースラインまたはGrade 2以下に回復した場合，投与再開の可能性がある。	●膠原病内科医と協議する。 ●プレドニゾロン少量（20 mg/日）が無効な場合は，メトトレキサート，抗IL-6受容体抗体薬などを考慮する※。

※保険適用外

（表3）。リウマチ性多発筋痛症の場合には，筋炎とは異なる治療方針が提唱されている[15]（表4）。免疫チェックポイント阻害薬によるリウマチ性多発筋痛症の94％の症例でステロイドが使用されていた[16]。

表5　免疫関連関節炎の管理

CTCAE Grade	投与の可否	対処方法
Grade 1 ●軽度の関節炎あるいは関節痛	●投与を継続する。	●アセトアミノフェンや NSAIDs による対症療法
Grade 2 ●紅斑・腫脹を伴う中等度の関節炎；日常生活活動制限	●投与休止を検討する。	●リウマチ・膠原病内科医と協議する。 ●対症療法による症状緩和を行う。 ●10 mg 以下のステロイドを考慮する。 ●ステロイドの投与にもかかわらず，4週以内に改善が認められない場合は，Grade 3 として取り扱う。
Grade 3〜4 ●紅斑・腫脹を伴う高度の関節炎；顕著な日常生活活動制限；非可逆的な関節破壊	●投与を中止する。 ●リウマチ・膠原病内科医と協議した上でベースラインまたはGrade 2 以下に回復した場合，投与再開の可能性がある。	●リウマチ・膠原病内科医と協議する。 ●ステロイド全身投与（プレドニゾロン 0.5〜1 mg/kgまたはそれに相当する静注用製剤）を開始する。 ●ステロイド全身投与にもかかわらず，4週間以内に改善が認められない場合または悪化した場合は，メトトレキサート，抗 TNF-α 抗体薬，抗 IL-6 受容体抗体薬などを考慮する。

(3) 関節障害

●頻度

　　免疫チェックポイント阻害薬による治療を受けた患者で関節炎を生じる頻度は1〜4%である[15]。

●臨床症状と診断

　　腱付着部炎を含む炎症性関節炎は免疫チェックポイント阻害薬による治療のあらゆる時期に起こる可能性があり，両側性に小関節から大関節まで障害される。赤沈や CRP などの炎症性マーカーやリウマチ因子，抗シトルリン化ペプチド（cyclic citrullinated peptide：CCP）抗体測定，X 線，関節超音波などの検査を行う必要がある[15]。免疫チェックポイント阻害薬による関節炎で炎症反応は認められるが，リウマチ因子や抗 CCP 抗体の陽性率は 10% 以下である[17]。

●治療方針

　　対症療法で効果不十分な関節痛の場合には，関節炎の可能性を考えリウマチ・膠原病内科医との協議が必要である（表5）。免疫チェックポイント阻害薬による関節炎の 74%の症例でステロイドが使用されており，ステロイドの減量期間については，症状によってさまざまである[17]。また，免疫チェックポイント阻害薬の中止後6カ月時点でも，40%以上の症例で関節炎が持続していた[18]。

●参考文献

1) Johansen A, Christensen SJ, Scheie D, et al. Neuromuscular adverse events associated with anti-PD-1 monoclonal antibodies: Systematic review. Neurology. 2019; 92(14): 663-74.

II
免疫チェックポイント阻害薬の副作用管理

2）Dubey D, David WS, Reynolds KL, et al. Severe Neurological Toxicity of Immune Checkpoint Inhibitors: Growing Spectrum. Ann Neurol. 2020; 87(5): 659-69.

3）Marini A, Bernardini A, Gigli GL, et al. Neurologic Adverse Events of Immune Checkpoint Inhibitors: A Systematic Review. Neurology. 2021; 96(16): 754-66.

4）Seki M, Kitano S, Suzuki S. Neurological disorders associated with immune checkpoint inhibitors: an association with autoantibodies. Cancer Immunol Immunother. 2022; 71(4): 769-75.

5）Sato K, Mano T, Iwata A, et al. Neurological and related adverse events in immune checkpoint inhibitors: a pharmacovigilance study from the Japanese Adverse Drug Event Report database. J Neurooncol. 2019; 145(1): 1-9.

6）Nersesjan V, McWilliam O, Krarup LH, et al. Autoimmune Encephalitis Related to Cancer Treatment With Immune Checkpoint Inhibitors: A Systematic Review. Neurology. 2021; 97(2): e191-202.

7）Graus F, Vogrig A, Muñiz-Castrillo S, et al. Updated Diagnostic Criteria for Paraneoplastic Neurologic Syndromes. Neurol Neuroimmunol Neuroinflamm. 2021; 8(4): e1014.

8）Dubey D, David WS, Amato AA, et al. Varied phenotypes and management of immune checkpoint inhibitor-associated neuropathies. Neurology. 2019; 93(11): e1093-103.

9）Okada K, Seki M, Yaguchi H, et al. Polyradiculoneuropathy induced by immune checkpoint inhibitors: a case series and review of the literature. J Neurol. 2021; 268(2): 680-8.

10）Vogrig A, Muñiz-Castrillo S, Joubert B, et al. Cranial Nerve Disorders Associated With Immune Checkpoint Inhibitors. Neurology. 2021; 96(6): e866-75.

11）Suzuki S, Ishikawa N, Koneda F, et al. Nivolumab-related myasthenia gravis with myositis and myocarditis in Japan. Neurology. 2017; 89(11): 1127-34.

12）Safa H, Johnson DH, Trinh VA, et al. Immune checkpoint inhibitor related myasthenia gravis: single center experience and systematic review of the literature. J Iimmunother Cancer. 2019; 7(1): 319.

13）Seki M, Uruha A, Ohnuki Y, et al. Inflammatory myopathy associated with PD-1 inhibitors. J Autoimmun. 2019; 100: 105-13.

14）Touat M, Maisonobe T, Knauss S, et al. Immune checkpoint inhibitor-related myositis and myocarditis in patients with cancer. Neurology. 2018; 91(10): e985-94.

15）Cappelli LC, Bingham CO 3rd. Expert Perspective: Immune Checkpoint Inhibitors and Rheumatologic Complications. Arthritis Rheumatol. 2021; 73(4): 553-65.

16）Calabrese C, Cappelli LC, Kostine M, et al. Polymyalgia rheumatica-like syndrome from checkpoint inhibitor therapy: case series and systematic review of the literature. RMD open. 2019; 5(1): e000906.

17）Ghosh N, Tiongson MD, Stewart C, et al. Checkpoint Inhibitor-Associated Arthritis: A Systematic Review of Case Reports and Case Series. J Clin Rheumatol. 2021; 27(8): e317-22.

18）Braaten TJ, Brahmer JR, Forde PM, et al. Immune checkpoint inhibitor-induced inflammatory arthritis persists after immunotherapy cessation. Ann Rheum Dis. 2020; 79(3): 332-8.

1 型糖尿病

要約

　1 型糖尿病の発症頻度は，免疫チェックポイント阻害薬のうち，抗 PD-1/PD-L1 抗体薬では 0.3〜3.49％と報告されており，抗 CTLA-4 抗体薬は単独での報告は極めて少数ある。日本人では 1 型糖尿病患者の半数が劇症 1 型糖尿病に分類され，治療開始が遅れれば致死的であるため，疾患の存在を想定し，早期に発見して適切な対処を行う。免疫チェックポイント阻害薬投与開始前，および投与開始後来院日ごとに，高血糖症状の有無を確認し，血糖値を測定する。測定値は当日主治医が確認し，高血糖症状を認めるか検査に異常値を認めた場合は，糖尿病の確定診断，病型診断を行うとともにインスリンを用いた治療を開始する。

解説

●頻度

　免疫チェックポイント阻害薬による 1 型糖尿病[1]は比較的稀な有害事象である。免疫チェックポイント阻害薬のなかでは，抗 PD-1/PD-L1 抗体薬によるものが多く，抗 CTLA-4 抗体薬単独によるものは稀である。

　JADER（Japanese Adverse Drug Event Report）database を用いた検討では，抗 PD-1 抗体薬 2.26〜3.49％，抗 PD-L1 抗体薬 0.30〜0.69％と報告されている[2]。静岡県の国保データベースを用いた検討では，抗 PD-1 抗体薬投与患者の 0.3％に発症したと報告がある[3]。抗 PD-1 抗体薬については，他にシステマティックレビューで 0.4〜2.0％[4]，コホート研究で 1.0〜2.2％[5]と報告されている。

　一方，抗 CTLA-4 抗体薬については，本邦で行われたイピリムマブの市販後調査において，安全性解析対象となった 459 例（過去にニボルマブ投与歴がある 354 例を含む）中 1 例（0.22％）と報告されている[6]。他に，イピリムマブ単独投与での症例報告は 1 例[7]，WHO のデータベースを用いた検討で 12 例と報告されている[8]。

　投与開始から発症までの期間は，本邦における抗 PD-1 抗体薬投与に関連して発症した 1 型糖尿病 22 例についての検討[9]では，13〜504 日（平均 155 日）と報告されている。WHO のデータベースを用いた 283 例の検討では，5〜790 日（中央値 116 日）[8]，システマティックレビューでは 5〜448 日（平均 49 日）[10]，他のコホート研究では 1〜228 週（中央値 20 週）[11]などの報告がある。

●臨床症状と診断

　血糖が上昇すると，口渇，多飲，多尿などの高血糖症状が出現する（Grade 2～3）。血糖上昇と前後して，ケトーシス，ケトアシドーシスを合併すると，全身倦怠感や意識障害などの症状も出現し，進行すると昏睡に至る（Grade 4～5）。上記の報告では，1型糖尿病診断時の血糖値は 617±248 mg/dl，HbA1c 8.1±1.3％，血中 C ペプチド 0.46 ng/mL（中央値）であるが，それ以降，内因性インスリン分泌（血中 C ペプチド）はさらに低下して，2 週間程度でほぼ枯渇することが明らかにされている[9]。このことは，診断当初は Grade 2 程度の比較的軽症の高血糖であっても，放置すれば容易に Grade 3～5 に進行すること，放置すれば致死的であることを意味している。なお，31.6％で消化器症状，27.8％で感冒様症状，16.7％で意識障害を認め，85.0％でケトーシス，38.9％で糖尿病性ケトアシドーシスを合併していることも報告されている。他の免疫関連有害事象を疑わせる症状の合併も 37.5％に認めている。海外の報告では発症時の HbA1c 7.8～9.9％，血中 C ペプチド 0.46 ng/mL（中央値），糖尿病性ケトアシドーシス合併 50.2～76.0％[8,10,11]，他の免疫関連有害事象の合併 21％[8]，70％[11]などと報告されている。膵島関連自己抗体の陽性率は，海外では 40～50.7％[10,11]である。本邦では 4.8％（抗 GAD 抗体）と低率であるが，多数例での検討が必要である[9]。

　1型糖尿病の診断は，日本糖尿病学会の診断基準による。先の報告では，22 例中半数が劇症 1 型糖尿病，半数が急性発症 1 型糖尿病であり，どちらかの診断基準を満たせば，1 型糖尿病と診断できる[12,13]。

　日本糖尿病学会では，免疫チェックポイント阻害薬投与患者における 1 型糖尿病・劇症 1 型糖尿病発症に対応するため，以下の方法を推奨している[14,15]。すなわち，免疫チェックポイント阻害薬投与開始前および投与開始後来院日ごとに，高血糖症状の有無を確認し，血糖値を測定する。この測定値は当日主治医（腫瘍治療担当医）が確認し，高血糖症状を認めるか検査に異常値（空腹時 126 mg/dL 以上，あるいは随時 200 mg/dL 以上）を認めた場合は，Grade を問わず，可及的速やかに糖尿病専門医（不在の場合は担当内科医）と協議し，糖尿病の確定診断，病型診断（1 型糖尿病・劇症 1 型糖尿病か否かの診断）を行う。また，患者には，1 型糖尿病・劇症 1 型糖尿病発症の可能性や，注意すべき症状についてあらかじめ十分に説明し，高血糖症状（口渇，多飲，多尿）を自覚したら予定来院日でなくても受診または直ちに治療担当医に連絡するよう指導しておく。

　なお，診断のためには，血糖以外に HbA1c，血中 C ペプチド，尿糖・尿ケトン体，静脈血ケトン体，動脈血液ガスなどの施行が必要であり，抗 GAD 抗体などの施行も推奨される。

　また，2 型糖尿病の患者に免疫チェックポイント阻害薬を投与した場合，病態が変化し，1 型糖尿病を発症（合併）することがある。2 型糖尿病治療中で血糖コントロールが悪化した場合は，この可能性を考慮し，至急糖尿病専門医あるいはそれに代わる担当医に紹介する。

　なお，抗 PD-1 抗体薬投与後に 1 型糖尿病を発症した症例の膵組織では，膵島領域に

Ｔリンパ球の浸潤を認めることが報告されている[16]。

● 治療方針

　1型糖尿病・劇症1型糖尿病と診断されるか，あるいはそれが強く疑われれば，当日から糖尿病の治療を開始する。糖尿病治療はインスリン療法が基本である。特にケトーシス，ケトアシドーシス合併例では一般のケトーシス，ケトアシドーシスに準じた治療を行う。すなわち，生理食塩水の輸液および速効型インスリン少量持続静脈内投与，電解質管理などを行う。免疫チェックポイント阻害薬による1型糖尿病は，膵β細胞機能廃絶が不可逆的であり，ケトーシス，ケトアシドーシス改善後は皮下注射による強化インスリン療法に移行する。

　また，薬理量のグルココルチコイド投与は，免疫チェックポイント阻害薬による1型糖尿病の改善に効果があるというエビデンスはなく，血糖値を著しく上昇させる危険がある。また，他の副作用抑制のために薬理量のグルココルチコイドを投与する場合は，血糖値をさらに著しく上昇させる危険性があるため，最大限の注意を払う[14,15]。

　インスリン治療によって血糖コントロールが改善するまでは免疫チェックポイント阻害薬の休薬を検討する。

● 参考文献

1) Ikegami H, Kawabata Y, Noso S. Immune checkpoint therapy and type 1 diabetes. Diabetol Int. 2016; 7(3): 221-7.
2) Takada S, Hirokazu H, Yamagishi K, et al. Predictors of the Onset of Type 1 Diabetes Obtained from Real-World Data Analysis in Cancer Patients Treated with Immune Checkpoint Inhibitors. Asian Pac J Cancer Prev. 2020; 21(6): 1697-9.
3) Shimada K, Yamamoto H, Nakatani E, et al. Real-World Evidence of the Incidence of and Risk Factors for Type 1 Diabetes Mellitus and Hypothyroidism as Immune-Related Adverse Events Associated With Programmed Cell Death-1 Inhibitors. Endocr Pract. 2021; 27(6): 586-93.
4) de Filette J, Andreescu CE, Cools F, et al. A Systematic Review and Meta-Analysis of Endocrine-Related Adverse Events Associated with Immune Checkpoint Inhibitors. Horm Metab Res. 2019; 51(3): 145-56.
5) Kotwal A, Haddox C, Block M, et al. Immune checkpoint inhibitors: an emerging cause of insulin-dependent diabetcs. BMJ Open Diabetes Res Care. 2019; 7(1): e000591.
6) Yamazaki N, Kiyohara Y, Uhara H, et al. Phase II study of ipilimumab monotherapy in Japanese patients with advanced melanoma. Cancer Chemother Pharmacol. 2015; 76(5): 997-1004.
7) Tsiogka A, Jansky GL, Bauer JW, et al. Fulminant type 1 diabetes after adjuvant ipilimumab therapy in cutaneous melanoma. Melanoma Res. 2017; 27(5): 524-5.
8) Wright JJ, Salem JE, Johnson DB, et al. Increased Reporting of Immune Checkpoint Inhibitor-Associated Diabetes. Diabetes Care. 2018; 41(12): e150-1.
9) Baden MY, Imagawa A, Abiru N, et al. Characteristics and clinical course of type 1 diabetes mellitus related to anti-programmed cell death-1 therapy. Diabetol Int. 2018; 10(1): 58-66.
10) Akturk HK, Kahramangil D, Sarwal A, et al. Immune checkpoint inhibitor-induced Type 1 diabetes: a systematic review and meta-analysis. Diabet Med. 2019; 36(9): 1075-81.
11) Stamatouli AM, Quandt Z, Perdigoto AL, et al. Collateral Damage: Insulin-Dependent Diabetes Induced With Checkpoint Inhibitors. Diabetes. 2018; 67(8): 1471-80.
12) Imagawa A, Hanafusa T, Awata T, et al. Report of the Committee of the Japan Diabetes Society on the Research of Fulminant and Acute-onset Type 1 Diabetes Mellitus: New diagnostic criteria of

Ⅱ

免疫チェックポイント阻害薬の副作用管理

fulminant type 1 diabetes mellitus（2012）. J Diabetes Investig. 2012; 3(6): 536-9.

13）Kawasaki E, Maruyama T, Imagawa A, et al. Diagnostic criteria for acute-onset type 1 diabetes mellitus（2012）: Report of the Committee of Japan Diabetes Society on the Research of Fulminant and Acute-onset Type 1 Diabetes Mellitus. J Diabetes Investig. 2014; 5(1): 115-8.

14）日本糖尿病学会. 免疫チェックポイント阻害薬による内分泌障害（特に1型糖尿病）について（2018年11月22日更新）http://www.fa.kyorin.co.jp/jds/uploads/recommendation_nivolumab.pdf

15）有馬　寛, 赤水尚史, 今川彰久, 他. ; 一般社団法人日本内分泌学会. 免疫チェックポイント阻害薬による内分泌障害の診療ガイドライン. 日内分泌会誌. 2018; 94(Suppl.): 1-11.

16）Yoneda S, Imagawa A, Hosokawa Y, et al. T-Lymphocyte Infiltration to Islets in the Pancreas of a Patient Who Developed Type 1 Diabetes After Administration of Immune Checkpoint Inhibitors. Diabetes Care. 2019; 42(7): e116-8.

9 下垂体機能低下症

要約

　下垂体機能低下症は，抗 PD-1/PD-L1 抗体薬よりも抗 CTLA-4 抗体薬によって高頻度に生じる有害事象である。食欲低下・倦怠感など非特異的な症状で発現することが多く，血算，生化学検査，内分泌機能検査などで診断される。MRI による下垂体腫大は，認められない症例が多い。ホルモン補充療法にて，症状は速やかに改善するものの下垂体機能障害，特に副腎皮質刺激ホルモン（adrenocorticotropic hormone：ACTH）分泌低下は不可逆的であることが多い。副腎皮質機能低下症，甲状腺機能低下症が併存する場合は，ステロイドの補充を優先する。中枢性尿崩症の発症は極めて稀である。

解説

● 頻度

　免疫チェックポイント阻害薬による下垂体機能低下症の発症頻度は，抗 PD-1/PD-L1 抗体薬よりも抗 CTLA-4 抗体薬で高い。後ろ向き調査を元にしたシステマティックレビューによると，発症頻度は，抗 CTLA-4 抗体薬で 1.8～5.6％，抗 PD-1 抗体薬では 0.5～1.1％，抗 CTLA-4 抗体薬と抗 PD-1 抗体薬の併用療法で 8.8～10.5％であったと報告されている[1]。一方，国内で実施された前向き調査における下垂体機能低下症の発症頻度は，抗 CTLA-4 抗体薬で 24％，抗 PD-1 抗体薬では 6.0％と，後ろ向き調査に比べてはるかに高い発症頻度であったと報告されている[2]。実臨床の場では，軽微な下垂体機能低下症が見逃されている可能性があり，免疫チェックポイント阻害薬使用患者において，より一層の慎重な経過観察と検査が必要と思われる。免疫チェックポイント阻害薬と従来の抗腫瘍薬との併用療法で，下垂体機能障害の頻度が上昇するといった報告はない。中枢性尿崩症の発症は極めて稀である。

　平均的な発症時期は，投与開始から 6～12 週前後と言われている[3]。しかしながら，他の irAE と同様に投与終了後数カ月を経て，下垂体機能障害を発症したとの報告もあり[4,5]，いつまで経過観察するべきかについて一定の見解が未だ得られていない。

● 臨床症状と診断[6]

　抗 PD-1/PD-L1 抗体薬による下垂体機能異常は，ACTH 分泌低下症の頻度が最も高い[7]。一方，抗 CTLA-4 抗体薬による下垂体機能異常は，ACTH 単独欠損症を呈する場合と複数の下垂体前葉ホルモンが障害され汎下垂体機能低下症を呈する場合がある。後

Ⅱ

免疫チェックポイント阻害薬の副作用管理

者では，ACTH 分泌低下に加えて，成長ホルモン（growth hormone：GH），甲状腺刺激ホルモン（thyroid stimulating hormone：TSH）やゴナドトロピンなどの分泌が低下し，頭部 MRI で下垂体および下垂体茎の増大・腫脹を認め，造影効果の増強を認めることがある[8]。

　主な症状は，続発性副腎皮質機能低下症による易疲労感，脱力感，食欲不振，体重減少，消化器症状，血圧低下，精神障害，発熱，低血糖症状，関節痛などであるが[6]，下垂体が腫大している場合，頭痛や視野障害を訴えることがある。Grade 1 の軽症例では，好酸球増多や低ナトリウム血症など検査値の軽微な異常にとどまる場合もある。Grade 3 の重症例では，全身倦怠感や食欲低下のため日常生活が困難になる症例もある。Grade 4 の重篤例では，副腎クリーゼのためショック状態に陥る場合もある。下垂体後葉機能障害（中枢性尿崩症）の報告は非常に稀であり[8,9]，多飲・多尿を訴える症例は少ない。

　主な検査所見は，下垂体前葉ホルモンの低下およびその標的臓器のホルモン値の低下である（ACTH・コルチゾール，TSH・FT4，GH・IGF-1，プロラクチン，LH・FSH・テストステロン・エストロゲンなど）。ACTH 分泌低下に伴う続発性副腎皮質機能低下症では，低ナトリウム血症，高カリウム血症，血糖値の低下などの所見が認められることがある。特に，ACTH・コルチゾール系は早朝の採血が勧められる（副腎皮質機能低下症の症状・診断については次項「10 副腎皮質機能低下症」を参照）。

　免疫チェックポイント阻害薬と従来の抗腫瘍薬との併用療法では，長時間作用型グルココルチコイド（デキサメタゾンなど）を併用する場合がある。そういったプロトコルにおいては，たとえ下垂体機能障害が発症していても副腎不全症状がマスクされる恐れがある。逆に，外因性の合成ステロイドの影響で，低 ACTH 血症・低コルチゾール血症を呈することがあり，下垂体機能障害の診断には注意を要する場合がある。

●治療方針[6,10]

　Grade に準じた対処方法を表 1 に示す。

　Grade 2 以上で，副腎皮質機能低下症の診断が確定した場合，もしくは強く疑われた場合は，ヒドロコルチゾン 15～20 mg を 2～3 回に分割して服用する。もし，Grade 1 の軽症例で，下垂体前葉機能低下症が疑診の状態でヒドロコルチゾン投与が開始された場合は，1～3 週間ごとの血液検査（前日夕方のヒドロコルチゾンを休止して翌朝に ACTH，コルチゾールを測定する）を行ってフォローすることが勧められる[11]。

　なお，ホルモン補充に際して甲状腺・副腎機能がともに障害されている場合は，必ずレボチロキシンの補充開始より先にヒドロコルチゾンの補充を開始する。ヒドロコルチゾン補充開始 5～7 日後にレボチロキシンを少量（12.5～25 μg/日）から開始し，FT4 値を指標に投与量を調整する。これらホルモン機能の評価は 3～6 カ月ごとに行う。

　Grade 4 で副腎クリーゼが疑われた場合は緊急入院とし，敗血症を除外し，全身管理を行い，ACTH およびコルチゾール測定のための採血の後，躊躇なくステロイドを投与開始する。投与するステロイドはヒドロコルチゾンが推奨されており[12]，100～200 mg/日のヒドロコルチゾンを持続静注あるいは 4 分割し 6 時間ごとに投与する。症状改善後

表1　下垂体機能低下症の管理

CTCAE Grade	投与の可否	対処方法
Grade 1 ●症状がない，または軽度の症状がある；臨床所見または検査所見のみ；治療を要さない	●必要に応じてホルモン補充療法を開始し，症状が安定するまで投与を休止する。 ●症状が改善した後（ホルモン補充療法の有無は問わない），投与を再開する。	●内分泌専門医と協議する。 ●早朝血中 ACTH，コルチゾールで低下症が疑われたら，負荷テストを施行する。 ●軽度の副腎不全様の症状が存在する場合や上記検査で副腎不全が疑われた場合，ヒドロコルチゾンを 15～20 mg/日（標準使用量は朝 10 mg，夕 5 mg）経口投与し，症状の変化を観察する。 ●必要であればレボチロキシンを少量（12.5～25 μg/日）から開始する（副腎不全が存在する場合は，ステロイドの投与を先行させ，5～7 日後にレボチロキシンを開始する）。レボチロキシン量の調節は，FT4 の値を目安に行う。 ●必要であれば，テストステロンやエストロゲン補充療法を実施する（禁忌でない場合）。
Grade 2 ●中等症；最小限/局所的/非侵襲的治療を要する；日常生活は可能である	●ホルモン補充療法によって症状が安定するまで，投与を休止する。 ●症状が改善した後（ホルモン補充療法の有無は問わない），投与を再開する。	●内分泌専門医と協議する。 ●下垂体画像検査実施を検討する※。 ●下垂体機能検査やホルモン補充療法は，Grade 1 と同様に実施する。 ●ベースラインに回復するまで，甲状腺機能や他のホルモン値および血清生化学検査を頻繁に行う。
Grade 3 ●重症または医学的に重大であるが，直ちに生命を脅かすものではない；入院または入院期間の延長を要する；活動不能/動作不能；身の回りの日常生活が困難である	●Grade 2 に準ずる。	●内分泌専門医と協議する。 ●下垂体画像検査実施を検討する※。 ●入院の上，下垂体機能検査を実施する。 ●低血圧，低血糖，低ナトリウム血症などの副腎不全症状が存在する場合や上記検査で副腎不全が疑われた場合，ヒドロコルチゾンを 15～30 mg/日（朝 10～20 mg，夕 5～10 mg）経口投与し，症状の変化を観察する。症状に応じて，ヒドロコルチゾン投与量を増減する。 ●症状が落ちついた場合は，ヒドロコルチゾンを 15～20 mg/日程度にまで漸減する。 ●甲状腺ホルモンの補充療法は，Grade 1 と同様に実施する。 ●ベースラインに回復するまで，甲状腺機能や他のホルモン値および血清生化学検査を頻繁に行う。
Grade 4 ●副腎クリーゼの疑い（重度の低血圧，低血糖，ショックなど）；生命を脅かす；緊急処置を要する	●投与を休止する。 ●クリーゼを脱し，症状が安定したら，投与を再開する。	●入院の上，敗血症を除外し，全身管理を行う。 ●内分泌専門医と協議する。 ●ACTH およびコルチゾール測定のための採血を実施し，結果を待たずに，直ちに 100～200 mg/日のヒドロコルチゾンを持続静注あるいは 4 分割し 6 時間ごとに投与開始する。 ●心機能監視下に生理食塩水を 1,000 mL/時で点滴静注する（年齢・病態に応じて適宜増減する）。 ●クリーゼを脱した後は，経口剤に切り替え漸減する。他のホルモン補充療法も必要に応じて実施する。 ●症状が落ちついた場合は，ヒドロコルチゾンを 15～20 mg/日程度にまで漸減する。 ●下垂体画像検査実施を検討する※。 ●全身状態が安定した後，下垂体機能検査を実施する。 ●ベースラインに回復するまで，甲状腺機能や他のホルモン値および血清生化学検査を頻繁に行う。

※ガドリニウムを使用した MRI を実施し，下垂体を選択的にスライスすることにより，増大や不均一性を観察することで診断が可能である。

は経口剤に切り替え，1 カ月かけて維持量まで漸減する。

　薬理量のグルココルチコイド投与は，免疫チェックポイント阻害薬関連下垂体機能低下症の予後改善効果に対するエビデンスがないため推奨されない。ただし，下垂体の腫大

が著明で圧迫症状（視力や視野の障害，頭痛）を早期に改善する必要がある場合は，薬理量のグルココルチコイド投与を検討する。投与量については，自己免疫性視床下部下垂体炎の診断と治療の手引きを参照して決定する（https://www.jstage.jst.go.jp/article/endocrine/95/S.May/95_1/_pdf/-char/ja）。長期フォローアップデータ（観察期間中央値 33 カ月）[13]では，ACTH 分泌障害はほぼ不可逆的とされている。また，薬理量のステロイド投与群と生理量のステロイド投与群との間で，原疾患による死亡率を比較すると，生理量のステロイド投与群の方が生存率が高かったと報告されている[14]。

　免疫チェックポイント阻害薬の再開については，ホルモン補充療法によって症状が安定した場合には可能である。

●その他

　トレメリムマブによる下垂体障害の剖検症例では，下垂体前葉組織の壊死や線維化を伴うリンパ球浸潤が認められ，補体活性化を示す C4d が陽性であったことから，Ⅳ型アレルギーに加えて，Ⅱ型アレルギー反応も関与していることが示唆されている[8]。

◉ 参考文献

1) de Filette J, Andreescu CE, Cools F, et al. A Systematic Review and Meta-Analysis of Endocrine-Related Adverse Events Associated with Immune Checkpoint Inhibitors. Horm Metab Res. 2019; 51(3): 145-56.

2) Kobayashi T, Iwama S, Yasuda Y, et al. Pituitary dysfunction induced by immune checkpoint inhibitors is associated with better overall survival in both malignant melanoma and non-small cell lung carcinoma: a prospective study. J Immunother Cancer. 2020; 8(2): e000779.

3) Tan MH, Iyengar R, Mizokami-Stout K, et al. Spectrum of immune checkpoint inhibitors-induced endocrinopathies in cancer patients: a scoping review of case reports. Clin Diabetes Endocrinol. 2019; 5: 1.

4) Yamagata S, Kageyama K, Takayasu S, et al. Progression of Hypopituitarism and Hypothyroidism after Treatment with Pembrolizumab in a Patient with Adrenal Metastasis from Non-small-cell Lung Cancer. Intern Med. 2019; 58: 3557-62.

5) Otsubo K, Nakatomi K, Furukawa R, et al. Two cases of late onset secondary adrenal insufficiency after discontinuation of nivolumab. Ann Oncol. 2017; 28(12): 3106-7.

6) 日本内分泌学会編．免疫チェックポイント阻害薬による内分泌障害のガイドライン．日本内分泌学会雑誌．2018; 94: Suppl. p.1-2.

7) Ariyasu R, Horiike A, Yoshizawa T, et al. Adrenal Insufficiency Related to Anti-Programmed Death-1 Therapy. Anticancer Res. 2017; 37(8): 4229-32.

8) Caturegli P, Di Dalmazi G, Lombardi M, et al. Hypophysitis Secondary to Cytotoxic T-Lymphocyte-Associated Protein 4 Blockade: Insights into Pathogenesis from an Autopsy Series. Am J Pathol. 2016; 186(12): 3225-35.

9) Zhao C, Tella SH, Del Rivero J, et al. Anti-PD-L1 Treatment Induced Central Diabetes Insipidus. J Clin Endocrinol Metab. 2018; 103(2): 365-9.

10) Brahmer JR, Lacchetti C, Schneider BJ, et al. National Comprehensive Cancer Network. Management of Immune-Related Adverse Events in Patients Treated With Immune Checkpoint Inhibitor Therapy: American Society of Clinical Oncology Clinical Practice Guideline. J Clin Oncol. 2018; 36 (17): 1714-68.

11) 柳瀬俊彦，笠山宗正，岩崎泰正，他．副腎クリーゼを含む副腎皮質機能低下症の診断と治療に関する指針．日内分泌会誌．2015; 91: 1-78.

12) Arlt W. The approach to the adult with newly diagnosed adrenal insufficiency. J Clin Endocrinol

Metab. 2009; 94(4): 1059-67.

13) Faje AT, Lawrence D, Flaherty K, et al. High-dose glucocorticoids for the treatment of ipilimumab-induced hypophysitis is associated with reduced survival in patients with melanoma. Cancer. 2018; 124(18): 3706-14.

14) Min L, Hodi FS, Giobbie-Hurder A, et al. Systemic high-dose corticosteroid treatment does not improve the outcome of ipilimumab-related hypophysitis: a retrospective cohort study. Clin Cancer Res. 2015; 21: 749-55.

10　副腎皮質機能低下症

要約

　免疫チェックポイント阻害薬による原発性副腎皮質機能低下症は，稀な有害事象である。副腎皮質機能低下症を疑う臨床症状（易疲労感，食欲不振）や検査所見（低ナトリウム血症，低血糖）があった場合は，早朝空腹時に副腎皮質刺激ホルモン（ACTH），コルチゾールの測定を行う。副腎クリーゼが疑われた場合は緊急入院とし，ACTHおよびコルチゾール測定のための採血の後，躊躇なくステロイド投与を開始する。内分泌専門医と連携し適切な治療を行うことが推奨されている。

解説

●頻度

　　免疫チェックポイント阻害薬による原発性副腎皮質機能低下症は，稀な有害事象である。WHO医薬品安全監視データベース内の個別症例の安全性報告書を用いた解析では，50,108例のirAE報告のうち，原発性副腎皮質機能低下症の報告は451例（0.9％，確実例45例，疑い例406例）であったとしている[1]。また，Barroso-Sousaらのシステマティックレビューでは，発生頻度は，5,871例中43例（0.7％）で認められたと報告されている[2]。しかしながら，がん治療に伴うグルココルチコイド使用や続発性（下垂体性）副腎皮質機能低下症の合併により，過小評価されている可能性もある。抗CTLA-4抗体薬と抗PD-1抗体薬を併用した場合の発生頻度は，5.2〜7.6％であったとする報告がある[3]。原発性副腎皮質機能低下症は投与開始から1〜数カ月後の発症が多い[4-6]。

●臨床症状と診断[7,8]

　　副腎皮質機能低下症は，全身倦怠感，易疲労感，脱力感，筋力低下，体重減少，食欲不振，消化器症状（悪心，嘔吐，下痢，腹痛），精神症状（無気力，不安，うつ），意識障害，低血圧といった非特異的症状を呈することが多い。

　　低ナトリウム血症，高カリウム血症，低血糖，ACTH値正常〜上昇を伴ったコルチゾールの低下やレニン活性（レニン濃度）の上昇などの検査所見を認める場合に副腎皮質機能低下症の可能性を疑う。早朝（8〜9時）の血中コルチゾール値が$4\,\mu$g/dL未満であれば副腎皮質機能低下症の可能性は極めて高く，$18\,\mu$g/dL以上であれば否定的である。$4\,\mu$g/dL以上$18\,\mu$g/dL未満は，副腎皮質機能低下症の疑いが残る。参考所見として，腹部CTにおいて両側副腎腫大やFDG-PETにおいて取り込み亢進を認める場合が

表1　原発性副腎皮質機能低下症の管理

CTCAE Grade	投与の可否	対処方法
Grade 1 ●症状がない，または軽度の症状がある；臨床所見または検査所見のみ；治療を要さない	●必要に応じてホルモン補充療法を開始し，症状が安定するまで投与を休止する。 ●症状が改善した後（ホルモン補充療法の有無は問わない），投与を再開する。	●内分泌専門医と協議する。 ●早朝血中ACTH，コルチゾールで低下症が疑われたら，負荷テストを施行する。 ●軽度の副腎不全様の症状が存在する場合や上記検査で副腎不全が疑われた場合，ヒドロコルチゾンを10〜20 mg/日（標準使用量は朝10 mg，夕5 mg）経口投与し，症状の変化を観察する。
Grade 2 ●中等症；最小限/局所的/非侵襲的治療を要する；日常生活は可能である	●ホルモン補充療法によって症状が安定するまで，投与を休止する。 ●症状が改善した後（ホルモン補充療法の有無は問わない），投与を再開する。	●内分泌専門医と協議する。 ●副腎皮質機能検査やホルモン補充療法は，Grade 1と同様に実施する。 ●ベースライン値に回復するまで，ホルモン値および血清生化学検査を頻繁に行う。
Grade 3 ●重症または医学的に重大であるが，直ちに生命を脅かすものではない；入院または入院期間の延長を要する；活動不能/動作不能；身の回りの日常生活が困難である	●Grade 2に準ずる。	●内分泌専門医と協議する。 ●入院の上，副腎皮質機能検査を実施する。 ●低血圧，低血糖，低ナトリウム血症などの副腎不全症状が存在する場合や上記検査で副腎不全が疑われた場合，ヒドロコルチゾンを15〜30 mg/日（朝10〜20 mg，夕5〜10 mg）経口投与し，症状の変化を観察する。症状に応じて，ヒドロコルチゾン投与量を増減する。 ●症状が落ちついた場合は，ヒドロコルチゾンを15〜20 mg/日程度にまで漸減する。
Grade 4 ●副腎クリーゼの疑い（重度の低血圧，低血糖，ショックなど）；生命を脅かす；緊急処置を要する	●投与を休止する。 ●クリーゼを脱し，症状が安定したら，投与を再開する。	●入院の上，敗血症を除外し，全身管理を行う。 ●内分泌専門医と協議する。 ●ACTHおよびコルチゾールなどの測定のための採血を実施し，結果を待たずに，直ちに100〜200 mg/日のヒドロコルチゾンを持続静注あるいは4分割し6時間ごとに投与開始する。 ●心機能監視下に生理食塩水を1,000 mL/時で点滴静注する（年齢・病態に応じて適宜増減する）。 ●クリーゼを脱した後は，経口剤に切り替え漸減する。他のホルモン補充療法も必要に応じて実施する。 ●症状が落ちついた場合は，ヒドロコルチゾンを15〜20 mg/日程度にまで漸減する。 ●全身状態が安定した後，副腎皮質機能検査を実施する。

あることが報告されているが，あらかじめ原疾患の副腎転移を鑑別しておく必要がある[9]。

　診断の確定は，ACTH値正常〜上昇を伴ったコルチゾールの低下に加えて，迅速ACTH負荷試験でコルチゾールの反応性低下，CRH負荷試験においてACTHの増加反応を確認することによってなされる。

　Grade 1の軽症例では，好酸球増多や低ナトリウム血症など検査値の軽微な異常にとどまる場合もある。Grade 3の重症例では，全身倦怠感や食欲低下のため日常生活が困難になる症例もある。Grade 4の重篤例では，副腎クリーゼのためショック状態に陥る場合もある。

●治療方針[7,8]

　Gradeに準じた対処方法を表1に示す。
　Grede 2以上で副腎皮質機能低下症の診断が確定した場合，もしくは強く疑われた場

合は，ヒドロコルチゾン 10〜20 mg を 2〜3 回に分割して服用する。Grade 1 で，副腎皮質機能低下症が疑診の状態でヒドロコルチゾン投与が開始された場合は，1〜3 週間ごとの血液検査（前日夕方のヒドロコルチゾンを休止して翌朝に ACTH, コルチゾールを測定する）を行ってフォローすることが勧められる[8]。

　Grade 4 で，副腎クリーゼが疑われた場合は緊急入院とし，敗血症を除外の上，全身管理の上，ACTH およびコルチゾール測定のための採血の後，躊躇なくステロイドを投与開始する。投与するステロイドはヒドロコルチゾンが推奨されている[10]，100〜200 mg/日のヒドロコルチゾンを持続静注あるいは 4 分割し 6 時間ごとに投与する。症状改善後は経口薬に切り替え 1 カ月かけて維持量まで漸減する。副腎皮質機能低下症が著しく進行すると不可逆になることが多いため，長期間にわたる補充療法が必要になることが多い。副腎皮質機能低下症後の免疫チェックポイント阻害薬投与再開は，ステロイド補充の有無は問わない。

　グルココルチコイドを使用しても，低ナトリウム血症，低血圧などの塩喪失症状が改善しない場合，フルドロコルチゾン（ミネラルコルチコイド）0.05〜0.2 mg/日を併用する。

◉ 参考文献

1) Grouthier V, Lebrun-Vignes B, Moey M,et al. Immune Checkpoint Inhibitor-Associated Primary Adrenal Insufficiency: WHO VigiBase Report Analysis. Oncologist. 2020; 25(8): 696-701.
2) Barroso-Sousa R, Ott PA, Hodi FS, et al. Endocrine dysfunction induced by immune checkpoint inhibitors: Practical recommendations for diagnosis and clinical management. Cancer. 2018; 124(6): 1111-21.
3) de Filette J, Andreescu CE, Cools F, et al. A Systematic Review and Meta-Analysis of Endocrine-Related Adverse Events Associated with Immune Checkpoint Inhibitors. Horm Metab Res. 2019; 51(3): 145-56.
4) Cukier P, Santini FC, Scaranti M, et al. Endocrine side effects of cancer immunotherapy. Endocr Relat Cancer. 2017; 24(12): T331-47.
5) Trainer H, Hulse P, Higham CE, et al. Hyponatraemia secondary to nivolumab-induced primary adrenal failure. Endocrinol Diabetes Metab Case Rep. 2016; 2016: 16-0108.
6) Min L, Ibrahim N. Ipilimumab-induced autoimmune adrenalitis. Lancet Diabetes Endocrinol. 2013; 1(3): e15.
7) 日本内分泌学会編．免疫チェックポイント阻害薬による内分泌障害のガイドライン．日本内分泌学会雑誌．2018; 94: Suppl. p.3-4.
8) 日本内分泌学会編．副腎クリーゼを含む副腎皮質機能低下症の診断と治療に関する指針．日本内分泌学会雑誌．2015; 91: Suppl. p.1-78.
9) Bacanovic S, Burger IA, Stolzmann P, et al. Ipilimumab-Induced Adrenalitis: A Possible Pitfall in 18F-FDG-PET/CT. Clin Nucl Med. 2015; 40(11): e518-9.
10) Arlt W. The approach to the adult with newly diagnosed adrenal insufficiency. J Clin Endocrinol Metab. 2009; 94(4): 1059-67.

甲状腺機能異常症

要約

　免疫チェックポイント阻害薬投与に伴う内分泌障害のなかでは甲状腺機能異常症は最も頻度が高い。甲状腺機能異常症は，破壊性甲状腺炎に伴って甲状腺中毒症を経由して甲状腺機能低下症に至る症例や，発症当初から甲状腺機能低下症を呈する症例がある。甲状腺中毒症は投与開始2〜6週後と早期に発症する例が多く，甲状腺機能低下症の発症はそれに引き続いて起こることが多い。甲状腺機能異常症は抗 CTLA-4 抗体薬よりも抗 PD-1/PD-L1 抗体薬による場合が多い。本剤の投与開始前には，TSH，FT4 を測定し，異常が認められた場合には，抗 TPO 抗体や抗 Tg 抗体などを測定し病態を明らかにしておく。また，投与期間中は，4〜6 週ごとに TSH，FT4 を測定し，必要に応じて，β遮断薬投与やホルモン補充療法などを行う。なお，全身状態を反映した低 T3 症候群（悪性腫瘍の末期等にみられる）の影響を受ける可能性に留意する。

解説

● 頻度

　免疫チェックポイント阻害薬投与に伴う内分泌障害のなかでは甲状腺機能異常症は最も頻度が高い有害事象である。システマティックレビューによると，単剤投与による甲状腺機能低下症の頻度は，抗 PD-1 抗体薬で 8.0〜8.5％，抗 PD-L1 抗体薬で 4.7〜6.0％，抗 CTLA-4 抗体薬（イピリムマブ）で 3.8％，一方，甲状腺機能亢進症（中毒症）の頻度は抗 PD-1 抗体薬で 2.8〜3.7％，抗 PD-L1 抗体薬で 2.3％，抗 CTLA-4 抗体薬（イピリムマブ）で 1.4％であったと報告されている[1]。発症時期は，免疫チェックポイント阻害薬投与開始後，6〜12 週頃の比較的早期に高いとされているが，投与開始から 1 年以上経過した症例や投与終了後の症例においても甲状腺機能異常症が発症したとの報告がある[2]。

　抗 PD-1 抗体薬と抗 CTLA-4 抗体薬の併用療法は，甲状腺機能異常症の発症頻度を高め，甲状腺機能低下症の頻度が 10.2〜16.4％，亢進症の頻度が 9.4〜10.4％であったと報告されている[1]。内分泌障害全般の評価ではあるが，発症時期が単剤投与に比べて早まるとされている[3]。

　化学療法と免疫チェックポイント阻害薬の併用療法では，甲状腺機能異常症の発生頻度は，免疫チェックポイント阻害薬単剤使用時と概ね差異がないようである[4-10]。頭頸部癌に対してプラチナ製剤＋5-FU とペムブロリズマブを併用した臨床試験（KEYNOTE-048 試験）における甲状腺機能低下症の頻度は，併用群で 16％に対して，ペムブロリズ

表1　チロシンキナーゼ阻害薬と免疫チェックポイント阻害薬の併用療法による甲状腺機能異常症の頻度

薬剤名	試験名	対象疾患	併用薬	甲状腺機能異常症の頻度	
				低下症	亢進症 (中毒症)
ペムブロリズマブ	KEYNOTE-426 (PMID：30779529)	腎細胞癌	アキシチニブ	35.4%	12.8%
	KEYNOTE-581 (PMID：33616314)	腎細胞癌	レンバチニブ	47.2%	8.0%
アベルマブ	JAVELIN Renal 101 (PMID：30779531)	腎細胞癌	アキシチニブ	24.9%	NA
ニボルマブ	CheckMate 9ER (PMID：33657295)	腎細胞癌	カボザンチニブ	34.1%	10.0%

マブ単独群で 18% と両群で差はなかった[4]。他の臨床試験[5-10]でもほぼ同様の結果であったが，現在のところシステマティックレビューやメタ解析による検討がなされておらず，今後の報告が待たれる。

　チロシンキナーゼ阻害薬（TKI）と抗 PD-1/PD-L1 抗体薬の併用療法では，甲状腺機能異常症の発生頻度が上昇する。これは，TKI 単剤投与でも甲状腺機能障害が高頻度に誘発されるため，相加作用によるものと推察される。しかしながら，原因薬剤を同定し irAE か否か判断することは容易ではない。TKI＋抗 PD-1/PD-L1 抗体薬の併用療法の代表的な臨床試験における甲状腺機能異常症の発生頻度を表 1 に示す。

◉免疫チェックポイント阻害薬投与前における甲状腺機能異常症の発症予測

　甲状腺機能異常症の発症予測に関しては，免疫チェックポイント阻害薬の投与前に抗 TPO 抗体あるいは抗 Tg 抗体が陽性である場合に甲状腺機能異常の発生率が高く，薬剤投与前に甲状腺機能および自己抗体を測定しておくことは有益であると考えられる[11,12]。また，薬剤投与開始前の甲状腺エコー検査で甲状腺内部が不均一な患者や，FDG-PET 検査で甲状腺に集積を認めている症例において甲状腺機能異常の発生率が高かったと報告されている[12,13]。

◉臨床症状と診断[14]

　甲状腺機能異常症は，破壊性甲状腺炎に伴って甲状腺中毒症を経由して甲状腺機能低下症に至る症例や，発症当初から甲状腺機能低下症を呈する症例が主である。稀に抗 CTLA-4 抗体薬によるバセドウ病が報告されている[15]。甲状腺機能異常症は Grade 1，2 の軽症例がほとんどで，Grade 3 以上となることは稀である[16,17]。以下，①甲状腺中毒症と，②甲状腺機能低下症に大別して述べる。

①**甲状腺中毒症**：甲状腺炎によって引き起こされる一過性の甲状腺中毒症が主病態であり，典型的な症例では，びまん性甲状腺腫大に加えて，動悸，発汗，発熱，下痢，振

戦，体重減少，倦怠感などの症状を呈する。一方，Grade 1（軽症例）では，無症状で検査値の異常だけを呈する（後述）。全 Grade において，亜急性甲状腺炎の際にみられる頸部痛はない。検査所見では，血清 TSH 低値，FT3 高値，FT4 高値，甲状腺受容体抗体陰性を確認することが重要である。甲状腺の破壊のため血清サイログロブリン（Tg）の上昇を認めることが多く，診断時に抗 TPO 抗体や抗 Tg 抗体陽性である場合も多い[18,19]。甲状腺超音波検査では，甲状腺の血流低下，内部不均一で実質低信号を呈することが多い。ほとんどの症例は，臨床症状，血液検査および甲状腺超音波検査で診断確定できる。甲状腺シンチグラフィーにおけるヨード摂取率の低下や，FDG-PET 検査での取り込み亢進も甲状腺炎に特徴的な所見である[2]。

破壊性甲状腺炎に伴う甲状腺中毒症は，一過性であり 1～3 カ月で中毒症期を脱し，一部は甲状腺機能低下症へと移行する。

②**甲状腺機能低下症**：甲状腺炎により甲状腺細胞が破壊されることで，甲状腺機能低下症に至る。甲状腺中毒症を経て甲状腺機能低下症に至る症例と，発症当初より甲状腺機能低下症を示す場合がある。甲状腺ホルモンの低下に伴って，倦怠感，食欲低下，便秘，徐脈，体重増加などの症状を呈する。検査所見では，血清 TSH 高値，FT3 低値，FT4 低値が典型的であるが，軽症例では TSH の軽度上昇のみを認め，潜在性甲状腺機能低下症の状態を呈する場合がある。甲状腺超音波検査では，甲状腺の血流低下，実質低信号および萎縮を認める例もある。

甲状腺機能低下症の発症後，一部の症例は自然回復するといわれているが，7～8 割の症例では甲状腺機能低下状態の回復は期待しにくいといわれている[20]。

●治療方針[14,21]

①**甲状腺中毒症**：Grade に準じた対処方法を表2 に示す。Grade 1 の軽症例では，免疫チェックポイント阻害薬休止の必要はなく，TSH，FT3，FT4 を定期的に測定し，経過観察のみでよい。Grade 2 以上で，動悸や手指振戦といった症状がある場合には，β 遮断薬（例：プロプラノロール 30 mg/日）が，症状の緩和に有効である。いずれの場合でも，抗甲状腺薬は使用しない。ステロイドの有効性に関しては不明である。甲状腺機能低下症へと移行すれば β 遮断薬は中止し，後述の治療を行う。

②**甲状腺機能低下症**：Grade に準じた対処法を表3 に示す。Grade 1 の軽症例では，免疫チェックポイント阻害薬休止の必要はなく，TSH，FT3，FT4 を定期的に測定し，経過観察のみでよい。Grade 2 以上で，甲状腺機能低下症状が顕在化してきた場合や TSH が 10 mIU/L 以上になった場合は，L-T4 補充療法（25～50 μg/日，高齢者あるいは心疾患を有する患者では 12.5 μg/日より開始）にて甲状腺機能の改善を目指す[22]。甲状腺機能低下症に関しても，ステロイド治療の効果は明らかではない。なお，続発性ないしは原発性副腎皮質機能低下症を合併している場合があるので，L-T4 補充療法開始前に，血中 ACTH およびコルチゾールを測定する。副腎不全が存在する場合には，ヒドロコルチゾンの投与を先に行い，5～7 日後から甲状腺ホルモン補充療法を開始する。甲状腺ホルモン補充療法の有無は問わず，症状が改善した場合は免疫チェッ

表2　甲状腺中毒症の管理

CTCAE Grade	投与の可否	対処方法
Grade 1 ●無症状で，検査所見の異常のみがある；もしくは軽度の臨床所見がある	●投与を継続する。	●甲状腺機能亢進が消失，もしくは甲状腺機能低下状態になるまで，2～3週ごとに TSH，FT4 のモニタリングを継続する。
Grade 2 ●中等症の症状がある；日常生活には制限がない	●症状の改善ないしは検査値の正常化まで休止を検討する。 ●症状が改善した場合（ホルモン補充療法の有無は問わない），投与を再開する。	●内分泌専門医との協議を検討する。 ●動悸，手指振戦などの症状があれば，β遮断薬を投与する。 ●2～3週間ごと甲状腺機能検査を継続する。 ●6～8週経過しても，甲状腺中毒症が改善しない場合，バセドウ病の鑑別を行う。
Grade 3 ●高度の症状がある；身の回りの日常生活動作の制限がある；入院を要する Grade 4 ●生命を脅かす；緊急処置を要する	●症状の改善ないしは検査値の正常化まで休止を検討する。 ●症状が改善した場合（ホルモン補充療法の有無は問わない），投与を再開する。	●内分泌専門医と協議する。 ●β遮断薬の投与を開始する。 ●1～3週間ごとの臨床検査を継続する。 ●甲状腺クリーゼの場合，ICU にて集学的治療を行う。

表3　甲状腺機能低下症の管理

CTCAE Grade	投与の可否	対処方法
Grade 1 ●症状がなく，TSH<10 mIU/L	●投与を継続する。	●2～3週ごとに TSH，FT3，FT4 の推移をモニタリングし，症状の発現を注意深く観察する。
Grade 2 ●中等症の症状がある；日常生活には支障がない；TSH≧10 mIU/L	●症状の改善ないしは検査値の正常化まで休止を検討する。 ●症状が改善した場合（ホルモン補充療法の有無は問わない），投与を再開する。	●内分泌専門医との協議を検討する。 ●症状がある場合や無症状でも TSH が2桁の場合は，甲状腺ホルモン療法を開始する。 ●甲状腺機能検査を実施し，甲状腺ホルモン補充量を1カ月ごとに増減し甲状腺機能が正常化するように調整する。 ●甲状腺機能が安定すれば，6週ごとに甲状腺機能検査を実施する。
Grade 3 ●高度の症状がある；医学的に重大であり，生命を脅かす恐れがあり，入院を要する；日常生活が困難である Grade 4 ●生命を脅かす；緊急処置を要する	●症状の改善ないしは検査値の正常化まで休止する。 ●症状が改善した場合（ホルモン補充療法の有無は問わない），投与を再開する。	●内分泌専門医と協議する。 ●粘液水腫性昏睡の症状（徐脈・低体温）があれば，集学的治療を行う。 ●症状が安定した後は，Grade 2 に準じて治療，評価を行う。

クポイント阻害薬の投与再開が可能である。なお，血清 FT3 の低下を認める症例のなかには，悪性腫瘍の末期や重症感染症の際にみられる低 T3 症候群の場合があり注意を要する。この場合，TSH は正常，FT4 は正常～やや低下，FT3 は低下となるが，レボチロキシンの投与は不要である。

● 参考文献

1）de Filette J, Andreescu CE, Cools F, et al. A Systematic Review and Meta-Analysis of Endocrine-Related Adverse Events Associated with Immune Checkpoint Inhibitors. Horm Metab Res. 2019; 51（3）: 145-56.

2) de Filette J, Jansen Y, Schreuer M, et al. Incidence of Thyroid-Related Adverse Events in Melanoma Patients Treated With Pembrolizumab. J Clin Endocrinol Metab. 2016; 101(11): 4431-9.

3) Tang SQ, Tang LL, Mao YP, et al. The Pattern of Time to Onset and Resolution of Immune-Related Adverse Events Caused by Immune Checkpoint Inhibitors in Cancer: A Pooled Analysis of 23 Clinical Trials and 8,436 Patients. Cancer Res Treat. 2021; 53(2): 339-54.

4) Burtness B, Harrington KJ, Greil R,et al. Pembrolizumab alone or with chemotherapy versus cetuximab with chemotherapy for recurrent or metastatic squamous cell carcinoma of the head and neck(KEYNOTE-048): a randomised, open-label, phase 3 study. Lancet. 2019; 394(10212): 1915-28.

5) Gandhi L, Rodriguez-Abreu D, Gadgeel S, et al. Pembrolizumab plus Chemotherapy in Metastatic Non-Small-Cell Lung Cancer. N Engl J Med. 2018; 378(22): 2078-92.

6) Paz-Ares L, Luft A, Vicente D, et al. Pembrolizumab plus Chemotherapy for Squamous Non-Small-Cell Lung Cancer. N Engl J Med. 2018; 379(21): 2040-51.

7) Cortes J, Cescon DW, Rugo HS, et al. Pembrolizumab plus chemotherapy versus placebo plus chemotherapy for previously untreated locally recurrent inoperable or metastatic triple-negative breast cancer(KEYNOTE-355): a randomised, placebo-controlled, double-blind, phase 3 clinical trial. Lancet. 2020; 396(10265): 1817-28.

8) West H, McCleod M, Hussein M, et al. Atezolizumab in combination with carboplatin plus nab-paclitaxel chemotherapy compared with chemotherapy alone as first-line treatment for metastatic non-squamous non-small-cell lung cancer(IMpower130): a multicentre, randomised, open-label, phase 3 trial. Lancet Oncol. 2019; 20(7): 924-37.

9) Horn L, Mansfield AS, Szczęsna A, et al. First-Line Atezolizumab plus Chemotherapy in Extensive-Stage Small-Cell Lung Cancer. N Engl J Med. 2018; 379(23): 2220-9.

10) Schmid P, Adams S, Rugo HS, et al. Atezolizumab and Nab-Paclitaxel in Advanced Triple-Negative Breast Cancer. N Engl J Med. 2018; 379(22): 2108-21.

11) Kobayashi T, Iwama S, Yasuda Y, et al. Patients With Antithyroid Antibodies Are Prone To Develop Destructive Thyroiditis by Nivolumab: A Prospective Study. J Endocr Soc. 2018; 2(3): 241-51.

12) Okada N, Iwama S, Okuji T, et al. Anti-thyroid antibodies and thyroid echo pattern at baseline as risk factors for thyroid dysfunction induced by anti-programmed cell death-1 antibodies: a prospective study. Br J Cancer. 2020; 122(6): 771-7.

13) Yamauchi I, Yasoda A, Matsumoto S, et al. Incidence, features, and prognosis of immune-related adverse events involving the thyroid gland induced by nivolumab. PLoS One. 2019; 14(5): e0216954.

14) 日本内分泌学会編. 免疫チェックポイント阻害薬による内分泌障害のガイドライン. 日本内分泌学会雑誌. 2018; 94: Suppl. p.5-6.

15) Gan EH, Mitchell AL, Plummer R, et al. Tremelimumab-Induced Graves Hyperthyroidism. Eur Thyroid J. 2017; 6(3): 167-70.

16) Cukier P, Santini FC, Scaranti M, et al. Endocrine side effects of cancer immunotherapy. Endocr Relat Cancer. 2017; 24(12): T331-47.

17) Barroso-Sousa R, Barry WT, Garrido-Castro AC, et al. Incidence of Endocrine Dysfunction Following the Use of Different Immune Checkpoint Inhibitor Regimens: A Systematic Review and Meta-analysis. JAMA Oncol. 2018; 4(2): 173-82.

18) Min L, Ibrahim N. Ipilimumab-induced autoimmune adrenalitis. Lancet Diabetes Endocrinol. 2013; 1(3): e15.

19) Kobayashi T, Iwama S, Yasuda Y, et al. Patients With Antithyroid Antibodies Are Prone To Develop Destructive Thyroiditis by Nivolumab: A Prospective Study. J Endocr Soc. 2018; 2(3): 241-51.

20) Yu A, Mansure JJ, Solanki S, et al. Presence of lymphocytic infiltrate cytotoxic T lymphocyte CD3+, CD8+, and immunoscore as prognostic marker in patients after radical cystectomy. PLoS One. 2018; 13(10): e0205746.

21) Brahmer JR, Lacchetti C, Schneider BJ, et al. National Comprehensive Cancer Network. Management of Immune-Related Adverse Events in Patients Treated With Immune Checkpoint Inhibitor

Therapy: American Society of Clinical Oncology Clinical Practice Guideline. J Clin Oncol. 2018; 36 (17): 1714-68.

22) Orlov S, Salari F, Kashat L, et al. Induction of painless thyroiditis in patients receiving programmed death 1 receptor immunotherapy for metastatic malignancies. J Clin Endocrinol Metab. 2015; 100 (5): 1738-41.

⓬ 眼障害

要約

　免疫チェックポイント阻害薬による眼障害はこれまでの報告から発症頻度は 1％程度と考えられるが，発症すると生活の質（QOL）の低下につながるため診断，治療には配慮が必要である。眼障害が疑われるときは眼科医との協議，各種検査を実施することが望まれる。

解説

● 頻度[1-4]

　免疫チェックポイント阻害薬に関連した眼障害はぶどう膜炎（虹彩，毛様体，脈絡膜），末梢性潰瘍性角膜炎（peripheral ulcerative keratitis：PUK），強膜炎，上強膜炎，眼瞼炎，ドライアイなどと多岐にわたる。

　発症頻度に関しては，根治切除不能な悪性黒色腫に対するニボルマブ使用成績調査（全例調査 2,009 例）によると眼障害は 31 例（1.54％）に発現し，内訳としてぶどう膜炎 15 例（0.75％），虹彩毛様体炎 3 例（0.15％）などと報告されている[5]。これまでの臨床試験のシステマティックレビューによると，ぶどう膜炎の発症は 0.3〜6％，ドライアイの発症は 1.2〜24.2％であり，免疫チェックポイント阻害薬による眼障害は通常の化学療法の際に起こる眼毒性と比べて OR：3.40（95％CI：1.32-8.71，$p = 0.01$）と有意に発症割合が高いことが示されている[2]。発症時期は中央値 5 週（範囲 1〜72 週）と多岐にわたる。発症数の少なさゆえに，抗 PD-1/PD-L1 抗体薬と抗 CTLA-4 抗体薬との違いなどは詳細不明であるが，免疫チェックポイント阻害薬単剤療法より併用療法の方が高頻度との報告もある。

● 臨床症状と診断

　眼障害の症状は，霧視，飛蚊症，色覚変化，羞明，暗点，視野変化，複視，眼痛，眼瞼腫脹などが挙げられる。

　ぶどう膜炎とは色素と血管に富む眼球壁の中層であるぶどう膜に生じる炎症で，ぶどう膜は前部の虹彩，毛様体，後部の脈絡膜の 3 つを合わせた総称である。一般にぶどう膜炎は，サルコイドーシス，Vogt-小柳-原田病，ベーチェット病から生じることが多く，ぶどう膜炎を生じると，目の中の透明な前房と硝子体に炎症性細胞が浸潤するため，霧視や飛蚊症，羞明などの症状のほか視力低下，眼痛，充血がみられる。一般的な眼科検査，蛍光眼底造影や網膜断面構造解析（optical coherence tomography：OCT，光干

表1　免疫関連眼障害の管理

CTCAE Grade	投与の可否	対処方法
Grade 1 ●無症状；臨床所見または検査所見のみ	●投与を継続する。	●眼科専門医と協議する。 ●人工涙液
Grade 2 ●前部ぶどう膜炎（虹彩炎，虹彩毛様体炎）；内科的治療を要する または ●症状があり，身の回り以外の日常生活動作の制限；中等度の視力低下（0.5 以上）	●投与を休止する。	●直ちに眼科専門医と協議する。 ●ステロイド点眼薬，調節機能改善点眼薬 ●ステロイド全身投与を考慮する。 ●Grade 1 に改善したら投与を再開する。
Grade 3 ●後部ぶどう膜炎（脈絡膜炎），びまん性ぶどう膜炎 または ●症状があり，身の回りの日常生活動作の制限；顕著な視力低下（0.5 未満）	●投与を中止する。	●直ちに眼科専門医と協議する。 ●プレドニゾロン 1〜2 mg/kg またはメチルプレドニゾロン 0.8〜1.6 mg/kg などのステロイド全身投与。 ●ステロイド点眼薬。硝子体内ステロイド投与。 ステロイド全身投与にもかかわらず，改善が認められない場合または悪化した場合 ●追加の免疫抑制治療※を考慮する。
Grade 4 ●罹患眼の失明（視力 0.1 以下）	●投与を中止する。	●緊急に眼科専門医と協議する。 ●プレドニゾロン 1〜2 mg/kg またはメチルプレドニゾロン 0.8〜1.6 mg/kg などのステロイド全身投与。 ●ステロイド点眼薬。硝子体内ステロイド投与。 ステロイド全身投与にもかかわらず，改善が認められない場合または悪化した場合 ●追加の免疫抑制治療※を考慮する。

※ステロイドに追加する免疫抑制療法として，メトトレキサート，シクロスポリン，インフリキシマブまたは他の抗 TNF-α抗体薬，免疫グロブリン大量静注療法（IVIG）などが考慮される（保険適用外）[6-8]。

渉断層撮影）などにより診断される。

　ぶどう膜炎の臨床症状と疾患の重症度は必ずしも一致しないため，症状があれば眼科への受診と細隙灯による検査が勧められる。稀に，ぶどう膜炎が滲出性網膜剝離を引き起こし，失明に至ることがある。上強膜炎は角膜とともに眼球壁を構成する強膜の表面に起こる炎症性疾患で充血，痛み，異物感，目の不快感などが主な症状である。充血のみで自覚症状がなくても眼科への受診が勧められる。

●治療方針（表1）[1]

　眼障害の機序は免疫チェックポイント阻害薬によって引き起こされる炎症を背景にしていると考えられる。irAE としてのぶどう膜炎の治療は，一般的なぶどう膜炎の治療に準じて行われるが，これまでの症例報告によると人工涙液や調節機能改善点眼薬による対症療法のほか，軽度の場合にはステロイド点眼が，中等度以上またはびまん性に発症した場合にはステロイド全身投与が行われてきた。これらの治療により改善したとの報告が多いが，QOL の低下につながるため早期診断による治療介入が必要と考えられる。

　眼障害の発症頻度は少ないが，発症すると QOL の低下につながるため，眼障害が疑

われるときは眼科専門医との連携により早期診断と適切な対応が重要と考えられる。

● 参考文献

1）Brahmer JR, Lacchetti C, Schneider BJ, et al. Management of Immune-Related Adverse Events in Patients Treated With Immune Checkpoint Inhibitor therapy: American Society of Clinical Oncology Clinical Practice Guideline. J Clin Oncol. 2018; 36(17): 1714-68.

2）Antoun J, Titah C, Cochereau I. Ocular and orbital side-effects of checkpoint inhibitors: a review article. Curr Opin Oncol. 2016; 28(4): 288-94.

3）Abdel-Rahman O, Oweira H, Petrausch U, et al. Immune-related ocular toxicities in solid tumor patients treated with immune checkpoint inhibitors: a systematic review. Expert Rev Anticancer Ther. 2017; 17(4): 387-94.

4）Carmen Alba-Linero, Emilio Alba. Ocular side effects of checkpoint inhibitors. Surv Ophthalmol. 2021; 66(6): 951-9.

5）小野薬品工業株式会社. 根治切除不能な悪性黒色腫オプジーボ使用成績調査結果報告症（2021 年 9 月 7 日時点）

6）Liu X, Wang Z, Zhao C, et al. Clinical diagnosis and treatment recommendations for ocular toxicities of targeted therapy and immune checkpoint inhibitor therapy. Thoracic Cancer. 2020; 11(3): 810-8.

7）Pasadhika S, Rosenbaum JT. Update on the use of systemic biologic agents in the treatment of noninfectious uveitis. Biologics. 2014; 8: 67-81.

8）Doctor P, Sultan A, Syed S, et al. Infliximab for the treatment of refractory scleritis. Br J Ophthalmol. 2010; 94(5): 579-83.

II

免疫チェックポイント阻害薬の副作用管理

13 サイトカイン放出症候群

要約

　免疫チェックポイント阻害薬によるサイトカイン放出症候群（cytokine release syndrome：CRS）はごく稀な有害事象である。投与初期に，発熱・低血圧やさまざまな神経症状を引き起こし，ときにサイトカインストームとも称される重篤な反応から多臓器不全に陥ることが報告されており，救命のためには迅速な判断と適切な治療が重要である。

解説

●頻度

　　CRS は，抗 PD-1 抗体薬や抗 CTLA-4 抗体薬による有害事象としてはごく稀である（0.1％未満）。一方，T 細胞誘導作用を有する二重特異性抗体療法や腫瘍特異的 T 細胞であるキメラ抗原受容体発現 T 細胞（chimeric antigen receptor engineered T-cell：CAR-T）療法では，CRS が高頻度であることが報告されている[1-3]。CAR-T 療法では，投与後 1～2 週間以内に発症し，これは体内で T 細胞が増殖する時期と一致すると考えられている。

●臨床症状と診断

　　CRS は，サイトカインの放出により引き起こされる発熱，頻呼吸，頭痛，頻脈，低血圧，皮疹，低酸素症などの症状であり，初期症状としてはインフルエンザ様の症状に類似する[4]。多くの症状は敗血症に類似しているため，感染症のスクリーニング（培養検査）と経験的な抗菌薬投与を CRS に対する治療と同時並行して行う。血圧低下や低酸素血症は重症度と関連する症状であり，速やかな治療介入と集中治療室で循環呼吸動態のモニタリングを行う必要がある[5]（表 1）。

●治療方針

　　免疫チェックポイント阻害薬単独で CRS を発症することはごく稀であるが，抗 PD-1/PD-L1 抗体薬と抗 CTLA-4 抗体薬の併用療法では CRS の発症報告が増えつつある。免疫チェックポイント阻害薬による CRS では，ステロイド療法の効果が不十分の場合にトシリズマブなどの投与も検討される（保険適用外）。

　　一方，CAR-T 細胞療法では CRS 発現が高頻度かつ重篤化に影響することから，より

表1　免疫関連 CRS の管理

CTCAE Grade	投与の可否	対処方法
Grade 1 ●全身症状の有無は問わない発熱	●ベースラインに回復するまで投与を中断する。	●直ちに投与を中断する。 ●発熱に対する対症療法を行うとともに，感染の有無を確認する。 ●対症療法にて速やかに解熱しないときは，抗サイトカイン療法（トシリズマブ※）を検討する。
Grade 2 ●輸液に反応する低血圧；<40％の酸素投与に反応する低酸素症	●ベースラインに回復するまで投与を休止する。 ●ベースラインに回復した場合，投与再開を検討する。	●直ちに投与を中断する。 ●集中治療室管理を検討する。症状に応じた対症療法（酸素吸入，補液など）と抗サイトカイン療法（トシリズマブ※）による適切な処置を行う。 ●トシリズマブ※および対症療法にて速やかに改善しないときは，ステロイド全身投与（デキサメタゾン 10〜20 mg/日または同等の治療）を検討する。
Grade 3 ●昇圧剤単剤で管理できる低血圧；≧40％の酸素投与を要する低酸素症 Grade 4 ●生命を脅かす；緊急処置を要する	●投与を中止する。	●直ちに投与を中断し，再開しない。 ●集中治療室管理とし，症状に応じた対症療法（酸素吸入，人工呼吸器管理，昇圧剤，人工透析など）と抗サイトカイン療法（トシリズマブ※およびステロイド全身投与（デキサメタゾン 10〜20 mg を 6 時間ごとに静脈内投与など，効果がない場合はステロイドパルス療法）による適切な処置を行う。

※腫瘍特異的 T 細胞輸注療法に伴うサイトカイン放出症候群に対し保険適用を有する。

早期に抗サイトカイン療法を開始する方針へと変遷している[5]。発症機序としてはさまざまなサイトカインの放出が報告されているが，CRS による有害事象に対して IL-6 が中心的役割を果たすことから[6]，CAR-T 細胞療法で Grade 2 以上の CRS が生じた場合は抗 IL-6 受容体抗体薬（トシリズマブ）が第一選択であり，対症療法に反応せず 3 日以内に改善しない Grade 1 に対しても投与を検討する。Grade 3 以上ではステロイド全身投与を開始し，トシリズマブで改善しない Grade 2 に対しても投与を検討する。

　CAR-T 細胞療法後に重篤な CRS を発症した場合，神経症状（immune effector cell-associated neurotoxicity syndrome：ICANS）として意識障害，錯乱，譫妄，失語，幻覚，振戦，歩行障害，痙攣などをきたしやすいことが知られており[5]，発熱や循環呼吸動態が正常化した後も神経症状の動きに注意が必要である。CRS や ICANS は基本的に発熱を伴って発症するが，二重特異性抗体療法などのように前投薬としてステロイドを用いた場合は，38℃以上の発熱を伴わずに CRS や ICANS 症状を認める場合があり注意が必要である。

● 参考文献

1）Neelapu SS, Locke FL, Bartlett NL, et al. Axicabtagene Ciloleucel CAR T-Cell Therapy in Refractory Large B-cell Lymphoma. N Engl J Med. 2017; 377(26): 2531-44.

2）Schuster SJ, Svoboda J, Chong EA, et al. Chimeric Antigen Receptor T Cells in Refractory B-Cell Lymphomas. N Engl J Med. 2017; 377(26): 2545-54.

3）Maude SL, Laetsch TW, Buechner J, et al. Tisagenlecleucel in Children and Young Adults with B-Cell Lymphoblastic Leukemia. N Engl J Med. 2018; 378(5): 439-48.

4）Lee DW, Gardner R, Porter DL, et al. Current concepts in the diagnosis and management of cytokine release syndrome. Blood. 2014; 124(2): 188-95.

5）Lee DW, Santomasso BD, Locke FL, et al. ASTCT Consensus Grading for Cytokine Release Syndrome and Neurologic Toxicity Associated with Immune Effector Cells. Biol Blood Marrow

免疫チェックポイント阻害薬の副作用管理

Transplant. 2019; 25(4): 625-38.

6) Grupp SA, Kalos M, Barrett D, et al. Chimeric antigen receptor-modified T cells for acute lymphoid leukemia. N Engl J Med. 2013; 368(16): 1509-18.

インフュージョンリアクション

要約

　免疫チェックポイント阻害薬によるインフュージョンリアクションの発症頻度は低い（1～4％）。初回投与の開始30分以内に生じることが多く，症状に応じて速やかに投与速度の減速や中断，対症療法を行う必要がある。

解説

頻度

　インフュージョンリアクションは，免疫チェックポイント阻害薬による有害事象として1～4％に認められる副作用である。臨床試験では，悪性黒色腫に対するニボルマブ（2～4％）[1,2]とイピリムマブ（1％）[3]，非小細胞肺癌に対するニボルマブ（1～3％）[4,5]での発症が報告されており，発症リスクとして免疫チェックポイント阻害薬の種類や用量は影響しないと考えられる。ただし，抗PD-L1抗体薬であるアベルマブにおいては，約2割とやや高頻度に認められるため注意が必要である[6,7]。

臨床症状と診断

　臨床症状としては発熱，悪寒，瘙痒感，発疹，血圧や脈拍の変動，血管性浮腫（口唇や眼瞼），気管支痙攣，呼吸困難などがあり，投与開始直後から30分以内に出現することが多い。発症時期としては初回投与時に認められることが最も多く，2回目以降に頻度・重症度が軽減することが多いが，2回目以降に初めて発症することもあるため，注意が必要である。

治療方針

　Gradeに準じた対処方法を表1に示す。

　ほとんどがGrade 1～2の軽症であるが，稀にGrade 3の重症例も報告されているため注意が必要である。軽症の場合は，点滴速度の調整（減速や中断）と必要に応じた対症療法により症状改善が期待でき，速やかな対応にて症状がコントロールされれば治療継続は可能である。インフュージョンリアクションの発症機序として血中IL-6やTNF-αなどのサイトカイン濃度の上昇が報告されており，臨床的にもサイトカイン放出症候群（CRS）との明確な区別は難しく，特に重篤例ではCRSに準じた抗サイトカイン療法も

表 1 　免疫関連インフュージョンリアクションの管理

CTCAE Grade	投与の可否	対処方法
Grade 1 ●軽度で一過性の反応；点滴の中断を要さない；治療を要さない	●投与を継続する。	●直ちに投与速度を50％に減速する。減速しても改善しない場合は投与を中断する。 ●投与中断あるいは投与終了後にも症状が継続する場合には，解熱鎮痛薬や抗ヒスタミン薬，ステロイド全身投与による症状軽減を図る。 ●次投与の際には，前投薬として解熱鎮痛薬や抗ヒスタミン薬の投与を検討する。
Grade 2 ●治療または点滴の中断が必要，ただし症状に対する治療には速やかに反応する；≦24時間の予防的投薬を要する	●Grade 1以下に回復するまで投与を休止する。 ●ベースラインまたはGrade 1に回復した場合，減速して投与を再開する。	●直ちに投与を中断する。 ●症状に応じて，解熱鎮痛薬や抗ヒスタミン薬，ステロイド全身投与による症状軽減を図る。 ●Grade 1以下に回復した後に，中断時速度の50％に減速して再開する。
Grade 3 ●遷延（症状に対する治療および/または短時間の点滴中止に対して速やかに反応しない）；一度改善しても再発する；続発症により入院を要する	●Grade 1以下に回復するまで投与を休止する。 ●ベースラインまたはGrade 1に回復した場合，症状に応じて投与再開を慎重に検討する。	●直ちに投与を中断する。 ●症状に応じて，解熱鎮痛薬や抗ヒスタミン薬，ステロイドを直ちに投与する。呼吸器・循環器症状がある場合には，酸素吸入，アドレナリン，ステロイド全身投与，気管支拡張薬，昇圧薬などによる適切な処置を行う。
Grade 4 ●生命を脅かす；緊急処置を要する	●投与を中止する。	●直ちに投与を中断し，再開しない。 ●症状に応じて，酸素吸入，アドレナリン，ステロイド全身投与，気管支拡張薬，昇圧薬などによる適切な処置を行う。

検討することが望ましい。予防投与は必須とはされていないが，インフュージョンリアクション発症例では次回投与時から解熱鎮痛薬（アセトアミノフェン）や抗ヒスタミン薬（ジフェンヒドラミン），ステロイド全身投与などが選択肢となる。

◉ 参考文献

1）Weber JS, D'Angelo SP, Minor D, et al. Nivolumab versus chemotherapy in patients with advanced melanoma who progressed after anti-CTLA-4 treatment（CheckMate 037）: a randomised, controlled, open-label, phase 3 trial. Lancet Oncol. 2015; 16（4）: 375-84.
2）Robert C, Long GV, Brady B, et al. Nivolumab in previously untreated melanoma without BRAF mutation. N Engl J Med. 2015; 372（4）: 320-30.
3）McDermott D, Haanen J, Chen TT, et al. MDX010-20 Investigators. Efficacy and safety of ipilimumab in metastatic melanoma patients surviving more than 2 years following treatment in a phase III trial（MDX010-20）. Ann Oncol. 2013; 24（10）: 2694-8.
4）Brahmer J, Reckamp KL, Baas P, et al. Nivolumab versus Docetaxel in Advanced Squamous-Cell Non-Small-Cell Lung Cancer. N Engl J Med. 2015; 373（2）: 123-35.
5）Borghaei H, Paz-Ares L, Horn L, et al. Nivolumab versus Docetaxel in Advanced Nonsquamous Non-Small-Cell Lung Cancer. N Engl J Med. 2015; 373（17）: 1627-39.
6）Motzer RJ, Penkov K, Haanen J, et al. Avelumab plus Axitinib versus Sunitinib for Advanced Renal-Cell Carcinoma. N Engl J Med. 2019; 380（12）: 1103-15.
7）Powles T, Park SH, Voog E, et al. Avelumab Maintenance Therapy for Advanced or Metastatic Urothelial Carcinoma. N Engl J Med. 2020; 383（13）: 1218-30.

15 心筋炎を含む心血管障害

要約

　免疫チェックポイント阻害薬による心筋炎の臨床像は，無症候性から心筋障害に基づく心室性不整脈や伝導障害，そして心臓のポンプ失調による心不全までさまざまな形で現れ，その病態は多彩である。特に重篤な症例の致死率は高く，急速に状態が変化するため緊急処置が必要となる。したがって，心筋炎や心血管障害が疑われた段階より循環器医との連携を取りながら診療を行うことが望ましい。

解説

　免疫チェックポイント阻害薬に関連した心血管障害は心筋炎に代表されるが，その他にも心膜炎，心筋症（たこつぼ心筋症を含む），不整脈（心室性，上室性），伝導障害，心不全，狭心症（冠攣縮性，器質性），急性心筋梗塞，血管炎，静脈血栓症など多岐にわたる。発症頻度は高くないが，急速に進行して致死的な経過をたどる症例があり，早期発見と循環器医との連携が重要である。

● 頻度

　免疫チェックポイント阻害薬に関連した心血管障害の発症頻度は，近年の医薬品安全監視データベースを用いた研究では，4.2％と報告されている[1]。心筋炎は症状が非特異的であり，その発症を前向きにスクリーニングした報告がほとんどないために，正確な発生頻度は不明である。そのため，報告された発症頻度は0.09～1.14％と差がある[2,3]。抗PD-1抗体薬と抗CTLA-4抗体薬の併用療法は心血管障害の発症率を高め，抗PD-1抗体薬単独では3.1％，併用療法では5.8％と報告されている[1]。心筋炎に関しても同様で，抗PD-1抗体薬単独では0.06～0.5％であるのに対し，併用療法では0.27～2.4％と発症頻度の増加が報告されている[2,3]。

● スクリーニングと診断

1）免疫チェックポイント阻害薬投与前の心血管スクリーニング

　免疫チェックポイント阻害薬開始前に，胸部症状の有無や心血管病の既往，身体所見を確認する。心筋炎の初期は軽微な検査所見の異常（心電図の軽微な変化や心筋トロポニンの微増）のみで，免疫チェックポイント阻害薬投与前の検査所見と比較しなければ早期診断が困難な場合がある。そのため，免疫チェックポイント阻害薬開始前に心電図

II

免疫チェックポイント阻害薬の副作用管理

と心筋トロポニン測定を行い, 脳性ナトリウム利尿ペプチド (BNP, NT-proBNP) 測定や心エコー図検査も行っておくことが望ましい[4-8]。

2) 心筋炎の診断

心筋炎の好発時期は免疫チェックポイント阻害薬投与開始約1カ月後で, 約8割の症例は3カ月以内に発症するが, 投与開始5カ月以降に生じる遅発性の症例も散見される[3,9]。また, 致死率は高く, 25〜50%と報告されている[10]。炎症に伴って生じる心筋組織の障害範囲が軽く無症候で経過する症例から, 致死的不整脈の出現や伝導ブロックによる著しい徐脈, あるいは進行性のポンプ失調とともに心不全状態となり死に至る症例まで幅広い臨床像を呈する。神経・筋・関節障害を合併することが多く, 25%の症例で筋炎を, 11%の症例で重症筋無力症を合併したと報告されている[9]。身体所見に特異的なものはなく, 自覚症状として動悸, 息切れ, 胸部圧迫感などの一般的な胸部症状に加え, 脈拍異常 (頻脈, 徐脈, 不整), 末梢循環不全ならびに心不全症状として全身倦怠感, 奔馬調律, 肺うっ血徴候, 頸静脈怒張, 下腿浮腫, 低血圧などが認められる。心筋に炎症が波及する範囲ならびに時間により病状変化が異なり, 当初は比較的軽症であった場合でもごく短時間で病態が変化することもある。特に急激に重篤な経過をたどるものは劇症型心筋炎と呼ばれ, ごく短時間のうちに死亡する例も少なくない[2]。心筋炎の劇症化は予見が困難であることから, 循環器医との速やかな連携が求められる[11]。

心筋炎のサーベイランス検査として, 心電図・心筋トロポニン検査をを考慮する[4]。心筋炎の約8割の症例は3カ月以内に発症するため[3,9], この間は, 免疫チェックポイント阻害薬の各サイクル前に心電図・心筋トロポニン検査の施行を考慮する[4]。その後は3サイクルごとに心電図・心筋トロポニン検査の施行を考慮する[4]。

心電図所見として心筋炎に特異的なものはないが, 心電図検査の感度は89%と高く[3], 簡便である。たとえ初回の心電図変化は軽微でも時間の経過とともに異常所見が明瞭になる場合があるため, 心筋炎が疑われる患者では経過を追って心電図検査を繰り返すことが肝要である。ST-T変化が最も多い心電図所見であり, 鏡像を伴わないST上昇は心外膜炎の合併を示唆する。PQ間隔の延長 (房室伝導障害) やQRS幅の延長 (心室内伝導障害) は心筋の炎症が広範囲で刺激伝導系に波及していることを示唆し, 重要な悪化徴候である。心房性/心室性不整脈のどちらも生じうるが, 心室期外収縮の頻度の増悪は, 心室頻拍や心室細動に移行する危険な徴候である。よって, 心筋炎の急性期では連続的な心電図モニターを行う必要がある。

心筋バイオマーカーとして, 心筋トロポニンは, 免疫チェックポイント阻害薬による心筋炎発症時に94%の症例で異常を呈したと報告がなされており[3], 早期マーカーとして有用である。その他, CK, CK-MBも心筋傷害を反映して上昇するが感度・特異度は心筋トロポニンに劣る。BNPは心不全マーカーであるが, 心筋炎発症時に異常を呈する症例は半数以下であり[3], 早期マーカーとしては適さない可能性がある。しかし, 心不全の重症度に応じて血中濃度が増加し治療に応じて低下するため, 病状の把握や心不全治療効果判定に有用である。

心筋炎の発症を疑った際には直ちに免疫チェックポイント阻害薬の投与を休止し, 心

表1　免疫チェックポイント阻害薬関連心筋炎の診断基準案

病理学的確定診断	光学顕微鏡下の炎症性細胞浸潤と心筋細胞の脱落
臨床的診断	心筋トロポニン上昇に加え，心臓 MRI 検査で改訂版 Lake Louise criteria[13]を満たす
	心筋トロポニン上昇に加え，下記①～⑤のうち 2 項目以上該当する
	①心筋炎を示唆する症状・症候
	②心室性不整脈，心停止，新規の伝導障害の出現
	③新規に出現した局所や全体の壁運動低下
	④特に筋炎や重症筋無力症の合併
	⑤心臓 MRI で改訂版 Lake Louise criteria を全部は満たさないが心筋炎を示唆する所見

(文献 4, 14 を参考に作成)

筋炎の可能性が低いと判断されるまで再開は控える。心電図や心筋トロポニン検査で異常を認めた際には心筋炎あるいはその他の心血管疾患の可能性があるため，速やかにさらなる精査を行わなくてはならない。心筋炎の心エコー図検査では炎症部位に一致した一過性の壁肥厚と壁運動低下が特徴的であり，心膜液貯留を伴うこともある。典型例では全周性求心性壁肥厚とびまん性壁運動低下，それに心腔の狭小化を認める。しかし，初期には異常がみられない症例も半数程度あり[3]，心エコー図で異常を認めないからといって心筋炎を否定することはできない。

　心筋炎の診断は，虚血性心疾患や他の原因による心筋炎を除外し，表1の診断基準案を参考に行う。治療開始の遅れは予後不良因子であるため[12]，速やかに必要な検査を行うことが重要である。なお，心筋炎が疑わる血行動態が不安定な症例（有症候性心不全や心室性不整脈，完全房室ブロックの出現など）では，診断確定を待たずにメチルプレドニゾロン 500～1,000 mg の静脈内投与を行うことを考慮する[4]。確定診断は心筋生検（あるいは剖検）によって得られた組織の病理組織学的検査によって炎症が証明されることで得られる。しかし局所的な心筋炎の場合，サンプリングエラーによる偽陰性の可能性があることに注意が必要である。病理学的確定診断が得られない場合，心筋トロポニンの上昇があり，心臓 MRI 検査で改訂版 Lake Louise criteria[13]を満たす所見を認める際には臨床的に心筋炎と診断する。また，心筋トロポニン上昇に加え，①心筋炎を示唆する症状・症候，②心室性不整脈，心停止，新規の伝導障害の出現，③新規に出現した局所や全体の壁運動低下，④他の irAE の合併（特に筋炎や重症筋無力症），⑤心臓 MRI で改訂版 Lake Louise criteria を全部は満たさないが心筋炎が示唆される場合，のうち 2 個以上あてはまる場合にも臨床的に心筋炎と診断する[4,14]。FDG-PET 検査は従来の検査方法と組み合わせることで，高い診断精度で心筋炎の活動性や範囲の評価だけでなく，治療効果の判定にも有用である可能性があるが，一般的に心筋炎の診断に使用されておらず保険適用外であり，18 時間以上の炭水化物制限が必要であることに注意が必要である。

3）心筋炎以外の心血管障害の診断

　上述のように心筋炎以外にも多彩な心血管合併症が起こりうる。遅発性（免疫チェックポイント阻害薬開始後 5 カ月以上）の非炎症性心不全の報告も散見される[15,16]。胸部症状や呼吸困難，循環動態の異常を認める場合には，何らかの心血管障害の存在を疑い，

表2　心筋炎の管理

CTCAE Grade	投与の可否	対処方法
Grade 2 ●中等度の活動や労作で症状がある **Grade 3** ●安静時または最小限の活動や労作でも症状があり重症；治療を要する；症状の新規発症 **Grade 4** ●生命を脅かす；緊急処置を要する（例：持続点滴治療や機械的循環補助）	●投与を休止する。 ●回復後も永続的な投与中止が望ましいが，再開が必要な場合は，多職種で慎重に検討する。	●循環器医と協議する。 ●入院の上，循環動態の急激な悪化に備え注意深い観察を行い，情報収集（心筋トロポニン，ナトリウム利尿ペプチド，心電図の反復チェック，心電図モニター，心エコー図）を継続的に実施する。 ●Grade 3と4では集中治療室（あるいはそれに準じた施設）に入院する。 ●心不全や不整脈に対しては，日本循環器学会のガイドライン（https://www.j-circ.or.jp/guideline/guideline-series/）に従って診療を行う。 ●ステロイドパルス療法（メチルプレドニゾロン500〜1,000 mg/日，3〜5日間）を行う。 ●改善が得られた場合は，4〜6週間以上かけてステロイドを漸減する。 ●改善が認められない場合は，ステロイドパルス療法の反復，血漿交換療法※，免疫グロブリン大量静注療法（IVIG）※，インフリキシマブ※#，アバタセプト※，トシリズマブ※，アレムツズマブ※，トファシチニブ※，ミコフェノール酸モフェチル※の投与，抗胸腺細胞グロブリン療法※を考慮する。

※エビデンスに乏しく効果に関して不明な点がある。保険適用外。
#インフリキシマブは，中等度から重度のうっ血性心不全症例（左室駆出率35%以下またはNYHA Ⅲ/Ⅳ）では禁忌とされているため（症状を悪化させる可能性がある），投与には注意を要する。

心電図，心エコー図，採血（CK，CK-MB，心筋トロポニン，BNPを含む）を行い鑑別を進めていく。特に急性冠症候群（急性心筋梗塞や不安定狭心症など）を疑う場合には，速やかに循環器医に相談することが望ましい。

●治療方針

　Gradeに準じた心筋炎の対処方法を表2に示す[4-6,10,17,18]。CTCAE version 5.0では心筋炎のGrade 1が削除され，Grade 2〜4のみとなっていることに注意が必要である。心筋炎の発症率は低いためエビデンスが乏しく，海外のガイドラインでも対処方針はさまざまである。特に無症状やGrade 2の心筋炎に関するエビデンスは著しく不足している。しかし心筋炎は時に急速に病態が悪化し重篤な病態を呈することから，いかなるGradeであっても急速進行し致死的になる可能性があることを念頭に置いて対処すべきである。無症状も含め，いかなるGradeであっても心筋炎発症を疑った場合には，まず免疫チェックポイント阻害薬の投与を休止し，病状の急速な悪化に注意しながら迅速に検査や治療を行う必要がある。

　従来のGrade 1に相当する，症状や症候を伴わず，心筋トロポニンの上昇や心電図の軽微な異常を認めるのみで，表1の診断基準を満たさない場合には，循環器医を含む多職種での協議の上，免疫チェックポイント阻害薬の再開を慎重に検討する。再開後は心筋トロポニン測定や心電図検査を各投与ごとに行い，増悪がないかどうか注意深く経過観察する。

　心筋炎の治療開始の遅れは予後不良因子であるため[12]，血行動態が不安定な症例（心不全症状や心室性不整脈，完全房室ブロックの出現など）では，診断確定を待たずにメ

チルプレドニゾロン 0.5〜1.0 g の静脈投与を行うことを考慮する[4]。有症候例では，心機能低下に対する治療を行い循環動態を維持するとともに，突然発症する完全房室ブロック，心室細動など致死的不整脈へ対応できる体制を整える。重症心不全例では機械的循環補助が必要となる場合がある。合併する心不全や不整脈の治療は日本循環器学会のガイドライン（https://www.j-circ.or.jp/guideline/guideline-series/）を参考に行う。

　心筋炎に対しては，Grade にかかわらずステロイドパルス療法（メチルプレドニゾロン 500〜1,000 mg/日，3〜5 日間）を早期に（入院後 24 時間以内に）開始する[4,12]。心筋炎の治療効果は心筋トロポニン値の推移や，症状・心機能・不整脈の状態で判断する。臨床的な改善（24〜72 時間以内に心筋トロポニンがピーク値から半分以下となる，心機能の改善，不整脈や房室ブロックの改善など）を認めれば，経口ステロイド薬（プレドニゾロン 1 mg/kg/日，最大 80 mg/日まで）に変更し，心筋トロポニン等で心筋炎の再増悪がないことを確認しながら 4〜6 週間以上かけてゆっくり減量する[19]。ステロイド不応性・難治性の場合は，ステロイドパルス療法の反復を考慮する他，血漿交換療法，免疫グロブリン大量静注療法（IVIG），インフリキシマブ，アバタセプト，ミコフェノール酸モフェチルの投与，抗胸腺細胞グロブリン療法などを検討する。ただし，インフリキシマブは，中等度から重度のうっ血性心不全症例（左室駆出率 35% 以下または NYHA III/IV）では禁忌とされているため（症状を悪化させる可能性がある），投与には注意を要する。

　心筋炎から回復しても，免疫チェックポイント阻害薬の再投与は避けるべきである[4]。しかし，再投与の可否は個々の症例に応じて多職種でリスク・ベネフィットを踏まえて総合的に判断する必要がある。特に，軽症の心筋炎で後遺症なく回復した場合や，原病に対して代替治療がない場合や，免疫チェックポイント阻害薬の減量（2 剤から 1 剤への変更）などが考慮できる場合など，個々のさまざまな状況に応じて慎重に検討する必要がある。

　心筋炎以外の心血管障害に対しては，日本循環器学会のガイドラインを参考に診療を行う。心筋炎以外の心血管障害に対するステロイドや免疫抑制薬の有効性は確立されていないため，個々の病態や病状に応じた対応が求められる。発症早期から循環器専門医，集中治療医などとの連携による早期診断と適切な対応が，がん治療の適正化において重要である。免疫チェックポイント阻害薬投与の継続/中止に関しては多職種で検討する必要がある。

II 免疫チェックポイント阻害薬の副作用管理

● 参考文献

1) Rubio-Infante N, Ramírez-Flores YA, Castillo EC, et al. Cardiotoxicity associated with immune checkpoint inhibitor therapy: a meta-analysis. Eur J Heart Fail. 2021; 23(10): 1739-47.
2) Johnson DB, Balko JM, Compton ML, et al. Fulminant Myocarditis with Combination Immune Checkpoint Blockade. N Engl J Med. 2016; 375(18): 1749-55.
3) Mahmood SS, Fradley MG, Cohen JV, et al. Myocarditis in Patients Treated With Immune Checkpoint Inhibitors. J Am Coll Cardiol. 2018; 71(16): 1755-64.
4) Lyon AR, López-Fernández T, Couch LS, et al. 2022 ESC Guidelines on cardio-oncology developed in collaboration with the European Hematology Association(EHA), the European Society for Therapeutic Radiology and Oncology(ESTRO)and the International Cardio-Oncology Society(IC-

OS）. Eur Heart J. 2022; 43（41）: 4229-361.

5）Thompson JA, Schneider BJ, Brahmer J, et al. Management of Immunotherapy-Related Toxicities, Version 1.2019. J Natl Compr Canc Netw. 2019; 17（3）: 255-89.

6）Brahmer JR, Lacchetti C, Schneider BJ, et al. Management of Immune-Related Adverse Events in Patients Treated With Immune Checkpoint Inhibitor Therapy: American Society of Clinical Oncology Clinical Practice Guideline. J Clin Oncol. 2018; 36（17）: 1714-68.

7）Tajiri K, Aonuma K, Sekine I. Immune checkpoint inhibitor-related myocarditis. Jpn J Clin Oncol. 2018; 48（1）: 7-12.

8）Tajiri K, Ieda M. Cardiac Complications in Immune Checkpoint Inhibition Therapy. Front Cardiovasc Med. 2019; 6: 3.

9）Moslehi JJ, Salem JE, Sosman JA, et al. Increased reporting of fatal immune checkpoint inhibitor-associated myocarditis. Lancet. 2018; 391（10124）: 933.

10）Palaskas N, Lopez-Mattei J, Durand JB, et al. I Immune Checkpoint Inhibitor Myocarditis: Pathophysiological Characteristics, Diagnosis, and Treatment. J Am Heart Assoc. 2020; 9（2）: e013757.

11）日本循環器学会．急性および慢性心筋炎の診断・治療に関するガイドライン（2009 年改訂版）https://www.j-circ.or.jp/cms/wp-content/uploads/2020/02/JCS2009_izumi_h.pdf

12）Zhang L, Zlotoff DA, Awadalla M, et al. Major Adverse Cardiovascular Events and the Timing and Dose of Corticosteroids in Immune Checkpoint Inhibitor-Associated Myocarditis. Circulation. 2020; 141（24）: 2031-4.

13）Luetkens JA, Faron A, Isaak A, et al. Comparison of Original and 2018 Lake Louise Criteria for Diagnosis of Acute Myocarditis: Results of a Validation Cohort. Radiol Cardiothorac Imaging. 2019; 1（3）: e190010.

14）Bonaca MP, Olenchock BA, Salem JE, et al. Myocarditis in the Setting of Cancer Therapeutics: Proposed Case Definitions for Emerging Clinical Syndromes in Cardio-Oncology. Circulation. 2019; 140（2）: 80-91.

15）岡田あずさ，黒田和宏，和多　一，他．鑑別に苦慮した，免疫チェックポイント阻害薬ニボルマブ長期投与中に生じた心機能障害の 1 例．心臓．2022; 54（8）: 944-51.

16）Roth ME, Muluneh B, Jensen BC, et al. Left Ventricular Dysfunction After Treatment With Ipilimumab for Metastatic Melanoma. Am J Ther. 2016; 23（6）: e1925-8.

17）Lehmann LH, Cautela J, Palaskas N, et al. Clinical Strategy for the Diagnosis and Treatment of Immune Checkpoint Inhibitor-Associated Myocarditis: A Narrative Review. JAMA Cardiol. 2021; 6（11）: 1329-37.

18）Thuny F, Alexandre J, Salem JE, et al. Management of Immune Checkpoint Inhibitor-Induced Myocarditis: The French Working Group's Plea for a Pragmatic Approach. JACC CardioOncol. 2021; 3（1）: 157-61.

19）Nakagomi Y, Tajiri K, Shimada S, et al. Immune Checkpoint Inhibitor-Related Myositis Overlapping With Myocarditis: An Institutional Case Series and a Systematic Review of Literature. Front Pharmacol. 2022; 13: 884776.

がん免疫療法の
がん種別エビデンス

1 造血器腫瘍*

*小児腫瘍を含む。

●エビデンスの確実性

免疫チェックポイント阻害薬

Ⓐ再発・難治性古典的ホジキンリンパ腫に対して，ニボルマブまたはペムブロリズマブの投与は有効性を示す（**エビデンスの強さ C**）[1-4]。

Ⓑ自家造血幹細胞移植後もしくは移植非適応の再発・難治性古典的ホジキンリンパ腫に対して，ペムブロリズマブの投与はブレンツキシマブ ベドチンに比べて有意な PFS の延長を示す（**エビデンスの強さ B**）[5]。

エフェクター T 細胞療法（CAR-T 細胞療法）

【悪性リンパ腫】

Ⓒ再発・難治性の大細胞型 B 細胞リンパ腫の二次治療として，アキシカブタゲン シロルユーセルまたはリソカブタゲン マラルユーセルの投与は標準治療と比較し，有意な EFS の延長を示す（**エビデンスの強さ B**）[7,8]。

（悪性リンパ腫の二次治療における投与は，2022 年 11 月時点で本邦未承認）

Ⓓ再発・難治性の大細胞型 B 細胞リンパ腫の三次治療以降（主に自家造血幹細胞移植後の再発や移植非適応の場合）において，CD19 を標的とした CAR-T 細胞療法は有効性を示す（**エビデンスの強さ C**）[9-13]。

Ⓔ再発・難治性の濾胞性リンパ腫の三次治療以降において，CD19 を標的とした CAR-T 細胞療法は有効性を示す（**エビデンスの強さ C**）[14,15]。

［再発・難治性の濾胞性リンパ腫（グレード 3B を除く）に対して 2022 年 11 月時点で本邦において保険適用となっているのは，チサゲンレクルユーセルのみである］

Ⓕアンスラサイクリンまたはベンダムスチンを含む化学療法，抗 CD20 抗体療法および BTK 阻害薬の治療歴がある再発・難治性のマントル細胞リンパ腫に対して，brexucabtagene autoleucel の投与は有効性を示す（**エビデンスの強さ C**）[16]。

（マントル細胞リンパ腫における brexucabtagene autoleucel の投与は，2022 年 11 月時点で本邦未承認）

【B 細胞性急性リンパ芽球性白血病】

Ⓖ小児・若年成人の再発・難治性 B 細胞性急性リンパ芽球性白血病に対して，チサゲンレクルユーセルの投与は有効性を示す（**エビデンスの強さ C**）[17]。

Ⓗ成人（18 歳以上）の再発・難治性 B 細胞性急性リンパ芽球性白血病に対して，brexucabtagene autoleucel の投与は有効性を示す（**エビデンスの強さ C**）[18]。

（B 細胞性急性リンパ芽球性白血病における brexucabtagene autoleucel および 26 歳以上の成人に対するチサゲンレクルユーセルの投与は，2022 年 11 月時点で本邦未承認）

【多発性骨髄腫】

Ⓘ再発・難治性の多発性骨髄腫の四次治療以降において，イデカブタゲン ビクルユーセルまたはシルタカブタゲン オートルユーセルの投与は有効性を示す（**エビデンスの強さ C**）[19,20)]。

その他の免疫療法

【B 細胞性急性リンパ性白血病】

Ⓙフィラデルフィア染色体陰性の再発・難治性 B 細胞性急性リンパ性白血病に対して，ブリナツモマブの投与は標準化学療法と比較し OS の延長を示す（**エビデンスの強さ B**）[21)]。

Ⓚフィラデルフィア染色体陽性の再発・難治性 B 細胞性急性リンパ性白血病に対して，ブリナツモマブの投与は良好な血液学的完全寛解割合を示す（**エビデンスの強さ C**）[22)]。

●臓器別エビデンス：検索用語と抽出結果

検索データベース：PubMed，検索実行日：2021/6/27

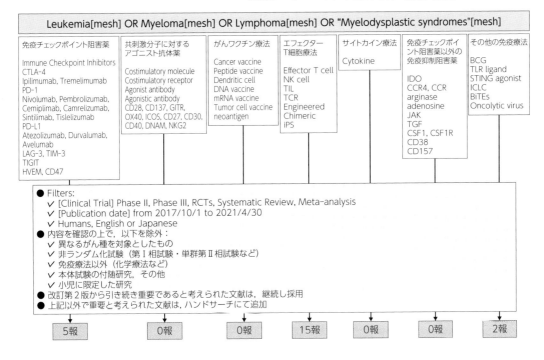

●文献抽出結果

・免疫チェックポイント阻害薬では，1 報のランダム化第Ⅲ相試験が抽出された。第Ⅰ相試験 1 報，単群第Ⅱ相試験 3 報をハンドサーチにて採用した。

・エフェクター T 細胞療法では，単群第Ⅰ相，第Ⅱ相試験に関する 12 報と，第Ⅲ相試験 3 報をハンドサーチにて採用した。

・その他の免疫療法では，単群第Ⅱ相試験 1 報，第Ⅲ相試験 1 報をハンドサーチにて採用した。

がん免疫療法のがん種別エビデンス

●抽出文献（1）免疫チェックポイント阻害薬

1) Ansell SM, Lesokhin AM, Borrello I, et al. PD-1 blockade with nivolumab in relapsed or refractory Hodgkin's lymphoma. N Engl J Med. 2015; 372(4): 311-9.

2) Younes A, Santoro A, Shipp M, et al. Nivolumab for classical Hodgkin's lymphoma after failure of both autologous stem-cell transplantation and brentuximab vedotin: a multicentre, multicohort, single-arm phase 2 trial. Lancet Oncol. 2016; 17(9): 1283-94.

3) Armand P, Engert A, Younes A, et al. Nivolumab for Relapsed/Refractory Classic Hodgkin Lymphoma After Failure of Autologous Hematopoietic Cell Transplantation: Extended Follow-Up of the Multicohort Single-Arm Phase II CheckMate 205 Trial. J Clin Oncol. 2018; 36(14): 1428-39.

4) Chen R, Zinzani PL, Fanale MA, et al. Phase II Study of the Efficacy and Safety of Pembrolizumab for Relapsed/Refractory Classic Hodgkin Lymphoma. J Clin Oncol. 2017; 35(19): 2125-32.

5) Kuruvilla J, Ramchandren R, Santoro A, et al. Pembrolizumab versus brentuximab vedotin in relapsed or refractory classical Hodgkin lymphoma(KEYNOTE-204): an interim analysis of a multicentre, randomised, open-label, phase 3 study. Lancet Oncol. 2021; 22(4): 512-24

●抽出文献（2）エフェクターＴ細胞療法

6) Bishop MR, Dickinson M, Purtill D, et al. Second-Line Tisagenlecleucel or Standard Care in Aggressive B-Cell Lymphoma. N Engl J Med. 2022; 386(7): 629-39.

7) Locke FL, Miklos DB, Jacobson CA, et al. Axicabtagene Ciloleucel as Second-Line Therapy for Large B-Cell Lymphoma. N Engl J Med. 2022; 386(7): 640-54.

8) Kamdar M, Solomon SR, Arnason J, et al. Lisocabtagene maraleucel versus standard of care with salvage chemotherapy followed by autologous stem cell transplantation as second-line treatment in patients with relapsed or refractory large B-cell lymphoma(TRANSFORM): results from an interim analysis of an open-label, randomised, phase 3 trial. Lancet. 2022; 399(10343): 2294-308.

9) Schuster SJ, Bishop MR, Tam CS, et al. Tisagenlecleucel in Adult Relapsed or Refractory Diffuse Large B-Cell Lymphoma. N Engl J Med. 2019; 380(1): 45-56.

10) Schuster SJ, Tam CS, Borchmann P, et al. Long-term clinical outcomes of tisagenlecleucel in patients with relapsed or refractory aggressive B-cell lymphomas(JULIET): a multicentre, open-label, single-arm, phase 2 study. Lancet Oncol. 2021; 22(10): 1403-15.

11) Neelapu SS, Locke FL, Bartlett NL, et al. Axicabtagene Ciloleucel CAR T-Cell Therapy in Refractory Large B-Cell Lymphoma. N Engl J Med. 2017; 377(26): 2531-44.

12) Locke FL, Ghobadi A, Jacobson CA, et al. Long-term safety and activity of axicabtagene ciloleucel in refractory large B-cell lymphoma(ZUMA-1): a single-arm, multicentre, phase 1-2 trial. Lancet Oncol. 2019; 20(1): 31-42.

13) Abramson JS, Palomba ML, Gordon LI, et al. Lisocabtagene maraleucel for patients with relapsed or refractory large B-cell lymphomas(TRANSCEND NHL 001): a multicentre seamless design study. Lancet. 2020; 396(10254): 839-52.

14) Fowler NH, Dickinson M, Dreyling M, et al. Tisagenlecleucel in adult relapsed or refractory follicular lymphoma: the phase 2 ELARA trial. Nat Med. 2022; 28(2): 325-32.

15) Jacobson CA, Chavez JC, Sehgal AR, et al. Axicabtagene ciloleucel in relapsed or refractory indolent non-Hodgkin lymphoma(ZUMA-5): a single-arm, multicentre, phase 2 trial. Lancet Oncol. 2022; 23(1): 91-103.

16) Wang M, Munoz J, Goy A, et al. KTE-X19 CAR T-Cell Therapy in Relapsed or Refractory Mantle-Cell Lymphoma. N Engl J Med. 2020; 382(14): 1331-42.

17) Maude SL, Laetsch TW, Buechner J, et al. Tisagenlecleucel in Children and Young Adults with B-Cell Lymphoblastic Leukemia. N Engl J Med. 2018; 378(5): 439-48.

18) Shah BD, Ghobadi A, Oluwole OO, et al. KTE-X19 for relapsed or refractory adult B-cell acute lymphoblastic leukaemia: phase 2 results of the single-arm, open-label, multicentre ZUMA-3 study. Lancet. 2021; 398(10299): 491-502.

19) Munshi NC, Anderson LD, Shah N, et al. Idecabtagene Vicleucel in Relapsed and Refractory Multiple Myeloma. N Engl J Med. 2021; 384(8): 705-16.

20) Berdeja JG, Madduri D, Usmani SZ, et al. Ciltacabtagene autoleucel, a B-cell maturation antigen-directed chimeric antigen receptor T-cell therapy in patients with relapsed or refractory multiple myeloma(CARTI-TUDE-1): a phase 1b/2 open-label study. Lancet. 2021; 398(10297): 314-24.

●抽出文献（3）その他の免疫療法

21) Kantarjian H, Stein A, Gökbuget N, et al. Blinatumomab versus Chemotherapy for Advanced Acute Lympho-blastic Leukemia. N Engl J Med. 2017; 376(9): 836-47.
22) Martinelli G, Boissel N, Chevallier P, et al. Complete Hematologic and Molecular Response in Adult Patients With Relapsed/Refractory Philadelphia Chromosome-Positive B-Precursor Acute Lymphoblastic Leukemia Following Treatment With Blinatumomab: Results From a Phase II, Single-Arm, Multicenter Study. J Clin Oncol. 2017; 35(16): 1795-802.

●エビデンスの解説（1）免疫チェックポイント阻害薬

Ⓐ前治療として自家造血幹細胞移植併用大量化学療法（78％），ブレンツキシマブ ベドチン療法（78％）などが施行された再発・難治性古典的ホジキンリンパ腫 23 例を対象として，ニボルマブの投与を行う第Ⅰ相試験が行われた。ニボルマブの投与による全奏効割合は 87％であり，17％の症例で完全寛解が得られた。全患者における 24 週時点での PFS 率は 86％であった[1]。

Ⓐ再発・難治性古典的ホジキンリンパ腫 243 例を対象として，①自家造血幹細胞移植後にブレンツキシマブ ベドチン未投与の群（63 例），②自家造血幹細胞移植後にブレンツキシマブ ベドチン投与歴を有する群（80 例），③自家造血幹細胞移植前（33 例）・自家造血幹細胞移植後（58 例）・前後（9 例）にブレンツキシマブ ベドチン投与歴を有する群（100 例）の 3 群に分けて，ニボルマブの投与を行う単群第Ⅱ相試験（CheckMate 205 試験）が行われた。観察期間中央値 18 カ月時点で，40％が治療を継続し，全奏効割合は 69％，治療奏効期間中央値は 16.6 カ月，DFS 中央値は 14.7 カ月であった。各群の奏効割合（完全寛解割合）は①65％（29％），②68％（13％），③73％（12％）であった[2,3]。

Ⓐ再発・難治性古典的ホジキンリンパ腫 210 例を対象として，①自家造血幹細胞移植後にブレンツキシマブ ベドチン投与歴を有する群（69 例），②化学療法に抵抗性のため自家造血幹細胞移植非適応かつブレンツキシマブ ベドチン投与歴を有する群（81 例），③自家造血幹細胞移植後にブレンツキシマブ ベドチン未投与の群（60 例）の 3 群に分けて，ペムブロリズマブの投与を行う単群第Ⅱ相試験（KEYNOTE-087 試験）が行われた。全体の全奏効割合は 69.0％，完全寛解割合は 22.4％であり，各群の全奏効割合（完全寛解割合）は①73.9％（21.7％），②64.2％（24.7％），③70％（20％）と前治療に関わらず有効性が認められた[4]。

Ⓑ自家造血幹細胞移植後の増悪もしくは移植非適応の再発・難治性古典的ホジキンリンパ腫を対象として，ペムブロリズマブ（151 例）とブレンツキシマブ ベドチン（153 例）を比較する第Ⅲ相試験（KEYNOTE-204 試験）が行われた。主要評価項目である PFS は，ペムブロリズマブ群でブレンツキシマブ ベドチン群と比べて有意な延長が認められた（中央値：13.2 カ月 vs 8.3 カ月，HR：0.65，95％CI：0.48-0.88，$p=0.0027$）[5]。

●エビデンスの解説（2）エフェクターT細胞療法（CAR-T細胞療法）

【悪性リンパ腫】二次治療
大細胞型B細胞リンパ腫

・一次治療難治性または一次治療から12カ月以内に再発した大細胞型B細胞リンパ腫［びまん性大細胞型B細胞リンパ腫（DLBCL），原発性縦隔大細胞型B細胞リンパ腫（PMBCL），形質転換低悪性度非ホジキンリンパ腫，高悪性度B細胞リンパ腫（HGBL），グレード3Bの濾胞性リンパ腫（FL）を含む］322例を対象として，CD19を標的としたチサゲンレクルユーセルと標準治療（救援療法で奏効した場合に自家造血幹細胞移植を行う）を比較する第Ⅲ相試験（BELINDA試験）が行われた。本試験ではCAR-T細胞療法前にプラチナ製剤を含む化学療法による橋渡し治療が許容されていた。主要評価項目であるEFSに有意な差は認められなかった（中央値：3.0カ月 vs. 3.0カ月，HR：1.07，95%CI：0.82-1.40，$p=0.61$）。有害事象による死亡は，チサゲンレクルユーセル群で6%，標準治療群で8%に認められた[6]。

Ⓒ一次治療難治性または一次治療から12カ月以内に再発した大細胞型B細胞リンパ腫［DLBCL，形質転換濾胞性リンパ腫（tFL），*MYC*および*BCL2*と*BCL6*の両方か一方の再構成を伴うHGBLを含む］359例を対象として，CD19を標的としたアキシカブタゲン シロルユーセルと標準治療（救援療法後に自家造血幹細胞移植を行う）を比較する第Ⅲ相試験（ZUMA-7試験）が行われた。本試験ではCAR-T細胞療法前の橋渡し治療がステロイドに限定されていた。主要評価項目であるEFSは，アキシカブタゲン シロルユーセル群で標準治療群と比べて有意な延長が認められた（中央値：8.3カ月 vs. 2.0カ月，HR：0.40，95%CI：0.31-0.51，$p<0.001$）。有害事象による死亡は，アキシカブタゲン シロルユーセル群で4%，標準治療群で1%に認められたが，サイトカイン放出症候群（CRS）や免疫エフェクター細胞関連神経毒性症候群（ICANS）による死亡はなかった[7]。

Ⓒ一次治療難治性または一次治療から12カ月以内に再発した大細胞型B細胞リンパ腫（DLBCL，PMBCL，形質転換低悪性度非ホジキンリンパ腫，*MYC*および*BCL2*と*BCL6*の両方か一方の再構成を伴うHGBL（ただし組織細胞形態がDLBCLであるものに限る），グレード3BのFLを含む）184例を対象として，CD19を標的としたリソカブタゲン マラルユーセルと標準治療（救援療法後に自家造血幹細胞移植を行う）を比較する第Ⅲ相試験（TRANSFORM試験）が行われた。本試験ではプラチナ製剤を含む化学療法による橋渡し治療が許容されていた。主要評価項目であるEFSは，リソカブタゲン マラルユーセル群で標準治療群と比べて有意な延長が認められた（中央値：10.1カ月 vs. 2.3カ月，HR：0.35，95%CI：0.23-0.53，$p<0.0001$）。有害事象による死亡は，リソカブタゲン マラルユーセル群では確認されず，標準治療群で1例に認められた[8]。

【悪性リンパ腫】三次治療以降
大細胞型B細胞リンパ腫

Ⓓ2ライン以上の化学療法歴がある（自家造血幹細胞移植に適応がない，あるいは自家造血幹細胞移植後に再発または増悪した）再発・難治性のDLBCL（HGBL，tFLを含む）を対象として，CD19を標的としたチサゲンレクルユーセルの単群第Ⅱ相試験（JULIET試験）が行われた。主解析対象集団93例において，主要評価項目である全奏効割合は52%（95%CI：41-62%）

であり，完全奏効割合は 40％であった。Grade 3 以上の有害事象は 89％で認められ，CRS は 58％（Grade 3 が 14％，Grade 4 が 8％），神経学的イベントは 21％（Grade 3 が 7％，Grade 4 が 5％）に生じた[9]。また長期追跡結果では，チサゲンレクルユーセルを投与された 115 例において，全奏効割合は 53％（95％CI：43.5-62.4％），奏効期間中央値は未到達（95％CI：10.0 カ月-未到達），PFS 中央値は 2.9 カ月（95％CI：2.3-5.2 カ月），OS 中央値は 11.1 カ月（95％CI：6.6-23.9 カ月）であった[10]。

Ⓓ最終ラインの治療に無効もしくは自家造血幹細胞移植から 12 カ月以内に再発した再発・難治性の大細胞型 B 細胞リンパ腫を対象として，CD19 を標的としたアキシカブタゲン シロルユーセルの単群第 I/Ⅱ相試験（ZUMA-1 試験）が行われた。第Ⅱ相パートでは，DLBCL のコホートにおける 77 例と，PMBCL あるいは tFL のコホートにおける 24 例に対して，アキシカブタゲン シロルユーセルが投与された。両コホートの全 101 例において，主要評価項目である全奏効割合は 82％（95％CI：73-89％）で，そのうち完全奏効割合が 54％であった。有効性評価対象集団（92 例）における全奏効割合は 82％（95％CI：72-89％）であった。Grade 3 以上の有害事象は 95％で認められ，CRS は 93％（Grade 3 が 9％，Grade 4 が 3％，Grade 5 が 1％），神経学的イベントは 64％（Grade 3 以上が 28％）に生じた[11]。また長期追跡結果では，アキシカブタゲン シロルユーセルを投与された 101 例において，全奏効割合は 83％で，奏効期間中央値は 11.1 カ月（95％CI：4.2 カ月-未到達），PFS 中央値は 5.9 カ月（95％CI：3.3-15.0 カ月），OS 中央値は未到達（95％CI：12.8 カ月-未到達）であった[12]。

Ⓓ2 ライン以上の化学療法歴がある再発・難治性の大細胞型 B 細胞リンパ腫（DLBCL，PMBCL，形質転換低悪性度非ホジキンリンパ腫，*MYC* および *BCL2* と *BCL6* の両方か一方の再構成を伴う HGBL，グレード 3B の FL を含む）を対象として，CD19 を標的としたリソカブタゲン マラルユーセルの第 I 相試験（TRANSCEND NHL 001 試験）が行われた。有効性評価の対象とされた 256 例において，主要評価項目である全奏効割合は 73％（95％CI：66.8-78.0％），そのうち完全奏効割合は 53％であった。CRS は 42％（Grade 3 が 1％，Grade 4 が 1％），神経学的イベントは 30％（Grade 3 が 9％，Grade 4 が 1％）に生じた[13]。

濾胞性リンパ腫および辺縁帯リンパ腫

Ⓔ2 ライン以上の化学療法歴がある再発・難治性の FL を対象として，CD19 を標的としたチサゲンレクルユーセルの単群第Ⅱ相試験（ELARA 試験）が行われた。有効性評価対象とされた 94 例において，主要評価項目である完全奏効割合は 69％（95％CI：58.8-78.3％），全奏効割合は 86％（95％CI：77.5-92.4％）であった。CRS は 49％（Grade 3 以上は 0％），神経学的イベントは 37％（Grade 3 が 2％，Grade 4 が 1％）に生じた[14]。

Ⓔ2 ライン以上の化学療法歴がある再発・難治性の低悪性度非ホジキンリンパ腫を対象として，CD19 を標的としたアキシカブタゲン シロルユーセルの単群第Ⅱ相試験（ZUMA-5 試験）が行われた。有効性評価の対象とされた 104 例（FL が 84 例，辺縁帯リンパ腫が 20 例）において，主要評価項目である全奏効割合は 92％（95％CI：85-97％）であり，完全奏効割合は 74％であった。FL と辺縁帯リンパ腫では，全奏効割合（完全奏効割合）はそれぞれ 94％（79％），85％（55％）であった。CRS は 82％（Grade 3 以上が 7％），神経学的イベントは 59％（Grade 3 以上が 19％）に生じた[15]。なお，2022 年 2 月末時点では FL や辺縁帯リンパ腫に対するアキシカブタゲン シロルユーセルの投与は本邦で保険承認されていない。

マントル細胞リンパ腫

Ⓕアンスラサイクリンまたはベンダムスチンを含む化学療法，抗 CD20 抗体療法および BTK 阻害薬の治療歴がある再発・難治性のマントル細胞リンパ腫（MCL）を対象として，CD19 を標的とした brexucabtagene autoleucel の単群第Ⅱ相試験（ZUMA-2 試験）が行われた。有効性評価の対象とされた 60 例において，主要評価項目である全奏効割合は 93%（95%CI：84-98%），完全奏効割合は 67% であった。Grade 3 以上の有害事象は 99% で認められ，CRS は 91%（Grade 3 が 12%，Grade 4 が 3%），神経学的イベントは 63%（Grade 3 が 22%，Grade 4 が 9%）に生じた[16]。なお，2022 年 2 月末時点では MCL に対する brexucabtagene autoleucel の投与は本邦で保険承認されていない。

【B 細胞性急性リンパ芽球性白血病（B-ALL）】

Ⓖ2 ライン以上の化学療法歴がある再発・難治性の小児・若年成人（診断時 21 歳以下）における B-ALL を対象として，CD19 を標的としたチサゲンレクルユーセルの単群第Ⅱ相試験（ELIANA 試験）が行われ，75 例に対してチサゲンレクルユーセルが投与された。主要評価項目である 3 カ月以内の寛解割合は 81%（95%CI：71-89%），完全寛解割合が 60%，血球数回復が不十分な完全寛解率が 21% であった。観察期間中央値 13.1 カ月で，寛解持続期間中央値は未到達，12 カ月時点での EFS 率は 50%（95%CI：35～64%），OS 率は 76%（95%CI：63-86）であった。Grade 3 以上の有害事象は 88% で認められ，CRS は 77%（Grade 3 が 21%，Grade 4 が 25%），神経学的イベントは 40%（Grade 3 が 13%，Grade 4 は 0%）に生じた[17]。

Ⓗ再発・難治性の成人（18 歳以上）における B-ALL を対象として，CD19 を標的とした brexucabtagene autoleucel の単群第Ⅱ相試験（ZUMA-3 試験）が行われ，55 例に対して brexucabtagene autoleucel が投与された。主要評価項目である全寛解割合は 71%（95%CI：57-82%），完全寛解割合は 56% であり，微小残存病変（minimal residual disease：MRD）陰性化率は 76% であった。寛解持続期間中央値は 12.8 カ月（95%CI：8.7 カ月-未到達），RFS 中央値は 11.6 カ月（95%CI：2.7-15.5 カ月），OS 中央値は 18.2 カ月（95%CI：15.9 カ月-未到達）であった。Grade 3 以上の有害事象は 95% で認められ，CRS は 89%（Grade 3 が 13%，Grade 4 が 11%），神経学的イベントは 60%（Grade 3 が 24%，Grade 4 が 0%，Grade 5 が 2%）に生じた[18]。なお，2021 年 12 月末時点では B-ALL に対する brexucabtagene autoleucel の投与は本邦で保険承認されていない。

【多発性骨髄腫】

Ⓘ免疫調節薬，プロテアソーム阻害薬および抗 CD38 モノクローナル抗体製剤を含む 3 ライン以上の化学療法歴があり，直近の治療に不応性（60 日以内に進行）である再発・難治性の多発性骨髄腫を対象として，BCMA を標的としたイデカブタゲン ビクルユーセルの単群第Ⅱ相試験（KarMMa 試験）が行われ，128 例に対してイデカブタゲン ビクルユーセルが投与された。主要評価項目である全奏効割合は 73%（95%CI：66-81%），完全奏効もしくは厳格な完全奏効の割合は 33% で，MRD 陰性化率は 26% であった。PFS 中央値は 8.8 カ月（95%CI：5.6-11.6 カ月）であった。Grade 3 以上の有害事象は 99% で認められ，CRS は 84%（Grade 3 が 4%，Grade 4 が 1%，Grade 5 が 1%），神経学的イベントは 18%（Grade 3 が 3%，Grade 4 以上は 0%）に生じた[19]。

Ⓘ3 ライン以上の化学療法歴もしくはプロテアソーム阻害薬と免疫調節薬の両方に抵抗性で抗

CD38 抗体の投与歴があり，直近の治療に不応性（12 カ月以内に進行）である再発・難治性の多発性骨髄腫を対象として，BCMA を標的としたシルタカブタゲン オートルユーセルの単群第 I b/ II 相試験（CARTITUDE-1 試験）が行われ，97 例に対してシルタカブタゲン オートルユーセルが投与された。主要評価項目である全奏効割合は 97%（95%CI：91-99%），厳格な完全奏効の割合は 67% であった。12 カ月時点の PFS 率は 77%，OS 率は 89% であった。Grade 3 以上の有害事象は 94% で認められ，CRS は 95%（Grade 3 が 3%，Grade 4 が 1%，Grade 5 が 1%），神経学的イベントは 21%（Grade 3 以上が 9%）に生じた[20]。

●エビデンスの解説（3）その他の免疫療法

Ⓙフィラデルフィア染色体陰性の再発・難治性 B 細胞性急性リンパ性白血病 405 例を対象として，ブリナツモマブ単剤と標準的化学療法を比較する第 III 相試験（TOWER 試験）が行われた。中間解析において，ブリナツモマブ投与群は標準化学療法群と比べて主要評価項目である OS の有意な延長が認められた（中央値：7.7 カ月 vs. 4 カ月，HR：0.71，95%CI：0.55-0.93，p ＜0.01）。血液学的完全寛解割合（造血回復が不十分あるいは造血回復を伴わない完全寛解を含む）もブリナツモマブ投与群で優れていた（44% vs. 25%，p＜0.001）[21]。

Ⓗ第二世代以降のチロシンキナーゼ阻害薬に抵抗性あるいは不耐容のフィラデルフィア染色体陽性 B 細胞性急性リンパ性白血病 45 例を対象として，ブリナツモマブ単剤の投与を行う単群第 II 相試験では，主要評価項目である初回 2 サイクルの血液学的完全寛解割合（部分的造血回復を伴う完全寛解を含む）が 36%（T315I 変異を有する 10 例中 4 例を含む）であり，RFS 中央値は 6.7 カ月，OS 中央値は 7.1 カ月であった。有害事象として，発熱（58%），発熱性好中球減少症（40%），頭痛（31%）を高頻度に認めた。免疫関連有害事象として Grade 1～2 の CRS を 3 例に認めた。ICANS（47%）の内訳では，感覚異常（13%），錯乱（11%），めまい（9%），振戦（9%）などであり，Grade 3 の ICANS を 3 例（失語，片麻痺，神経障害，意識障害）に認めたが，Grade 4 以上の ICANS は認められなかった[22]。

2　食道癌

●エビデンスの強さ

術後補助療法

Ⓐ術前化学放射線療法後に食道切除術を行った場合，ニボルマブの投与はプラセボの投与と比較し有意な DFS の延長を示す（**エビデンスの強さ B**）[1]。

切除不能・進行再発期：化学療法未治療例

Ⓑ5-FU＋シスプラチン併用化学療法にペムブロリズマブの併用投与は，5-FU＋シスプラチン併用化学療法と比較し OS の延長を示す（**エビデンスの強さ B**）[2]。

Ⓒ扁平上皮癌に対して，5-FU＋シスプラチン併用化学療法にニボルマブの併用投与は 5-FU＋シスプラチン併用化学療法と比較し OS の延長を示す（**エビデンスの強さ B**）[3]。

Ⓓ扁平上皮癌に対して，イピリムマブ＋ニボルマブ併用療法は化学療法（FP 療法）と比較し有意な OS の延長を示す（**エビデンスの強さ B**）[3]。

切除不能・進行再発期：化学療法既治療例

Ⓔ扁平上皮癌に対して，ニボルマブ単剤療法は化学療法と比較し有意な OS の延長を示す（**エビデンスの強さ B**）[7]。

Ⓕ扁平上皮癌かつ PD-L1 CPS≧10 に対して，ペムブロリズマブ単剤療法は化学療法と比較し OS の延長を示す（**エビデンスの強さ C**）[8]。

●臓器別エビデンス：検索用語と抽出結果

検索データベース：PubMed，検索実行日：2021/6/27

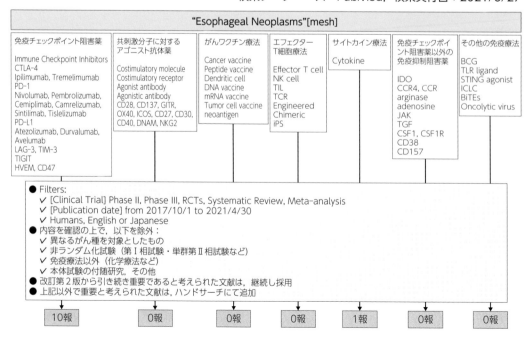

●文献抽出結果

・11 報のランダム化比較試験が抽出された。内訳は，免疫チェックポイント阻害薬 10 報（うちハンドサーチ 3 報），サイトカイン療法 1 報であった。

●抽出文献（1）免疫チェックポイント阻害薬

1) Kelly RJ, Ajani JA, Kuzdzal J, et al. Adjuvant Nivolumab in Resected Esophageal or Gastroesophageal Junction Cancer. N Engl J Med. 2021; 384(13): 1191-203.
2) Sun JM, Shen L, Shah MA, et al. Pembrolizumab plus chemotherapy versus chemotherapy alone for first-line treatment of advanced oesophageal cancer(KEYNOTE-590): a randomised, placebo-controlled, phase 3 study. Lancet. 2021; 398(10302): 759-71.
3) Doki Y, Ajani JA, Kato K, et al. Nivolumab Combination Therapy in Advanced Esophageal Squamous-Cell Carcinoma. N Engl J Med. 2022; 386(5): 449-62.
4) Luo H, Lu J, Bai Y, et al. Effect of Camrelizumab vs Placebo Added to Chemotherapy on Survival and Progression-Free Survival in Patients With Advanced or Metastatic Esophageal Squamous Cell Carcinoma: The ESCORT-1st Randomized Clinical Trial. JAMA. 2021; 326(10): 916-25.
5) Lu Z, Wang J, Shu Y, et al. Sintilimab versus placebo in combination with chemotherapy as first line treatment for locally advanced or metastatic oesophageal squamous cell carcinoma(ORIENT-15): multicentre, randomised, double blind, phase 3 trial. BMJ. 2022; 377: e068714.
6) Wang ZX, Cui C, Yao J, et al. Toripalimab plus chemotherapy in treatment-naïve, advanced esophageal squamous cell carcinoma(JUPITER-06): A multi-center phase 3 trial. Cancer Cell. 2022; 40(3): 277-88.
7) Kato K, Cho BC, Takahashi M, et al. Nivolumab versus chemotherapy in patients with advanced oesophageal squamous cell carcinoma refractory or intolerant to previous chemotherapy(ATTRACTION-3): a multicentre, randomised, open-label, phase 3 trial. Lancet Oncol. 2019; 20(11): 1506-17.
8) Kojima T, Shah MA, Muro K, et al. Randomized Phase III KEYNOTE-181 Study of Pembrolizumab Versus Chemotherapy in Advanced Esophageal Cancer. J Clin Oncol. 2020; 38(35): 4138-48.
9) Huang J, Xu J, Chen Y, et al. Camrelizumab versus investigator's choice of chemotherapy as second-line therapy for advanced or metastatic oesophageal squamous cell carcinoma(ESCORT): a multicentre, randomised, open-label, phase 3 study. Lancet Oncol. 2020; 21(6): 832-42.
10) Shen L, Kato K, Kim SB, et al. Tislelizumab Versus Chemotherapy as Second-Line Treatment for Advanced or Metastatic Esophageal Squamous Cell Carcinoma(RATIONALE-302): A Randomized Phase III Study. J Clin Oncol. 2022; 40(26): 3065-76.

●抽出文献（2）サイトカイン療法

11) Wang FH, Wang Y, Sun GP, et al. Efficacy and safety of recombinant human lymphotoxin-α derivative with cisplatin and fluorouracil in patients with metastatic esophageal squamous cell carcinoma: A randomized, multicenter, open-label, controlled, phase 2b trial. Cancer. 2017; 123(20): 3986-94.

●エビデンスの解説（1）免疫チェックポイント阻害薬

術後補助療法

Ⓐ臨床病期Ⅱ・Ⅲ期（AJCC 第 7 版）の食道または食道胃接合部癌において，プラチナ併用術前化学放射線療法の後に根治的切除症例のうち，病理学的完全奏効が得られていない患者を対象に，ニボルマブとプラセボによる術後補助療法の比較第Ⅲ相試験（CheckMate 577 試験）が行われた。本試験では，扁平上皮癌と腺癌がそれぞれ 29％，71％を占めていた。中間解析におい

て主要評価項目である DFS は，ニボルマブ群で有意な延長を認めた（22.4 カ月 vs. 11.0 カ月，HR：0.69，96.4％CI：0.56-0.86，p＜0.001）[1]。

切除不能・進行再発期：化学療法未治療例

Ⓑ前治療歴のない根治切除不能な進行・再発食道癌を対象として，5-FU＋シスプラチン併用化学療法（以下 FP 療法）にペムブロリズマブまたはプラセボを併用する比較第Ⅲ相試験（KEYNOTE-590 試験）が行われた。本試験では，扁平上皮癌と腺癌がそれぞれ 73％，27％を占めていた。中間解析において，主要評価項目の一つである OS の有意な延長を認めた（中央値：12.4 カ月 vs. 9.8 カ月，HR：0.73，95％CI：0.62-0.86，p＜0.0001）[2]。

ⒸⒹ前治療歴のない根治切除不能な進行・再発食道扁平上皮癌を対象に，FP 療法とニボルマブ＋FP 療法，そしてイピリムマブ＋ニボルマブの 3 群による比較第Ⅲ相試験（CheckMate 648 試験）が行われた。中間解析において，ニボルマブ＋FP 療法は FP 療法と比較し OS の有意な延長を認めた（中央値：13.2 カ月 vs. 10.7 カ月，HR：0.74，99.1％CI：0.58-0.96，p＝0.002）。また，イピリムマブ＋ニボルマブ療法も同じく FP 療法と比較し OS の有意な延長を認めた（中央値：12.8 カ月 vs. 10.7 カ月，HR：0.78，98.2％CI：0.62-0.98，p＝0.01）[3]。

・前治療歴のない根治切除不能な進行・再発食道扁平上皮癌を対象に，パクリタキセル＋シスプラチン併用化学療法に camrelizumab（抗 PD-1 抗体薬）またはプラセボを併用する比較第Ⅲ相試験（ESCORT-1st 試験）が行われた。中間解析において，主要評価項目の一つである OS は camrelizumab 併用群において有意な延長を認めた（中央値：15.3 カ月 vs. 12.0 カ月，HR：0.70，95％CI：0.56-0.88，p＝0.001）[4]。

・前治療歴のない根治切除不能な進行・再発食道扁平上皮癌を対象に，シスプラチンに 5-FU またはパクリタキセル併用化学療法に sintilimab（抗 PD-1 抗体薬）またはプラセボを併用する比較第Ⅲ相試験（ORIENT-15 試験）が行われた。中間解析において，主要評価項目である OS の有意な延長を認めた（中央値：16.7 カ月 vs. 12.5 カ月，HR：0.63，95％CI：0.51-0.78，p＜0.001）[5]。

・前治療歴のない根治切除不能な進行・再発食道扁平上皮癌を対象に，パクリタキセル＋シスプラチン併用化学療法に toripalimab（抗 PD-1 抗体薬）またはプラセボを併用する比較第Ⅲ相試験（JUPITER-06 試験）が行われた。中間解析において，主要評価項目の一つである OS は toripalimab 併用群で有意な延長を認めた（中央値：17.0 カ月 vs. 11.0 カ月，HR：0.58，95％CI：0.43-0.78，p＝0.0004）[6]。

切除不能・進行再発期：化学療法既治療例

Ⓔ一次治療として化学療法歴のある根治切除不能な進行・再発の食道扁平上皮癌を対象に，ニボルマブと医師選択化学療法（パクリタキセル，ドセタキセルの中から研究者が選択）の比較第Ⅲ相試験（ATTRACTION-3 試験）が行われた。主要評価項目である OS は，ニボルマブ群で有意な延長を認めた（中央値：10.9 カ月 vs. 8.4 カ月，HR：0.77，95％CI：0.62-0.96，p＝0.019）[7]。

Ⓕ一次治療として化学療法歴のある根治切除不能な進行・再発の食道扁平上皮癌および食道腺癌を対象に，ペムブロリズマブと医師選択化学療法（パクリタキセル，ドセタキセルまたはイリノテカンの中から研究者が選択）の比較第Ⅲ相試験（KEYNOTE-181 試験）が行われた。全体集団において，ペムブロリズマブは化学療法と比較して有意な OS の延長を認めなかった（中央値：7.1 カ月 vs. 7.1 カ月，HR：0.89，95％CI：0.75-1.05，p＝0.560）。一方，探索的な解析結果における PD-L1 陽性（CPS≧10）かつ扁平上皮癌において，ペムブロリズマブ群で OS の延

長を認めた（中央値：10.3 カ月 vs. 6.7 カ月，HR：0.64，95％CI：0.46-0.90）[8]。

・一次治療として化学療法歴のある根治切除不能な進行・再発の食道扁平上皮癌を対象に，cam-relizumab（抗 PD-1 抗体薬）と医師選択化学療法（ドセタキセル，イリノテカンの中から研究者が選択）の比較第Ⅲ相試験（ESCORT 試験）が行われた。主要評価項目である OS は，camrelizumab 群で有意な延長を認めた（中央値：8.3 カ月 vs. 6.2 カ月，HR：0.71，95％CI：0.57-0.87，$p = 0.0010$）[9]。

・一次治療として化学療法歴のある根治切除不能な進行・再発の食道扁平上皮癌を対象に，tislelizumab（抗 PD-1 抗体薬）と医師選択化学療法（パクリタキセル，ドセタキセル，イリノテカンの中から研究者が選択）の比較第Ⅲ相試験（RATIONALE-302 試験）が行われた。主要評価項目である OS は，tislelizumab 群で有意な延長を認めた（中央値：8.6 カ月 vs. 6.3 カ月，HR：0.70，95％CI：0.57-0.85，$p = 0.0001$）[10]。

●エビデンスの解説（2）サイトカイン療法

・前治療歴のない転移性食道癌を対象に，シスプラチン・5-FU（PF）療法＋recombinant human lymphotoxin-α derivative（rhLTα）10 μg/m^{2}と PF 療法＋rhLTα 20 μg/m^{2}と PF 療法の 3 群を比較する第Ⅱ相試験が報告された。主要評価項目である PFS はそれぞれ 3.9 カ月，5.7 カ月，4.9 カ月であり，PF 療法に対して rhLTα を上乗せすることによる PFS の有意な延長は示されなかった[11]。

Ⅲ

がん免疫療法のがん種別エビデンス

3 胃癌

●エビデンスの確実性

免疫チェックポイント阻害薬

進行期・一次治療

Ⓐ標準的化学療法にニボルマブを併用する治療法は，化学療法と比較し OS の有意な延長を示す（**エビデンスの強さ B**）。ただし，PD-L1 CPS<5 の症例に対しては，ハザード比の点推定値が全体集団に対し劣る傾向にある[1]。

進行期・二次治療（免疫チェックポイント阻害薬未投与例）

ⒷdMMR/MSI-H を有する場合，ペムブロリズマブ単剤療法は化学療法と比較し OS の延長を認める（**エビデンスの強さ C**）[6,7]。

進行期・三次治療（免疫チェックポイント阻害薬未投与例）

Ⓒニボルマブ単剤療法は，プラセボと比較し OS の延長を示す（**エビデンスの強さ B**）[8]。

●臓器別エビデンス：検索用語と抽出結果

検索データベース：PubMed，検索実行日：2021/6/27

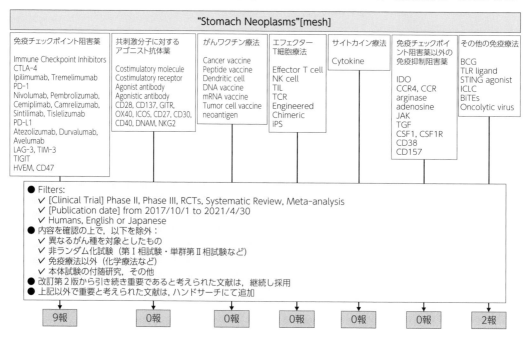

●文献抽出結果

・10 報のランダム化比較試験が抽出された。内訳は，免疫チェックポイント阻害薬 8 報（ハンド

サーチ4報），その他の免疫療法2報であった。

・ハンドサーチにて，ランダム化比較試験のサブグループ解析報告1報を採用した。

●抽出文献（1）免疫チェックポイント阻害薬

1) Janjigian YY, Shitara K, Moehler M, et al. First-line nivolumab plus chemotherapy versus chemotherapy alone for advanced gastric, gastro-oesophageal junction, and oesophageal adenocarcinoma(CheckMate 649): a randomised, open-label, phase 3 trial. Lancet. 2021; 398(10294): 27-40.

2) Kang YK, Chen LT, Ryu MH, et al. Nivolumab plus chemotherapy versus placebo plus chemotherapy in patients with HER2-negative, untreated, unresectable advanced or recurrent gastric or gastro-oesophageal junction cancer(ATTRACTION-4): a randomised, multicentre, double-blind, placebo-controlled, phase 3 trial. Lancet Oncol. 2022; 23(2): 234-47.

3) Shitara K, Van Cutsem E, Bang YJ, et al. Efficacy and Safety of Pembrolizumab or Pembrolizumab Plus Chemotherapy vs Chemotherapy Alone for Patients With First-line, Advanced Gastric Cancer: The KEYNOTE-062 Phase 3 Randomized Clinical Trial. JAMA Oncol. 2020; 6(10): 1571-80.

4) Moehler M, Dvorkin M, Boku N, et al. Phase III Trial of Avelumab Maintenance After First-Line Induction Chemotherapy Versus Continuation of Chemotherapy in Patients With Gastric Cancers: Results From JAVELIN Gastric 100. J Clin Oncol. 2021; 39(9): 966-77.

5) Bang YJ, Cho JY, Kim YH, et al. Efficacy of Sequential Ipilimumab Monotherapy versus Best Supportive Care for Unresectable Locally Advanced/Metastatic Gastric or Gastroesophageal Junction Cancer. Clin Cancer Res. 2017; 23(19): 5671-8.

6) Shitara K, Özgüroğlu M, Bang YJ, et al. Pembrolizumab versus paclitaxel for previously treated, advanced gastric or gastro-oesophageal junction cancer(KEYNOTE-061): a randomised, open-label, controlled, phase 3 trial. Lancet. 2018; 392(10142): 123-33.

7) Pietrantonio F, Randon G, Di Bartolomeo M, et al. Predictive role of microsatellite instability for PD-1 blockade in patients with advanced gastric cancer: a meta-analysis of randomized clinical trials. ESMO Open. 2021; 6(1): 100036.

8) Kang YK, Boku N, Satoh T, et al. Nivolumab in patients with advanced gastric or gastro-oesophageal junction cancer refractory to, or intolerant of, at least two previous chemotherapy regimens(ONO-4538-12, ATTRACTION-2): a randomised, double-blind, placebo-controlled, phase 3 trial. Lancet. 2017; 390(10111): 2461-71.

9) Bang YJ, Yañez Ruiz E, Van Cutsem E, et al. Phase III, randomised trial of avelumab versus physician's choice of chemotherapy as third-line treatment of patients with advanced gastric or gastro-oesophageal junction cancer: primary analysis of JAVELIN Gastric 300. Ann Oncol. 2018; 29(10): 2052-60.

●抽出文献（2）その他の免疫療法

10) Jeung HC, Moon YW, Rha SY, et al. Phase III trial of adjuvant 5-fluorouracil and adriamycin versus 5-fluorouracil, adriamycin, and polyadenylic-polyuridylic acid(poly A: U)for locally advanced gastric cancer after curative surgery: final results of 15-year follow-up. Ann Oncol. 2008; 19(3): 520-6.

11) Popiela T, Kulig J, Czupryna A, et al. Efficiency of adjuvant immunochemotherapy following curative resection in patients with locally advanced gastric cancer. Gastric Cancer. 2004; 7(4): 240-5.

●エビデンスの解説（1）免疫チェックポイント阻害薬

進行期・一次治療

Ⓐ HER2 陰性未治療切除不能進行・転移性胃癌・食道胃接合部癌・食道癌（腺癌）を対象として，標準化学療法（CapeOX 療法または FOLFOX 療法）に対するニボルマブの上乗せ効果あるいはニボルマブ＋イピリムマブの優越性を検証する比較第Ⅲ相試験（CheckMate 649 試験）が行

われ，標準化学療法＋ニボルマブ併用群の結果が報告された。主要評価項目である PD-L1 CPS ≧5 の症例における OS および PFS は，どちらもニボルマブ併用群で有意な延長が認められた（OS 中央値：14.4 カ月 vs. 11.1 カ月，HR：0.71，98.4％CI：0.59-0.86，$p<0.0001$，PFS 中央値：7.7 カ月 vs. 6.0 カ月，HR：0.68，98％CI：0.56-0.81，$p<0.0001$）。全体集団においても，ニボルマブ併用群で有意な OS，PFS の延長が認められた（OS 中央値：13.8 カ月 vs. 11.3 カ月，HR：0.80，99.3％CI：0.68-0.94，$p=0.0002$，PFS 中央値：7.7 カ月 vs. 6.9 カ月，HR：0.77，95％CI：0.68-0.87）。一方，PD-L1 CPS<5 症例に対する OS および PFS の HR は，それぞれ 0.94（95％CI：0.78-1.13），0.93（95％CI：0.76-1.12）であった[1]。

・HER2 陰性切除不能進行・再発胃癌・食道胃接合部癌（腺癌）を対象に，標準化学療法（SOX 療法または CapeOX 療法）に対するニボルマブの上乗せ効果を検証する比較第Ⅲ相試験（ATTRACTION-4 試験）が行われた。主要評価項目である PFS は，ニボルマブ併用群で有意な延長を認めた（中央値：10.45 カ月 vs. 8.34 カ月，HR：0.68，98.51％CI：0.51-0.90，$p=0.0007$）。一方，もう一つの主要評価項目である OS は，ニボルマブ併用群で統計学的に有意な差を証明することはできなかった（中央値：17.45 カ月 vs. 17.15 カ月，HR：0.90，95％CI：0.75-1.08，$p=0.26$）[2]。

・HER2 陰性 PD-L1 CPS≧1 の切除不能進行・再発胃癌または食道胃接合部癌症例を対象に，標準化学療法（FP 療法または XP 療法）に対するペムブロリズマブ併用療法の優越性並びにペムブロリズマブ単独療法の優越性と非劣性を検証する第Ⅲ相試験（KEYNOTE-062 試験）が行われた。主要評価項目は PD-L1 CPS≧1 および CPS≧10 の患者集団における OS ならびに PD-L1 CPS≧1 における PFS であった。PD-L1 CPS≧1 の症例において，ペムブロリズマブ併用群の化学療法に対する OS の優越性は証明されなかった（中央値：12.5 カ月 vs. 11.1 カ月，HR：0.85，95％CI：0.70-1.03，$p=0.05$）。ペムブロリズマブ単独群は，化学療法群に対して OS は非劣性であったが，優越性は証明されなかった（中央値：10.6 カ月 vs. 11.1 カ月，HR：0.91，95％CI：0.74-1.10）。また，PFS に関してもペムブロリズマブ併用群（HR：0.84，95％CI：0.70-1.02，$p=0.04$），ペムブロリズマブ単独群（HR：1.66，95％CI：1.37-2.01）と，どちらも優越性を証明することはできなかった。PD-L1 CPS≧10 の症例において，ペムブロリズマブ併用群の化学療法群に対する OS の優越性は証明されなかった（中央値：12.3 カ月 vs. 10.8 カ月，HR：0.85，95％CI：0.62-1.17，$p=0.16$）。一方，ペムブロリズマブ単独群は OS において良好な傾向がみられた（中央値：17.4 カ月 vs. 10.8 カ月，HR：0.69，95％CI：0.49-0.97）[3]。

・HER2 陰性切除不能局所進行・転移性胃癌および食道胃接合部癌で，12 週間の標準治療（FOLFOX 療法または CapeOX 療法）後に増悪しなかった症例を対象に，アベルマブによる維持療法の BSC に対する優越性を検証する第Ⅲ相試験（JAVELIN Gastric 100 試験）が行われた。主要評価項目はランダム化された全症例および PD-L1 陽性（PD-L1 TPS>1％）における OS であった。全症例集団において，アベルマブ群の化学療法群に対する OS の優越性は証明されなかった（中央値：10.4 カ月 vs. 10.9 カ月，HR：0.91，95％CI：0.74-1.11，$p=0.1779$）。PD-L1 陽性集団においても，アベルマブ群の OS の優越性は証明されなかった（中央値：16.2 カ月 vs. 17.7 カ月，HR：1.13，95％CI：0.57-2.23，$p=0.6352$）[4]。

・フッ化ピリミジン＋プラチナによる一次化学療法の治療効果（CR，PR，SD）を認めた切除不能局所進行・転移性胃癌および食道胃接合部癌を対象に，イピリムマブと BSC（フッ化ピリミ

ジンの継続を含む）を比較したランダム化第Ⅱ相試験では，主要評価項目である免疫関連PFS（irPFS）は，イピリムマブ群で有意な延長は認められなかった（中央値：2.92カ月 vs. 4.90カ月，HR：1.44，80%CI：1.09-1.91，$p=0.097$）[5]。

進行期・二次治療（免疫チェックポイント阻害薬未投与例）

Ⓑフッ化ピリミジン＋プラチナ（HER2陽性の場合トラスツズマブも）に対し不応となったPD-L1陽性（CPS≧1）の切除不能進行・再発胃癌および食道胃接合部癌を対象として，ペムブロリズマブのパクリタキセルに対する優越性を検証する比較第Ⅲ相試験（KEYNOTE-061試験）が行われた。主要評価項目であるOS，PFSにおいて，ペムブロリズマブ群はパクリタキセル群と比較し優越性は証明されなかった（OS中央値：9.1カ月 vs. 8.3カ月，HR：0.82，95%CI：0.66-1.03，$p=0.0421$）（PFS中央値：1.5カ月 vs. 4.1カ月，HR：1.27，95%CI：1.03-1.57）。なお，MSI-H症例を対象としたサブセット解析では，ペムブロリズマブ群でOSの著明な延長を認めた（中央値：未到達 vs. 8.1カ月，HR：0.42，95%CI：0.13-1.31）[6,7]。

進行期・三次治療（免疫チェックポイント阻害薬未投与例）

Ⓒ2レジメン以上の標準化学療法に不耐ないし不応の切除不能進行・再発の胃癌ないしは食道胃接合部癌を対象に，プラセボに対するニボルマブの優越性を検証する比較第Ⅲ相試験（ATTRACTION-2試験）が行われた。主要評価項目であるOSは，ニボルマブ群で有意な延長が認められた（中央値：5.26カ月 vs. 4.14カ月，HR：0.63，95%CI：0.51-0.78，$p<0.0001$）[8]。

・切除不能進行・再発胃癌ないし食道胃接合部癌を対象に，三次治療として化学療法（パクリタキセルまたはイリノテカン）に対するアベルマブの優越性を検証する第Ⅲ相試験（JAVELIN Gastric 300試験）が行われた。主要評価項目であるOSにおいて，化学療法群に対するアベルマブ群の優越性は証明されなかった（中央値：4.6カ月 vs. 5.0カ月，HR：1.1，95%CI：0.9-1.4；$p=0.81$）[9]。

◉エビデンスの解説（2）その他の免疫療法

・根治切除術を施行された術後Ⅱ/Ⅲ期胃癌症例を対象に，術後補助化学療法して化学療法（5-FU＋ドキソルビシン）に対するpolyadenylic-polyuridylic acid（poly A：U）の上乗せ効果を検証した第Ⅲ相試験が行われた。併用療法群は，化学療法単独群と比較しOS（HR：0.67，$p=0.013$）およびRFS（HR：0.61，$p-0.005$）の有意な延長を示した[10]。

・D2郭清を伴う胃切除後（R0またはR1）のTNM分類第5版に基づく術後Ⅲ/Ⅳ期症例を対象に，手術単独に対するFAM（5-FU，ドキソルビシン，マイトマイシンC）療法およびBCG（bacille Calmette-Guérin）とFAMの併用療法の3群の比較試験が行われた。手術単独群・化学療法群と比較して，BCG併用群において10年OS率の有意な改善が認められた（10年OS率：BCG併用群47.1% vs. 化学療法群30%，$p<0.037$，BCG併用群 vs. 手術単独群15.2%，$p<0.0006$）[11]。

Ⅲ

がん免疫療法のがん種別エビデンス

4 大腸癌

◉エビデンスの確実性

免疫チェックポイント阻害薬

未治療進行期

Ⓐ dMMR/MSI-H 大腸癌に対するペムブロリズマブ単剤療法は，標準化学療法（FOLFOX/FOL-FIRI±ベバシズマブ/セツキシマブ）と比較し，有意な PFS の延長を示す（**エビデンスの強さ B**）[1]。

既治療進行期

Ⓑ dMMR/MSI-H 大腸癌に対するペムブロリズマブ単剤療法は，奏効割合などの有効性を示す（**エビデンスの強さ C**）[2,3]。

Ⓒ dMMR/MSI-H 大腸癌に対するニボルマブ単剤療法は，奏効割合などの有効性を示す（**エビデンスの強さ C**）[4]。

Ⓓ dMMR/MSI-H 大腸癌に対するニボルマブ＋イピリムマブ併用療法は，奏効割合などの有効性を示す（**エビデンスの強さ C**）[5]。

◉臓器別エビデンス：検索用語と抽出結果

検索データベース：PubMed，検索実行日：2021/7/1

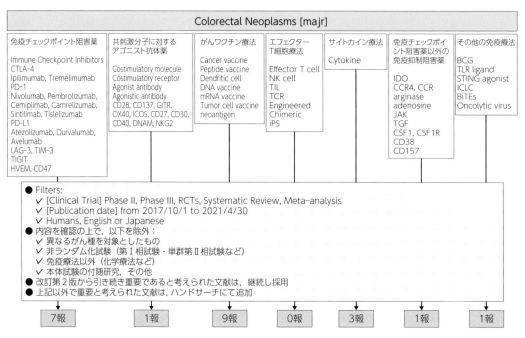

●文献抽出結果

・18 報のランダム化比較試験が抽出された。内訳は，免疫チェックポイント阻害薬 3 報（うち第Ⅲ相試験 3 報），共刺激分子に対するアゴニスト抗体薬 1 報，がんワクチン療法 9 報，サイトカイン療法 3 報（うち第Ⅲ相試験 1 報），免疫チェックポイント阻害薬以外の免疫抑制阻害薬 1 報，その他の免疫療法 1 報であった。

・ハンドサーチにて，免疫チェックポイント阻害薬による 4 報の単群試験を採用した。

●抽出文献（1）免疫チェックポイント阻害薬

1) André T, Shiu KK, Kim TW, et al. Pembrolizumab in Microsatellite-Instability-High Advanced Colorectal Cancer. N Engl J Med. 2020; 383(23): 2207-18.
2) Le DT, Uram JN, Wang H, et al. PD-1 Blockade in Tumors with Mismatch-Repair Deficiency. N Engl J Med. 2015; 372(26): 2509-20.
3) Le DT, Kim TW, Van Cutsem E, et al. Phase II Open-Label Study of Pembrolizumab in Treatment-Refractory, Microsatellite Instability-High/Mismatch Repair-Deficient Metastatic Colorectal Cancer: KEYNOTE-164. J Clin Oncol. 2020; 38(1): 11-9.
4) Overman MJ, McDermott R, Leach JL, et al. Nivolumab in patients with metastatic DNA mismatch repair-deficient or microsatellite instability-high colorectal cancer(CheckMate 142): an open-label, multicentre, phase 2 study. Lancet Oncol. 2017; 18(9): 1182-91.
5) Overman MJ, Lonardi S, Wong KYM, et al. Durable Clinical Benefit With Nivolumab Plus Ipilimumab in DNA Mismatch Repair-Deficient/Microsatellite Instability-High Metastatic Colorectal Cancer. J Clin Oncol. 2018; 36(8): 773-9.
6) Tabernero J, Grothey A, Arnold D, et al. MODUL cohort 2: an adaptable, randomized, signal-seeking trial of fluoropyrimidine plus bevacizumab with or without atezolizumab maintenance therapy for BRAF^wt metastatic colorectal cancer. ESMO Open. 2022; 7(5): 100559.
7) Eng C, Kim TW, Bendell J, et al. Atezolizumab with or without cobimetinib versus regorafenib in previously treated metastatic colorectal cancer(IMblaze370): a multicentre, open-label, phase 3, randomised, controlled trial. Lancet Oncol. 2019; 20(6): 849-61.

●抽出文献（2）共刺激分子に対するアゴニスト抗体薬

8) Schmoll HJ, Wittig B, Arnold D, et al. Maintenance treatment with the immunomodulator MGN1703, a Toll-like receptor 9(TLR9)agonist, in patients with metastatic colorectal carcinoma and disease control after chemotherapy: a randomised, double-blind, placebo-controlled trial. J Cancer Res Clin Oncol. 2014; 140(9): 1615-24.

●抽出文献（3）がんワクチン療法

9) Uyl-de Groot CA, Vermorken JB, Hanna MG Jr, et al. Immunotherapy with autologous tumor cell-BCG vaccine in patients with colon cancer: a prospective study of medical and economic benefits. Vaccine. 2005; 23 (17-18): 2379-87.
10) Harris JE, Ryan L, Hoover HC Jr, et al. Adjuvant active specific immunotherapy for stage II and III colon cancer with an autologous tumor cell vaccine: Eastern Cooperative Oncology Group Study E5283. J Clin Oncol. 2000; 18(1): 148-57.
11) Rodriguez J, Castañón E, Perez-Gracia JL, et al. A randomized phase II clinical trial of dendritic cell vaccination following complete resection of colon cancer liver metastasis. J Immunother Cancer. 2018; 6(1): 96.

12）Caballero-Baños M, Benitez-Ribas D, Tabera J, et al. Phase II randomised trial of autologous tumour lysate dendritic cell plus best supportive care compared with best supportive care in pre-treated advanced colorectal cancer patients. Eur J Cancer. 2016; 64: 167-74.

13）Morse MA, Niedzwiecki D, Marshall JL, et al. A randomized phase Ⅱ study of immunization with dendritic cells modified with poxvectors encoding CEA and MUC1 compared with the same poxvectors plus GM-CSF for resected metastatic colorectal cancer. Ann Surg. 2013; 258(6): 879-86.

14）Barth RJ Jr, Fisher DA, Wallace PK, et al. A randomized trial of ex vivo CD40L activation of a dendritic cell vaccine in colorectal cancer patients: tumor-specific immune responses are associated with improved survival. Clin Cancer Res. 2010; 16(22): 5548-56.

15）Moulton HM, Yoshihara PH, Mason DH, et al. Active specific immunotherapy with a beta-human chorionic gonadotropin peptide vaccine in patients with metastatic colorectal cancer: antibody response is associated with improved survival. Clin Cancer Res. 2002; 8(7): 2044-51.

16）Schulze T, Kemmner W, Weitz J, et al. Efficiency of adjuvant active specific immunization with Newcastle disease virus modified tumor cells in colorectal cancer patients following resection of liver metastases: results of a prospective randomized trial. Cancer Immunol Immunother. 2009; 58(1): 61-9.

17）Ullenhag GJ, Spendlove I, Watson NF, et al. A neoadjuvant／adjuvant randomized trial of colorectal cancer patients vaccinated with an anti-idiotypic antibody, 105AD7, mimicking CD55. Clin Cancer Res. 2006; 12 (24): 7389-96.

●抽出文献（4）サイトカイン療法

18）Fu QG, Meng FD, Shen XD, et al. Efficacy of intraperitoneal thermochemotherapy and immunotherapy in intraperitoneal recurrence after gastrointestinal cancer resection. World J Gastroenterol. 2002; 8(6): 1019-22.

19）Correale P, Botta C, Rotundo MS, et al. Gemcitabine, oxaliplatin, levofolinate, 5-fluorouracil, granulocyte-macrophage colony-stimulating factor, and interleukin-2(GOLFIG)versus FOLFOX chemotherapy in metastatic colorectal cancer patients: the GOLFIG-2 multicentric open-label randomized phase Ⅲ trial. J Immunother. 2014; 37(1): 26-35.

20）Staib L, Link KH, Beger HG, et al. Toxicity and effects of adjuvant therapy in colon cancer: results of the German prospective, controlled randomized multicenter trial FOGT-1. J Gastrointest Surg. 2001; 5(3): 275-81.

●抽出文献（5）免疫チェックポイント阻害薬以外の免疫抑制阻害薬

21）Fogelman D, Cubillo A, Garcia-Alfonso P, et al. Randomized, double-blind, phase two study of ruxolitinib plus regorafenib in patients with relapsed/refractory metastatic colorectal cancer. Cancer Med. 2018; 7(11): 5382-93.

●抽出文献（6）その他の免疫療法

22）Ito K, Nakazato H, Koike A, et al. Long-term effect of 5-fluorouracil enhanced by intermittent administration of polysaccharide K after curative resection of colon cancer. A randomized controlled trial for 7-year followup. Int J Colorectal Dis. 2004; 19(2): 157-64.

●エビデンスの解説（1）免疫チェックポイント阻害薬

Ⓐ dMMR/MSI-H の未治療大腸癌を対象として，ペムブロリズマブ単剤療法と標準療法（FOLFOX±ベバシズマブ/セツキシマブまたは FOLFIRI±ベバシズマブ/セツキシマブを比較した第Ⅲ相試験（KEYNOTE-177 試験）が行われた。主要評価項目である PFS は，ペムブロリズマブ単剤療法群で有意な延長が示された（中央値：16.5 カ月 vs. 8.2 カ月，HR：0.60,

95％CI：0.45-0.80，$p=0.0002$）。もう一つの主要評価項目である OS は，中間解析の時点でイベント数の不足により詳細は報告されていない[1]。

Ⓑ dMMR の大腸癌，pMMR（mismatch repair-proficient）の大腸癌，dMMR の転移性固形がん*を対象として，ペムブロリズマブ単剤療法を用いる第 II 相複数コホート非比較試験が行われた。dMMR および pMMR の大腸癌のコホート 32 例において，奏効割合は 40％ vs. 0％，病勢制御割合は 90％ vs. 11％，PFS 中央値は未到達 vs. 2.2 カ月（HR：0.10，95％CI：0.03-0.37，p ＜0.001），および OS 中央値は未到達 vs. 5.0 カ月（HR 0.22，95％CI：0.05-1.00，$p=0.05$）であり，dMMR 大腸癌で良好な結果が認められた[2]。

*dMMR の転移性固形がんについては本章「20. dMMR/MSI-H を有する切除不能・転移性の固形がん」（p.221）を参照されたい。

Ⓑ dMMR/MSI-H の既治療大腸癌を対象として，ペムブロリズマブ単剤療法の単群第 II 相試験（KEYNOTE-164 試験）が行われた。コホート A（2 レジメン以上既治療）において 61 例，コホート B（1 レジメン以上既治療）において 63 例が投与され，奏効割合はともに 33％，病勢制御割合はそれぞれ 51％，57％，PFS 中央値はそれぞれ 2.3 カ月，4.1 カ月，および OS 中央値はそれぞれ 31.4 カ月，未到達と報告された[3]。

Ⓒ dMMR/MSI-H の大腸癌を対象として，ニボルマブ単剤療法の単群第 II 相試験（CheckMate 142 試験）が行われた。74 例が投与され，奏効割合 31％，病勢制御割合 69％，PFS 中央値 14 カ月，および OS 中央値は未到達と報告された。解析時点で，奏効を認めた 23 例全例が生存しており，そのうちの 8 例は奏効が 12 カ月以上持続していた[4]。

Ⓓ dMMR/MSI-H の既治療大腸癌を対象として，ニボルマブ＋イピリムマブ併用療法の第 II 相試験（CheckMate 142 試験）が行われた。119 例が投与され，奏効割合 55％，病勢制御割合 86％，PFS/OS はともに未到達と報告された。奏効例の 94％は解析時点で奏効が持続しており，83％の症例では 6 カ月以上にわたって奏効が持続していた[5]。

・BRAF 野生型を有する未治療大腸癌で，導入療法として FOLFOX ＋ベバシズマブを 8 サイクル（16 週），または FOLFOX ＋ベバシズマブ併用療法を 6 サイクル（12 週）後に 5-FU ＋レボホリナート＋ベバシズマブ併用療法を 2 サイクル（4 週）実施され病勢コントロール（CR/PR/SD）の得られた症例を対象として，維持療法としてアテゾリズマブを標準療法（フッ化ピリミジン＋ベバシズマブ）に加えた試験治療群と標準療法群を比較したランダム化第 II 相試験（MODUL 試験 cohort 2）が行われた。主要評価項目である PFS は両群で統計学的な有意差は認められなかった（中央値：7.13 カ月 vs. 7.39 カ月，HR：0.92，95％CI：0.72-1.17，$p=0.483$）[6]。

・二次治療以上の治療歴がある既治療大腸癌を対象として，アテゾリズマブ＋cobimetinib（MEK 阻害薬）の併用療法群，アテゾリズマブ単剤療法群，標準療法であるレゴラフェニブ群を比較した第 III 相試験（IMblaze 370 試験）が行われた。主要評価項目である OS 中央値は，アテゾリズマブ＋cobimetinib 併用療法群が 8.9 カ月，アテゾリズマブ単剤療法群が 7.1 カ月，レゴラフェニブ群が 8.5 カ月であった。レゴラフェニブ群に対する HR は，アテゾリズマブ＋cobimetinib 併用療法群が 1.00（95％CI：0.73-1.38，$p=0.9871$），アテゾリズマブ単剤療法群が 1.19（95％CI：0.83-1.71，$p=0.3360$）と，ともに統計学的な有意差は認められなかった[7]。

III

がん免疫療法のがん種別エビデンス

●エビデンスの解説（2）共刺激分子に対するアゴニスト抗体薬

・一次化学療法にて FOLFOX/XELOX または FOLFIRI±ベバシズマブ投与によって 4.5〜6 カ月の間に病勢コントロール（CR, PR, SD）の得られた大腸癌患者を対象として, MGN1703（TLR-9 アゴニスト）投与群とプラセボ群を比較した第Ⅱ相試験が行われた。登録不良で早期終了となったが, 主要評価項目である PFS は, MGN1703 投与群で良い傾向にあった（中央値：2.8 カ月 vs. 2.7 カ月, HR：0.56, 95%CI：0.29-1.08, $p=0.07$）[8]。

●エビデンスの解説（3）がんワクチン療法

・根治切除後大腸癌を対象に, 術後療法として自己腫瘍細胞を用いた BCG ワクチン（OncoVAX）を投与する群と経過観察を行う群を比較する第Ⅲ相試験が行われた。5 年 RFS 率は 41.5% vs. 40.6%（$p=0.98$）, 5 年 OS 率は 37.6% vs. 36.2%（$p=0.73$）であり, 有意な差は認められなかった[9,10]。

・周術期化学療法（5-FU とプラチナ併用療法）に加え, 原発巣（残っている場合）と肝転移に対する手術を行い, 切除断端陰性が確認された大腸癌患者に対して, 樹状細胞ワクチン投与群と経過観察群を比較するランダム化第Ⅱ相試験が行われた。途中終了となったが, DFS 中央値は, 樹状細胞ワクチン投与群 25.26 カ月, 経過観察群 9.53 カ月（$p=0.067$）であり, ワクチン接種群で有意な延長を認めなかった[11]。

・他臓器転移を有する切除不能大腸癌を対象に, 樹状細胞ワクチン投与群と BSC 群を比較するランダム化第Ⅱ相試験が行われた。途中終了となったが, 主要評価項目である PFS 中央値は, 樹状細胞ワクチン投与群 2.7 カ月, BSC 群 2.3 カ月（$p=0.628$）であり, ワクチン接種群で有意な延長を認めなかった[12]。

・転移巣切除後の大腸癌を対象に, CEA ならびに MUC1 をコードした poxvector ワクチン（PAN-VAC）と PANVAC により修飾された樹状細胞ワクチン投与群を比較するランダム化比較試験が行われた。2 年 RFS 率は 47% vs. 55%（$p=0.48$）であり, 有意な差は認められなかった[13]。

・転移巣切除後の大腸癌を対象に, 細胞表面分子である CD40L による活性化を受けた樹状細胞ワクチンと活性化を受けなかった樹状細胞ワクチン投与群を比較するランダム化比較試験が行われた。CD40L による活性化の有無によって予後に有意な差はなかった。しかし, 腫瘍特異的 T 細胞応答が誘導された 8 例（33%）の患者では, 5 年 RFS 率の増加を認めた（63% vs. 18%, $p=0.037$）[14]。

・切除不能大腸癌を対象に, CTP37-DT ワクチン（抗 hCG 抗体を誘導するワクチン）を high-dose で投与する群と low-dose で投与する群のランダム化比較試験が行われた。両群で DT 抗体に対する反応や OS（33.4 vs. 38.7 週, $p=0.17$）に有意な差は認められなかった[15]。

・肝転移切除後の大腸癌を対象に, TV-NDV（ニューキャッスル病ウイルスワクチン）を投与する群と経過観察を行う群を比較するランダム化比較試験が行われた。OS/PFS は, 両群においてともに有意な差は認めなかった[16]。

・原発巣の手術を受ける予定の大腸癌を対象に, 105AD7（細胞表面分子である CD55 を模倣したヒト型抗体）±BCG ワクチンを周術期に投与する群と経過観察を行う群を比較するランダム化

比較試験が行われた。本試験はワクチン接種による予後に及ぼす影響を検討する設計の試験ではなかったが，腫瘍特異的 T 細胞応答が誘導された患者では，2 例（14%）の患者で再発したのに対して，誘導されなかった患者では，5 例（28%）の患者で再発した[17]。

●エビデンスの解説（4）サイトカイン療法

・進行期胃癌または大腸癌の術後症例を対象として，腹腔内温熱療法に腹腔内 IL-2 投与を併用する群と腹腔内温熱療法を行う群を比較するランダム化試験が行われ，腹腔内 IL-2 投与を併用する群において 3 年 OS 率が 47.7% vs. 65.8%（コントロール群 vs. IL-2 投与群）であった。報告が古いためか症例設定に関する統計学的事項の記載はなく詳細不明であり，エビデンスレベルは低いものと考えられる[18]。

・転移性直腸癌を対象として，組み換え IL-2（aldesleukin）と GM-CSF を併用した GOLFIG レジメン（ゲムシタビン，オキサリプラチン，レボホリナート，aldesleukin）と FOLFOX4 を比較した第Ⅲ相試験が行われた。登録不良により早期終了となったため信頼度は高くないが，PFS は GOLFIG 群が FOLFOX4 群に対して有意に延長し（中央値：9.23 カ月 vs. 5.70 カ月，p ＝0.002），奏効割合（66.1% vs. 37.0%，p＝0.0002）も有意に良好であった[19]。

・完全切除直腸癌を対象として，術後補助化学療法として 5-FU，5-FU/フォリン酸併用，5-FU/IFNα 併用の 3 群を比較した第Ⅲ相試験が行われた。全再発率は，それぞれ 30%，24%，28%，4 年 OS 率は，それぞれ 66.1%，77.5%，66.2%であり，IFNα 併用の有効性は示されなかった。一方，WHO グレード 2 以上の有害事象の頻度は，それぞれ 8.4%，13.5%，31.7%であり，IFNα 併用群で高かった[20]。

●エビデンスの解説（5）免疫チェックポイント阻害薬以外の免疫抑制阻害薬

・フッ化ピリミジン系薬，オキサリプラチンまたはイリノテカンを含む化学療法を受けたことのある既治療大腸癌を対象として，JAK1/JAK2 の経口選択的阻害薬であるルキソリチニブ＋レゴラフェニブ併用療法群とプラセボ＋レゴラフェニブ投与群を比較したランダム化第Ⅱ相試験が行われた。登録患者は modified Glasgow Prognostic Score（mGPS）に応じて，Substudy 1（mGPS 1：CRP＞10 mg/dL，アルブミン≧3.5 g/dL および mGPS2：CRP＞10 mg/dL，アルブミン＜3.5 g/dL）と Substudy 2（mGPS 0：CRP≦10 mg/dL）の 2 つに分けて評価された。主要評価項目である OS において，Substudy 1/Substudy 2 のそれぞれで統計学的な有意差は認められなかった（Substudy 1，中央値：4.6 カ月 vs. 5.3 カ月，HR：1.04，95%CI：0.73-1.49，p＝0.588）（Substudy 2，中央値：11.4 カ月 vs. 10.9 カ月，HR：0.767，95%CI：0.48-1.23，p＝0.136）[21]。

●エビデンスの解説（6）その他の免疫療法

・原発巣切除後の大腸癌を対象に，polysaccharide K（NF-κB 活性化を阻害することによりアポトーシスを促進する作用を持つ抗腫瘍薬）および経口フルオロウラシル薬を投与する群と，経

口フルオロウラシル薬のみ投与する群を比較するランダム化比較試験が行われた。7年RFS率において，両群に有意な差を認めなかった[22]。

5 肝癌

●エビデンスの確実性

免疫チェックポイント阻害薬

進行期・化学療法未治療例

Ⓐ根治切除不能な進行肝細胞癌に対する初回治療として，アテゾリズマブ＋ベバシズマブ併用療法はソラフェニブと比較し有意な OS の延長を示す（**エビデンスの強さ B**）[1]。

Ⓑ根治切除不能な進行肝細胞癌に対する初回治療として，デュルバルマブ＋トレメリムマブ併用療法はソラフェニブと比較し有意な OS の延長を示す（**エビデンスの強さ B**）[2]。

Ⓒ根治切除不能な進行肝細胞癌に対する初回治療として，デュルバルマブ単独療法はソラフェニブと比較し OS の非劣性を示す（**エビデンスの強さ B**）[2]。

進行期・化学療法既治療例（二次治療は，2022 年 11 月時点で本邦未承認）

Ⓓ根治切除不能な進行肝細胞癌に対して，ソラフェニブに不応または不耐の場合の二次治療として，ペムブロリズマブはプラセボと比較して PFS・OS の延長を示す（**エビデンスの強さ B**）[5]。

Ⓔ根治切除不能な進行肝細胞癌に対して，ソラフェニブに不応または不耐の場合の二次治療として，ニボルマブは良好な奏効割合を示す（**エビデンスの強さ C**）[6]。

Ⓕ根治切除不能な進行肝細胞癌に対して，ソラフェニブに不応または不耐の場合の二次治療として，ニボルマブ＋イピリムマブを併用する治療法は良好な奏効割合を示す（**エビデンスの強さ C**）[7]。

●臓器別エビデンス：検索用語と抽出結果

検索データベース：PubMed，検索実行日：2021/6/28

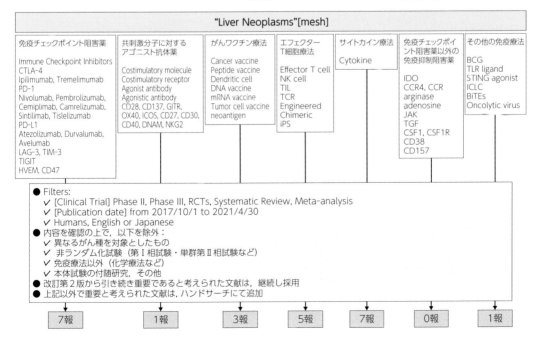

●文献抽出結果

・21 報のランダム化比較試験が抽出された。内訳は，免疫チェックポイント阻害薬 4 報（うち第Ⅲ相試験 2 報），共刺激分子に対するアゴニスト抗体薬 1 報，がんワクチン療法 3 報，エフェクター T 細胞療法 5 報，サイトカイン療法 7 報，その他の免疫療法 1 報であった。

・検索期間外にハンドサーチにて，免疫チェックポイント阻害薬による第Ⅲ相試験 3 報を採用した。

●抽出文献 (1) 免疫チェックポイント阻害薬

1）Finn RS, Qin S, Ikeda M, et al. Atezolizumab plus Bevacizumab in Unresectable Hepatocellular Carcinoma. N Engl J Med. 2020; 382(20): 1894-905.

2）Abou-Alfa GK, Lau G, Kudo M et al. Tremelimumab plus Durvalumab in Unresectable Hepatocellular Carcinoma. NEJM Evid. 2022; 1(8).

3）Yau T, Park JW, Finn RS, et al. Nivolumab versus sorafenib in advanced hepatocellular carcinoma(CheckMate 459): a randomised, multicentre, open-label, phase 3 trial. Lancet Oncol. 2022; 23(1): 77-90.

4）Kelley RK, Rimassa L, Cheng AL, et al. Cabozantinib plus atezolizumab versus sorafenib for advanced hepatocellular carcinoma(COSMIC-312): a multicentre, open-label, randomised, phase 3 trial. Lancet Oncol. 2022; 23(8): 995-1008.

5）Finn RS, Ryoo BY, Merle P, et al. Pembrolizumab As Second-Line Therapy in Patients With Advanced Hepatocellular Carcinoma in KEYNOTE-240: A Randomized, Double-Blind, Phase III Trial. J Clin Oncol. 2020; 38(3): 193-202.

6）El-Khoueiry AB, Sangro B, Yau T, et al. Nivolumab in patients with advanced hepatocellular carcinoma (CheckMate 040): an open-label, non-comparative, phase 1/2 dose escalation and expansion trial. Lancet. 2017; 389(10088): 2492-502.

7）Yau T, Kang YK, Kim TY, et al. Efficacy and Safety of Nivolumab Plus Ipilimumab in Patients With Advanced Hepatocellular Carcinoma Previously Treated With Sorafenib: The CheckMate 040 Randomized Clinical Trial. JAMA Oncol. 2020; 6(11): e204564.

●抽出文献 (2) 共刺激分子に対するアゴニスト抗体薬

8）Ciuleanu T, Bazin I, Lungulescu D, et al. A randomized, double-blind, placebo-controlled phase II study to assess the efficacy and safety of mapatumumab with sorafenib in patients with advanced hepatocellular carcinoma. Ann Oncol. 2016; 27(4): 680-7.

●抽出文献 (3) がんワクチン療法

9）Kuang M, Peng BG, Lu MD, et al. Phase II randomized trial of autologous formalin-fixed tumor vaccine for postsurgical recurrence of hepatocellular carcinoma. Clin Cancer Res. 2004; 10(5): 1574-9.

10）Peng B, Liang L, Chen Z, et al. Autologous tumor vaccine lowering postsurgical recurrent rate of hepatocellular carcinoma. Hepatogastroenterology. 2006; 53(69): 409-14.

11）El Ansary M, Mogawer S, Elhamid SA, et al. Immunotherapy by autologous dendritic cell vaccine in patients with advanced HCC. J Cancer Res Clin Oncol. 2013; 139(1): 39-48.

●抽出文献 (4) エフェクター T 細胞療法

12）Weng DS, Zhou J, Zhou QM, et al. Minimally invasive treatment combined with cytokine-induced killer cells therapy lower the short-term recurrence rates of hepatocellular carcinomas. J Immunother. 2008; 31(1): 63-71.

13) Hui D, Qiang L, Jian W, et al. A randomized, controlled trial of postoperative adjuvant cytokine-induced killer cells immunotherapy after radical resection of hepatocellular carcinoma. Dig Liver Dis. 2009; 41(1): 36-41.

14) Yu X, Zhao H, Liu L, et al. A randomized phase II study of autologous cytokine-induced killer cells in treatment of hepatocellular carcinoma. J Clin Immunol. 2014; 34(2): 194-203.

15) Takayama T, Sekine T, Makuuchi M, et al. Adoptive immunotherapy to lower postsurgical recurrence rates of hepatocellular carcinoma: a randomised trial. Lancet. 2000; 356(9232): 802-7.

16) Lee JH, Lee JH, Lim YS, et al. Adjuvant immunotherapy with autologous cytokine-induced killer cells for hepatocellular carcinoma. Gastroenterology. 2015; 148(7): 1383-91.

●抽出文献（5）サイトカイン療法

17) Llovet JM, Sala M, Castells L, et al. Randomized controlled trial of interferon treatment for advanced hepatocellular carcinoma. Hepatology. 2000; 31(1): 54-8.

18) Kubo S, Nishiguchi S, Hirohashi K, et al. Randomized clinical trial of long-term outcome after resection of hepatitis C virus-related hepatocellular carcinoma by postoperative interferon therapy. Br J Surg. 2002; 89(4): 418-22.

19) Lin SM, Lin CJ, Hsu CW, et al. Prospective randomized controlled study of interferon-alpha in preventing hepatocellular carcinoma recurrence after medical ablation therapy for primary tumors. Cancer. 2004; 100(2): 376-82.

20) Sun HC, Tang ZY, Wang L, et al. Postoperative interferon alpha treatment postponed recurrence and improved overall survival in patients after curative resection of HBV-related hepatocellular carcinoma: a randomized clinical trial. J Cancer Res Clin Oncol. 2006; 132(7): 458-65.

21) Mazzaferro V, Romito R, Schiavo M, et al. Prevention of hepatocellular carcinoma recurrence with alpha-interferon after liver resection in HCV cirrhosis. Hepatology. 2006; 44(6): 1543-54.

22) Lo CM, Liu CL, Chan SC, et al. A randomized, controlled trial of postoperative adjuvant interferon therapy after resection of hepatocellular carcinoma. Ann Surg. 2007; 245(6): 831-42.

23) Chen LT, Chen MF, Li LA, et al. Long-term results of a randomized, observation-controlled, phase III trial of adjuvant interferon Alfa-2b in hepatocellular carcinoma after curative resection. Ann Surg. 2012; 255(1): 8-17.

●抽出文献（6）その他の免疫療法

24) Dollinger MM, Lautenschlaeger C, Lesske J, et al. Thymostimulin versus placebo for palliative treatment of locally advanced or metastasised hepatocellular carcinoma: a phase III clinical trial. BMC Cancer. 2010; 10: 457.

●エビデンスの解説（1）免疫チェックポイント阻害薬

進行期・化学療法未治療例

Ⓐ局所治療の適応でない未治療進行期肝細胞癌を対象として，アテゾリズマブ＋ベバシズマブの併用療法とソラフェニブ療法を比較した第Ⅲ相試験が行われた（IMbrave150 試験）。主要評価項目は OS と PFS であり，アテゾリズマブ＋ベバシズマブ併用療法群はソラフェニブ群と比べて，OS（中央値：未到達 vs. 13.2 カ月，HR：0.58，95%CI：0.42〜0.79，$p<0.001$），PFS（中央値：6.8 カ月 vs. 4.3 カ月，HR：0.59，95%CI：0.47-0.76，$p<0.001$）が有意に優れていた[1]。

ⒷⒸ局所治療の適応でない未治療進行期肝細胞癌を対象として，デュルバルマブ＋トレメリムマブの併用療法，デュルバルマブ単独療法とソラフェニブ療法を比較した第Ⅲ相試験が行われた

（HIMALAYA試験）。主要評価項目である，ソラフェニブに対するデュルバルマブ＋トレメリムマブ併用療法のOSは有意に優れていた（中央値：16.43カ月 vs. 13.77カ月，HR：0.78，95％CI：0.65-0.93，p＝0.0035）。また，副次評価項目である，ソラフェニブに対するデュルバルマブ単独療法のOSは非劣性が示された（中央値：16.56カ月 vs. 13.77カ月，HR：0.86，95％CI：0.73-1.03）[2]。

・局所治療の適応でない未治療進行期肝細胞癌を対象として，ニボルマブとソラフェニブを比較する第Ⅲ相試験が行われ（CheckMate 459試験），ニボルマブはソラフェニブと比べてOSの優越性を示せなかった（中央値：16.4カ月 vs. 14.7カ月，HR：0.85，95％CI：0.72-1.02，p＝0.075）[3]。

・局所治療の適応でない未治療進行期肝細胞癌を対象として，カボザンチニブ＋アテゾリズマブ併用療法，ソラフェニブ単独療法，カボザンチニブ単独療法を比較した第Ⅲ相試験（COSMIC-312試験）が行われた。主要評価項目は，ソラフェニブ群に対するカボザンチニブ＋アテゾリズマブ併用療法群のPFSおよびOSであり，PFSは併用療法群が有意に優れていた（中央値：6.8カ月 vs. 4.2カ月，HR：0.63，99％CI：0.44-0.91，p＝0.0012）が，中間解析時にOSは有意差を認めなかった（中央値：15.4カ月 vs. 15.5カ月，HR：0.90，96％CI：0.69-1.18，p＝0.44）[4]。

進行期・化学療法既治療例

Ⓓ一次治療ソラフェニブに不応の進行期肝細胞癌を対象として，ペムブロリズマブ群とプラセボ群を比較した第Ⅲ相試験が行われた（KEYNOTE-240試験）。最終解析において，主要評価項目であるOSは，中央値がペムブロリズマブ群で13.9カ月，プラセボ群で10.6カ月（HR：0.781，95％CI：0.61-0.998，p＝0.0238）であり，PFSの中央値はそれぞれ3.0カ月および2.8カ月（HR：0.718，95％CI：0.570-0.904，p＝0.0022）であった。しかし，事前に設定した有意水準（初回の中間解析におけるPFSのp値0.002，最終解析のおけるOSのp値0.0174）を超えなかった[5]。

Ⓔ局所治療の適応とならない進行期肝細胞癌214例を対象として，ニボルマブ単剤療法の第Ⅰ/Ⅱ相試験が行われた（CheckMate 040試験）。ニボルマブ単剤療法の奏効割合は20％であり，肝炎ウイルス感染例においてウイルス再活性化は認めなかった[6]。（本邦では保険承認されていない）

Ⓕソラフェニブ治療歴のある進行期肝細胞癌を対象として，ニボルマブ1mg/kg＋イピリムマブ3mg/kgを3週ごと4回投与後にニボルマブ240mgを2週ごと投与（A群），ニボルマブ3mg/kg＋イピリムマブ1mg/kgを3週ごと4回投与後にニボルマブ240mgを2週ごと投与（B群），ニボルマブ3mg/kgを2週ごととイピリムマブ1mg/kgを6週ごと投与（C群），を比較するランダム化第Ⅰ/Ⅱ相試験が行われた（CheckMate 040試験）。主要評価項目の一つである奏効割合はA群が32％，B群が27％，C群が29％であり，忍容性，有害事象は各群同様であった[7]。（いずれの治療も本邦では保険承認されていない）

●エビデンスの解説（2）共刺激分子に対するアゴニスト抗体薬

・進行期肝細胞癌を対象として，ソラフェニブ＋mapatumumab（TRAIL-R1モノクローナル抗体）併用群50例とソラフェニブ＋プラセボ群51例を比較したランダム化第Ⅱ相試験が行われ

た。主要評価項目である PFS の中央値は，mapatumumab 併用群 4.1 カ月，プラセボ群 5.6 カ月（HR：1.192，90%CI：0-1.737）で有意差は認められず，副次評価項目である OS でも差は認められなかった[8]。

●エビデンスの解説（3）がんワクチン療法

・肝細胞癌に対して根治的肝切除が行われた患者を対象に，術後補助療法として自家ワクチン療法[*1]を実施する（2 週間ごと 5 回皮下注射）群 19 例と経過観察群 22 例を比較したランダム化第Ⅱ相試験が行われ，自家ワクチン療法群は経過観察群と比べて DFS（p=0.003）や OS（p=0.01）が有意に優れることが示された[9]。

*1 自家ホルマリン固定腫瘍組織片と，GM-CSF，IL-2，BCG の混合による自家ワクチン

・肝細胞癌に対して根治的肝切除が行われた患者を対象に，術後補助療法として自家ワクチン療法[*2]を実施する群 32 例と経過観察群 35 例を比較したランダム化第Ⅱ相試験が行われた。主要評価項目である初回再発までの期間（34 カ月 vs. 25 カ月，p=0.037）および再発割合（1 年：12.6% vs. 31.6%，2 年：35.6% vs. 61.3%，3 年：54% vs. 72.1%，p=0.037）は，ともに自家ワクチン療法群において優れていた[10]。

*2 自家ホルマリン固定腫瘍組織片と，GM-CSF，IL-2，アジュバントの混合による自家ワクチン

・根治的切除，移植，局所穿刺療法，肝動脈化学塞栓療法の適応のない進行肝細胞癌患者 30 例を対象に，樹状細胞ワクチン療法[*3]＋BSC 群 15 例と BSC 群 15 例を比較したランダム化第Ⅱ相試験が行われた。毒性は忍容可能であり，樹状細胞ワクチン療法群は BSC 群と比べて OS（中央値：7 カ月 vs. 4 カ月，p=0.008）が有意に優れることが示された[11]。

*3 患者の末梢血単核球由来の樹状細胞に HepG2-GFP 細胞の total RNA を導入して活性化したワクチン

●エビデンスの解説（4）エフェクターＴ細胞療法

・根治的に肝動脈化学塞栓療法＋ラジオ波焼灼術を施行した肝細胞癌患者を対象に，術後補助療法としてサイトカイン誘導キラー細胞療法を実施する群 45 例と経過観察群 40 例を比較するランダム化第Ⅱ相試験が行われた。12 カ月，18 カ月の RFS 率はサイトカイン誘導キラー細胞療法群で有意に向上することが示された（12 カ月：91.9% vs. 70%，18 カ月：84.4% vs. 60%，p=0.012）。しかし，OS に寄与するかどうかは示されていない[12]。

・単発肝細胞癌に対して根治的肝切除を施行した患者を対象に，術後補助療法としてサイトカイン誘導キラー細胞療法を術後 3 サイクル実施する群 41 例，6 サイクル実施する群 43 例，経過観察群 43 例の 3 群を比較するランダム化第Ⅱ相試験が行われた。OS や 1 年，3 年，5 年における RFS 率を評価した。RFS 率は 2 種類のサイトカイン誘導キラー細胞療法群間には有意差は認めないものの，いずれも経過観察群に比較し有意に優れることが示されたが，OS は 3 群間に有意差は認めなかった（p=0.884）[13]。

・根治的肝切除，肝動脈化学塞栓療法，BSC いずれかの治療を受ける初発の肝細胞癌患者を対象に，サイトカイン誘導キラー細胞療法を併用する群 66 例としない群 66 例を比較するランダム化第Ⅱ相試験が行われた。主要評価項目である OS は，肝動脈化学塞栓療法や BSC の症例で

は，サイトカイン誘導キラー細胞療法併用群で有意に長かった［中央値は肝動脈化学塞栓療法：17.1 カ月 vs. 11.3 カ月（p = 0.002），BSC：13.5 カ月 vs. 5.2 カ月（p = 0.002）］が，肝切除を受けた症例では両群に有意差は認められなかった［81 カ月 vs. 47.7 カ月（p = 0.324）］[14]。

・根治的肝切除を施行した患者を対象に，本邦において術後療法として活性化リンパ球療法を実施する群 76 例と経過観察群 74 例を比較するランダム化比較試験が行われた。主要評価項目は RFS と time to first recurrence であり，time to first recurrence は活性化リンパ球療法群において有意に優れることが示された（中央値：2.8 年 vs. 1.6 年，p = 0.008）。また，もう一つの主要評価項目である RFS は活性化リンパ球療法群が有意に優れることが示された［28 例（37%）vs. 16 例（22%），p = 0.01］。一方で，OS では有意差は認められなかった（3 年 OS 率：88% vs. 74%，5 年 OS 率：68% vs. 62%，p = 0.09）[15]。

・根治的治療（肝切除，ラジオ波焼灼術，経皮的エタノール注入療法）を施行した肝細胞癌患者を対象に，術後療法としてサイトカイン誘導キラー細胞療法を実施する群 114 例と経過観察群 112 例を比較するランダム化比較試験が行われた。主要評価項目である RFS はサイトカイン誘導キラー細胞療法群が経過観察群と比較し有意に優れることが示され（中央値：44 カ月 vs. 30 カ月，HR：0.63，95%CI：0.43-0.94，p = 0.01），また OS でも有意差を認めた（HR：0.21，95%CI：0.06-0.75，p = 0.008）[16]。ただし，本試験では，腫瘍サイズなどの群間のばらつき，OS のイベント数が全体で 15 例であるなど，生存成績の評価に関わる問題点も指摘されている。

●エビデンスの解説（5）サイトカイン療法

・根治的切除，移植，局所穿刺療法，化学塞栓療法の適応がない進行肝細胞癌患者を対象に，IFNα-2b 投与群 30 例と BSC 群 28 例を比較するランダム化第Ⅱ相試験が行われた。主要評価項目である 2 年 OS 率について，IFN 群の有効性は示されなかった（IFN 群 vs. BSC 群：1 年 58% vs. 38%，2 年 36% vs. 12%，p = 0.14）。副次評価項目である奏効割合は 6.6% であり，IFN 群のうち 13 例が有害事象により治療が中止された[17]。

・根治的肝切除を施行した C 型肝炎陽性肝細胞癌を対象に，術後療法として IFNα 投与群 15 例と経過観察群 15 例を比較するランダム化第Ⅱ相試験が行われた。再発割合は両群に有意差は認めなかった（p = 0.055）が，OS では IFNα 投与群のほうが良好であった（p = 0.041）[18]。

・局所穿刺療法を施行した肝細胞癌患者を対象に，術後療法として IFNα 継続投与群と間欠投与群と経過観察群を比較するランダム化第Ⅱ試験が行われた。主要評価項目である再発割合は，継続投与群と間欠投与群合わせた IFNα 投与群で，経過観察群と比べて有意に低かった（p = 0.013）[19]。

・根治的肝切除を施行した B 型肝炎陽性肝細胞癌患者を対象に，術後療法として IFNα 投与群 118 例と経過観察群 118 例を比較するランダム化第Ⅱ相試験が行われた。主要評価項目である DFS は有意差を認めなかったが（中央値：31.2 カ月 vs. 17.7 カ月，p = 0.1425），OS は IFN 投与群のほうが良好であった（中央値：63.8 カ月 vs. 38.8 カ月，p = 0.001）[20]。

・根治的肝切除を施行した HCV-RNA 陽性肝細胞癌患者を対象に，術後療法として IFNα 投与群 76 例と経過観察群 74 例を比較するランダム化試験が行われた。主要評価項目である 3 年 RFS は，全体では両群に有意差は認めなかったが（24.3% vs. 5.8%，p = 0.49），B 型肝炎が共感染し

ていない患者に限定すると，2年以降の再発抑制効果（HR：0.30，$p=0.048$）が示唆された[21]。

・主に B 型肝炎を背景とし，根治的肝切除を施行した肝細胞癌患者を対象に，術後補助療法として IFNα-2b 10MIU/m^2×3/週群，IFNα-2b 30MIU/m^2×3/週群，と経過観察群を比較するランダム化第Ⅱ相試験が行われた。主要評価項目である再発割合は，6カ月時点では経過観察群 25% に対し 10MIU/m^2 投与群が 7.5% と優れていたが，DFS，OS はともに両群に有意差は認めなかった。また，HBV 陽性や pTNM stage Ⅲ/ⅣA では IFNα-2b の有用性が示唆された[22]。

・主に B 型肝炎を背景とし，根治的肝切除を施行した肝細胞癌患者を対象に，術後療法として IFNα-2b 投与群 133 例と経過観察群 135 例を比較するランダム化第Ⅱ相試験が行われた。主要評価項目である RFS の中央値は 42.2 カ月および 48.6 カ月（$p=0.828$）であり，OS についても両群に有意差は認めなかった[23]。

●エビデンスの解説（6）その他の免疫療法

・標準治療に不応，不耐の進行肝細胞癌患者（Karnofsky PS 60% 以上，Child-Pugh 12 点以上）を対象に，胸腺ペプチド分画であるサイモスチムリン投与群 67 例とプラセボ群 68 例を比較するランダム化試験が行われた。主要評価項目として 1 年 OS 率，副次評価項目として OS，QOL などを評価した。いずれの評価項目も両群間で有意差を認めなかった[24]。

6 胆道癌

●エビデンスの確実性

免疫チェックポイント阻害薬

Ⓐ切除不能進行・再発期に対して，標準化学療法（ゲムシタビン＋シスプラチン）とデュルバルマブの併用療法は，標準化学療法と比較して OS および PFS の有意な延長を示す（**エビデンスの強さ B**）[1]。

（胆道癌における免疫チェック阻害薬の投与は，2022 年 11 月時点で本邦未承認）

●臓器別エビデンス：検索用語と抽出結果

検索データベース：PubMed，検索実行日：2021/6/28

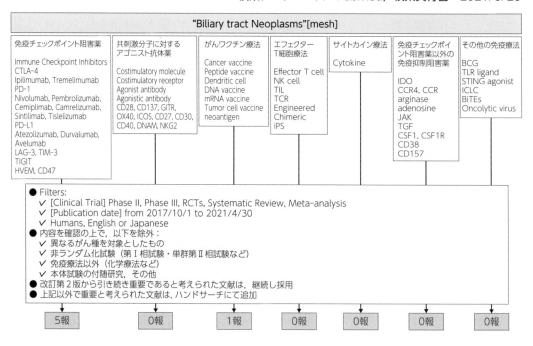

●文献抽出結果

・1 報のランダム化比較試験（がんワクチン療法 1 報）が抽出された。

・ハンドサーチにて，免疫チェックポイント阻害薬による 4 報の単群試験を採用した。

・検索期間外にハンドサーチにて，免疫チェックポイント阻害薬による第Ⅲ相試験 1 報を採用した。

●抽出文献（1）免疫チェックポイント阻害薬

1）Oh DY, He AR, Qin S, et al. Durvalumab plus Gemcitabine and Cisplatin in Advanced Biliary Tract Cancer. NEJM Evid. 2022; 1(8)

2）Kim RD, Chung V, Alese OB, et al. A Phase 2 Multi-institutional Study of Nivolumab for Patients With Advanced Refractory Biliary Tract Cancer. JAMA Oncol. 2020; 6(6): 888-94.

3）Klein O, Kee D, Nagrial A, et al. Evaluation of Combination Nivolumab and Ipilimumab Immunotherapy in Patients With Advanced Biliary Tract Cancers: Subgroup Analysis of a Phase 2 Nonrandomized Clinical Trial. JAMA Oncol. 2020; 6(9): 1405-9.

4）Feng K, Liu Y, Zhao Y, et al. Efficacy and biomarker analysis of nivolumab plus gemcitabine and cisplatin in patients with unresectable or metastatic biliary tract cancers: results from a phase II study. J Immunother Cancer. 2020; 8(1): e000367.

5）Chen X, Wu X, Wu H, et al. Camrelizumab plus gemcitabine and oxaliplatin(GEMOX)in patients with advanced biliary tract cancer: a single-arm, open-label, phase II trial. J Immunother Cancer. 2020; 8(2): e001240.

●抽出文献（2）がんワクチン療法

6）Shirahama T, Muroya D, Matsueda S, et al. A randomized phase II trial of personalized peptide vaccine with low dose cyclophosphamide in biliary tract cancer. Cancer Sci. 2017; 108(5): 838-45.

●エビデンスの解説（1）免疫チェックポイント阻害薬

Ⓐ未治療の進行胆道癌 685 例を対象として，デュルバルマブとゲムシタビンとシスプラチン併用療法と，ゲムシタビンとシスプラチン併用療法を比較した第Ⅲ相試験（TOPAZ-1 試験）が行われた。主要評価項目は OS であり，デュルバルマブ併用群は化学療法群と比較し OS（中央値：12.8 カ月 vs. 11.5 カ月，HR：0.80，95%CI：0.66-0.97，$p=0.021$），PFS（中央値：7.2 カ月 vs. 5.7 カ月，HR：0.75，95%CI：0.63-0.89，$p=0.001$）において，ともに統計学的に有意に優れていた[1]。

・少なくとも 1 レジメンに不応の進行胆道癌 54 例を対象として，ニボルマブ単独療法の単群第Ⅱ相試験が行なわれた。46 例において画像評価がなされ，主要評価項目である担当医判断による奏効割合は 22% であり，病勢制御割合は 59% であった。PFS 中央値は 3.68 カ月（95%CI：2.30-5.69），OS 中央値は 14.24 カ月（95%CI：5.98-未到達）であった[2]。

・ニボルマブ＋イピリムマブの併用療法の単群第Ⅱ相試験のうち，進行期胆道癌 39 例における有効性・安全性について報告された。内訳は，少なくとも 1 レジメンに不応の患者 33 例と未治療患者 6 例であり，主要評価項目である病勢制御割合は 44% であり，奏効割合は 23% であった。PFS 中央値は 2.9 カ月（95%CI：2.2-4.6），OS 中央値は 5.7 カ月（95%CI：2.7-11.9）であった。奏効例は肝内胆管癌と胆嚢癌においてのみ認められ（それぞれ 31%），肝外胆管癌では認められなかった[3]。

・ゲムシタビン＋シスプラチン併用療法不応例 7 例（コホート A）と未治療例 25 例（コホート B）とを対象として，ゲムシタビンとシスプラチンとニボルマブの併用療法の有効性と安全性を評価する単群第Ⅱ相試験が行われた。27 例において画像評価がなされ，主要評価項目である担当医判断による奏効割合は 55.6% であり，病勢制御割合は 92.6% であった。コホート A とコホート B においてそれぞれ，PFS 中央値は 6.2 カ月および 3.5 カ月，OS 中央値は 8.6 カ月およ

び 6.7 カ月であった[4]。

・未治療の進行胆道癌 54 例を対象として，camrelizumab（抗 PD-1 抗体薬）とゲムシタビンとオキサリプラチンの併用療法の有効性と安全性を検討する単群第Ⅱ相試験が行なわれた。主要評価項目である 6 カ月 PFS 率は 50%（95%CI：33-65%）であり，奏効割合は 54%，PFS 中央値が 6.1 カ月，OS 中央値が 11.8 カ月であった[5]。

●エビデンスの解説（2）がんワクチン療法

・少なくとも 1 レジメンに不応の進行期胆道癌を対象として，個別化ペプチドワクチン（personalized peptide vaccine：PPV）＋シクロホスファミド併用療法 24 例と PPV 単独 25 例を比較したランダム化比較第Ⅱ相試験が行われた[6]。PFS（中央値：6.1 カ月 vs. 2.9 カ月，$p < 0.008$）と OS（中央値：12.1 カ月 vs. 5.9 カ月，HR：0.376，$p = 0.004$）において，併用療法群で有意に良好な結果が示された。しかし，本試験はシクロホスファミドの上乗せ効果を検討する試験であり，がんワクチン療法の有用性を検証する試験ではないため，がんワクチン療法そのものの有用性は明らかではない。

7 膵癌

● エビデンスの確実性

- いずれの病期においても生存期間を延長させるがん免疫療法はなく，本邦で薬事承認されている免疫療法はない。

● 臓器別エビデンス：検索用語と抽出結果

検索データベース：PubMed，検索実行日：2021/6/28

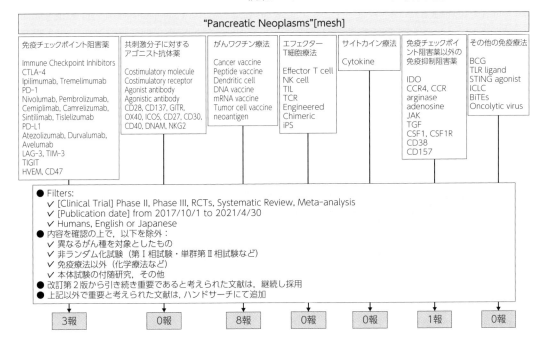

● 文献抽出結果

- 12 報のランダム化比較試験が抽出された。内訳は，免疫チェックポイント阻害薬 3 報，がんワクチン療法 8 報，免疫チェックポイント阻害薬以外の免疫抑制阻害薬 1 報であった。

● 抽出文献（1）免疫チェックポイント阻害薬

1) Laquente B, Lopez-Martin J, Richards D, et al. A phase II study to evaluate LY2603618 in combination with gemcitabine in pancreatic cancer patients. BMC Cancer. 2017; 17(1): 137.
2) Overman M, Javle M, Davis RE, et al. Randomized phase II study of the Bruton tyrosine kinase inhibitor acalabrutinib, alone or with pembrolizumab in patients with advanced pancreatic cancer. J Immunother Can-

3）Tsujikawa T, Crocenzi T, Durham JN, et al. Evaluation of Cyclophosphamide/GVAX Pancreas Followed by Listeria-Mesothelin（CRS-207）with or without Nivolumab in Patients with Pancreatic Cancer. Clin Cancer Res. 2020; 26（14）: 3578-88.

●抽出文献（2）がんワクチン療法

4）Middleton G, Silcocks P, Cox T, et al. Gemcitabine and capecitabine with or without telomerase peptide vaccine GV1001 in patients with locally advanced or metastatic pancreatic cancer（TeloVac）: an open-label, randomised, phase 3 trial. Lancet Oncol. 2014; 15（8）: 829-40.

5）Yamaue H, Tsunoda T, Tani M, et al. Randomized phase II/III clinical trial of elpamotide for patients with advanced pancreatic cancer: PEGASUS-PC Study. Cancer Sci. 2015; 106（7）: 883-90.

6）Le DT, Wang-Gillam A, Picozzi V, et al. Safety and survival with GVAX pancreas prime and Listeria Monocytogenes-expressing mesothelin（CRS-207）boost vaccines for metastatic pancreatic cancer. J Clin Oncol. 2015; 33（12）: 1325-33.

7）Wu AA, Bever KM, Ho WJ, et al. A Phase II Study of Allogeneic GM-CSF-Transfected Pancreatic Tumor Vaccine（GVAX）with Ipilimumab as Maintenance Treatment for Metastatic Pancreatic Cancer. Clin Cancer Res. 2020; 26（19）: 5129-39.

8）Le DT, Picozzi VJ, Ko AH, et al. Results from a Phase IIb, Randomized, Multicenter Study of GVAX Pancreas and CRS-207 Compared with Chemotherapy in Adults with Previously Treated Metastatic Pancreatic Adenocarcinoma（ECLIPSE Study）. Clin Cancer Res. 2019; 25（18）: 5493-502.

9）Dalgleish AG, Stebbing J, Adamson DJ, et al. Randomised, open-label, phase II study of gemcitabine with and without IMM-101 for advanced pancreatic cancer. Br J Cancer. 2016; 115（7）: 789-96.

10）Shima H, Tsurita G, Wada S, et al. Randomized phase II trial of survivin 2B peptide vaccination for patients with HLA-A24-positive pancreatic adenocarcinoma. Cancer Sci. 2019; 110（8）: 2378-85.

11）Nishida S, Ishikawa T, Egawa S, et al. Combination Gemcitabine and WT1 Peptide Vaccination Improves Progression-Free Survival in Advanced Pancreatic Ductal Adenocarcinoma: A Phase II Randomized Study. Cancer Immunol Res. 2018; 6（3）: 320-31.

●抽出文献（3）免疫チェックポイント阻害薬以外の免疫抑制阻害薬

12）Melisi D, Garcia-Carbonero R, Macarulla T, et al. Galunisertib plus gemcitabine vs. gemcitabine for first-line treatment of patients with unresectable pancreatic cancer. Br J Cancer. 2018; 119（10）: 1208-14.

●エビデンスの解説（1）免疫チェックポイント阻害薬

・ゲムシタビン投与歴のない膵癌を対象として，ゲムシタビン＋LY2603618（checkpoint kinase Ⅰ阻害薬）併用群とゲムシタビン単剤群を比較したランダム化第Ⅱ相試験が行われた。主要評価項目であるOSは，併用群が優れる事後確率が0.33（中央値：7.8カ月 vs. 8.3カ月）であり，LY2603618の有効性は示されなかった[1]。

・1レジメン以上の化学療法歴のある膵癌を対象として，アカラブルチニブ（BTK阻害薬）＋ペムブロリズマブ併用群と，アカラブルチニブ単剤群を比較したランダム化第Ⅱ相試験が行われた。主要評価項目である安全性はGrade 3以上の治療関連有害事象が併用群15.8％，単剤群14.3％であり，忍容可能と考えられたが，有効性は限定的であり（両群ともPFS中央値1.4カ月），BTK阻害薬およびペムブロリズマブ併用の有効性は示されなかった[2]。

・GVAXワクチン（GM-CSF産生型膵癌細胞株ワクチン）とシクロホスファミドとニボルマブの併用療法後にニボルマブとCRS-207（リステリア発現メソセリン）を投与するA群と，GVAX

ワクチンとシクロホスファミドの併用療法後に CRS-207 を投与する B 群とを比較するランダム化第Ⅱ相試験が行われた。主要評価項目である OS は有意な延長を認めなかった（中央値：5.88 カ月 vs. 6.11 カ月，HR：0.86，95％CI：0.55-1.34）であり，ニボルマブ併用の有効性は示されなかった[3]。

● エビデンスの解説（2）がんワクチン療法

- 局所進行切除不能または転移性膵癌を対象に，ヒトテロメラーゼ逆転写酵素（hTERT）のペプチドワクチンである GV1001 のゲムシタビン＋カペシタビン療法に対する上乗せ効果を検証した比較第Ⅲ相試験が行われた（TeloVac 試験）。化学療法群，逐次 GV1001 併用群，同時 GV1001 併用群の 3 群に 1：1：1 に割り付けられ，GV1001 の上乗せによって主要評価項目である OS の有意な延長は認められなかった［中央値：化学療法群 7.9 カ月，逐次 GV1001 併用群 6.9 カ月，同時 GV1001 併用群 8.4 カ月，（化学療法群 vs. 逐次 GV1001 併用群，HR：1.19，98.25％CI：0.97-1.48，$p = 0.05$），（化学療法群 vs. 同時 GV1001 併用群，HR：1.05，98.25％CI：0.85-1.29，$p = 0.64$）][4]。
- 局所進行切除不能または転移性膵癌を対象に，VEGFR2 のペプチドワクチンである elpamotide のゲムシタビン単剤療法に対する上乗せ効果を検証した盲検化比較第Ⅱ/Ⅲ相試験が行われた（PEGASUS-PC 試験）。主要評価項目である OS の有意な延長は認めなかった（中央値：8.36 カ月 vs. 8.54 カ月，HR：0.87，95％CI：0.486-1.557）[5]。
- 治療歴のある転移性膵癌を対象に，GVAX と CRS-207 の効果を検討するランダム化第Ⅱ相試験が行われた[6]。GVAX 2 回投与後に CRS-207 を 4 回投与する A 群と，GVAX を 6 回投与する B 群に 2：1 に割り付けられ，主要評価項目である OS は A 群で有意に延長した（中央値：A 群 6.1 カ月，B 群 3.9 カ月，HR：0.59，95％CI：0.36-0.97，$p = 0.02$）。この結果を受けて，GVAX＋CRS-207 併用療法にニボルマブの上乗せを検討するランダム化第Ⅱ相試験[6]，FOLFIRINOX 療法後の維持療法として GVAX とイピリムマブの併用療法と FOLFIRINOX 継続を比較するランダム化第Ⅱ相試験[7]，シクロホスファミド＋GVAX＋CRS-207 と医師判断による単剤化学療法を比較するランダム化第Ⅱ相試験[8]が行われた。しかし，GVAX＋CRS-207 とニボルマブ併用による OS の延長は認められなかった（中央値：5.9 カ月 vs. 6.1 カ月，HR：0.86，95％CI：0.55-1.34，$p = 0.49$）。GVAX＋イピリムマブ併用による維持療法は，FOLFIRINOX 療法継続に比べて劣っていた（中央値：9.38 カ月 vs. 14.7 カ月，HR：1.75，95％CI：1.09-2.79，$p = 0.019$）。シクロホスファミド＋GVAX＋CRS-207 併用療法（A 群）は，医師判断による単独療法（C 群）に比べて OS の延長は示されなかった（中央値：A 群 3.7 カ月 vs. C 群 4.6 カ月，HR：1.17，95％CI：0.84-1.64）。以上より，GVAX および GVAX＋CRS-207 併用療法の有効性は示されていない。
- 進行期膵癌患者を対象として，ゲムシタビンと IMM-101（heat-killed *Mycobacterium obuense*）併用療法とゲムシタビン単剤療法を比較したランダム化第Ⅱ相試験が行われた。遠隔転移例に限定したサブグループ解析では，併用療法群で OS の有意な延長が認められた（中央値：7.0 カ月 vs. 4.4 カ月，HR：0.54，95％CI：0.33-0.87，$p = 0.01$）が，主解析である全体集団の OS は有意な延長が認められなかった（中央値：6.7 カ月 vs. 5.6 カ月，HR：0.68，95％CI：0.44-1.04，p

$= 0.074)^{9)}$。

・ゲムシタビンまたはS-1による治療歴のある転移性膵癌を対象に，survivin 2Bをペプチド抗原とするがんワクチンSVN-2B（グループ1）とINF-β, SVN-2B単独（グループ2），プラセボ（グループ3）の3群を比較するランダム化第Ⅱ相試験が行なわれた。主要評価項目であるPFSの有意な延長は認めなかった（中央値：グループ1；102日 vs. グループ2；96.5日 vs. グループ3；111日，全体$p = 0.457)^{10)}$。

・HLA-A*02：01-またはHLA-A*24：02-陽性の進行期膵癌に，ゲムシタビン単剤療法とWT1ペプチドワクチン＋ゲムシタビン併用療法とを比較するランダム化第Ⅱ相試験が行われた。主要評価項目であるOSの有意な延長は認めなかった（中央値：8.9ヵ月 vs. 9.6ヵ月，HR：0.82，90%CI：0.57-1.18，$p = 0.36$）。一方，PFSは10%の有意水準で有意な延長を認めた（中央値：3.3カ月 vs. 5.2カ月，HR：0.66，90%CI：0.44-0.98，$p = 0.084)^{11)}$。

・がんワクチン療法の有効性が示唆される結果も報告されているが[4,9,11]，第Ⅲ相試験で延命効果を示したがんワクチン療法はなく，いずれのワクチンも保険承認されていない。

●エビデンスの解説（3）免疫チェックポイント阻害薬以外の免疫抑制阻害薬

・局所進行または転移性膵癌を対象として，galunisertib（TGFβ receptor Ⅰ阻害薬）＋ゲムシタビン併用療法とプラセボ＋ゲムシタビン療法を比較する第Ⅱ試験が行われた。主要評価項目であるOSは，galunisertib併用群が優れる傾向が認められた（中央値：8.9カ月 vs. 7.1カ月，HR：0.79，95%CI：0.59-1.09)^{12)}$。

8 胸部悪性腫瘍

（1）肺癌

●エビデンスの確実性

免疫チェックポイント阻害薬

【非小細胞肺癌】

周術期・術前療法

Ⓐ切除可能，術前臨床病期Ⅱ～ⅢA期の術前療法として，プラチナ併用化学療法にニボルマブを併用する治療法は，プラチナ併用化学療法と比較しEFSの延長を示す（**エビデンスの強さ B**）[1]。（術前療法における免疫チェックポイント阻害薬の投与は，2022年11月時点で本邦未承認）

周術期・術後補助療法

ⒷPD-L1≧1%の術後病理病期ⅡB～ⅢA期の補助療法として，プラチナ併用化学療法後のアテゾリズマブの投与はBSCと比較し有意なRFSの延長を示す（**エビデンスの強さ B**）[2]。

切除不能・局所進行期

Ⓒ化学放射線療法後の維持療法として，デュルバルマブの投与はプラセボの投与と比較し有意なPFS・OSの延長を示す（**エビデンスの強さ B**）[3,4]。

進行期・化学療法未治療例

ⒹPD-L1高発現例に対し，抗PD-1抗体薬または抗PD-L1抗体薬の単剤療法は，プラチナ併用化学療法と比較しOSの延長を示す（**エビデンスの強さ A**）[21,23,26,28]。

Ⓔプラチナ併用化学療法に抗PD-1抗体薬または抗PD-L1抗体薬を併用する治療法は，プラチナ併用化学療法と比較しPFS・OSの延長を示す（**エビデンスの強さ A**）[7-16]。

Ⓕプラチナ併用化学療法にニボルマブ＋イピリムマブを併用する治療法は，プラチナ併用化学療法と比較しOSの延長を示す（**エビデンスの強さ B**）[17]。

Ⓖニボルマブ＋イピリムマブ併用療法は，プラチナ併用化学療法と比較しOSの延長を示す（**エビデンスの強さ B**）[24]。

進行期・化学療法既治療例（免疫チェックポイント阻害薬未投与例）

Ⓗ抗PD-1抗体薬または抗PD-L1抗体薬の単剤療法は，化学療法（ドセタキセル）と比較しOSの延長を示す（**エビデンスの強さ A**）[31~34,36]。

【小細胞肺癌】

進展型（extensive disease）

Ⓘプラチナ併用化学療法に抗PD-L1抗体薬を併用する治療法は，プラチナ併用化学療法と比較しPFS・OSの延長を示す（**エビデンスの強さ A**）[44,45]。

がんワクチン療法

Ⓙ肺癌に対するがんワクチン療法は，一部の試験でのみ有効性が示唆されている（**エビデンスの強さ B**）[57-65]。（肺癌に対するがんワクチン療法は，本邦での保険適用はない）

●検索用語と抽出結果

検索データベース：PubMed，検索実行日：2021/06/30

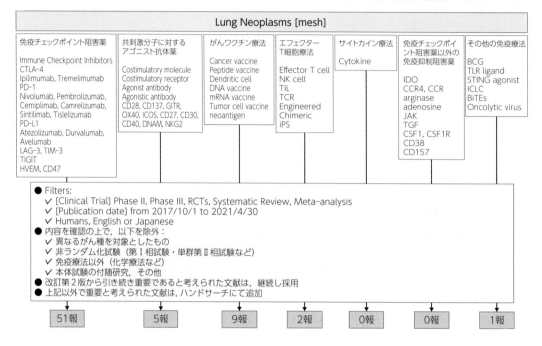

Lung Neoplasms [mesh]

免疫チェックポイント阻害薬

Immune Checkpoint Inhibitors
CTLA-4
Ipilimumab, Tremelimumab
PD-1
Nivolumab, Pembrolizumab,
Cemiplimab, Camrelizumab,
Sintilimab, Tislelizumab
PD-L1
Atezolizumab, Durvalumab,
Avelumab
LAG-3, TIM-3
TIGIT
HVEM, CD47

共刺激分子に対するアゴニスト抗体薬

Costimulatory molecule
Costimulatory receptor
Agonist antibody
Agonistic antibody
CD28, CD137, GITR,
OX40, ICOS, CD27, CD30,
CD40, DNAM, NKG2

がんワクチン療法

Cancer vaccine
Peptide vaccine
Dendritic cell
DNA vaccine
mRNA vaccine
Tumor cell vaccine
neoantigen

エフェクターT細胞療法

Effector T cell
NK cell
TIL
TCR
Engineered
Chimeric
iPS

サイトカイン療法

Cytokine

免疫チェックポイント阻害薬以外の免疫抑制阻害薬

IDO
CCR4, CCR
arginase
adenosine
JAK
TGF
CSF1, CSF1R
CD38
CD157

その他の免疫療法

BCG
TLR ligand
STING agonist
ICLC
BiTEs
Oncolytic virus

● Filters:
　✓ [Clinical Trial] Phase Ⅱ, Phase Ⅲ, RCTs, Systematic Review, Meta-analysis
　✓ [Publication date] from 2017/10/1 to 2021/4/30
　✓ Humans, English or Japanese
● 内容を確認の上で，以下を除外：
　✓ 異なるがん種を対象としたもの
　✓ 非ランダム化試験（第Ⅰ相試験・単群第Ⅱ相試験など）
　✓ 免疫療法以外（化学療法など）
　✓ 本体試験の付随研究，その他
● 改訂第2版から引き続き重要であると考えられた文献は，継続し採用
● 上記以外で重要と考えられた文献は，ハンドサーチにて追加

| 51報 | 5報 | 9報 | 2報 | 0報 | 0報 | 1報 |

●文献抽出結果

・68報のランダム化比較試験が抽出された（アップデート報告を除く）。内訳は，免疫チェックポイント阻害薬51報（うちハンドサーチ6報），共刺激分子に対するアゴニスト抗体薬5報，がんワクチン療法9報（うちハンドサーチ1報），エフェクターT細胞療法2報，サイトカイン療法3報，その他の免疫療法：1報であった。なお，免疫チェックポイント阻害薬を用いた第Ⅲ相試験のQOL報告は10報抽出された。

●抽出文献（1）免疫チェックポイント阻害薬

【非小細胞肺癌】周術期・術前療法

1) Forde PM, Spicer J, Lu S, et al. Neoadjuvant Nivolumab plus Chemotherapy in Resectable Lung Cancer. N Engl J Med. 2022; 386(21): 1973-85.

【非小細胞肺癌】周術期・術後補助療法

2) Felip E, Altorki N, Zhou C, et al. Adjuvant atezolizumab after adjuvant chemotherapy in resected stage IB-IIIA non-small-cell lung cancer(IMpower010): a randomised, multicentre, open-label, phase 3 trial. Lancet. 2021; 398(10308): 1344-57.

【非小細胞肺癌】切除不能・局所進行期

3) Antonia SJ, Villegas A, Daniel D, et al. Durvalumab after Chemoradiotherapy in Stage III Non-Small-Cell Lung Cancer. N Engl J Med. 2017; 377(20): 1919-29.

4) Antonia SJ, Villegas A, Daniel D, et al. Overall Survival with Durvalumab after Chemoradiotherapy in Stage III NSCLC. N Engl J Med. 2018; 379(24): 2342-50.

5) Hui R, Özgüroğlu M, Villegas A, et al. Patient-reported outcomes with durvalumab after chemoradiotherapy in stage III, unresectable non-small-cell lung cancer(PACIFIC): a randomised, controlled, phase 3 study. Lancet Oncol. 2019; 20(12): 1670-80.

【非小細胞肺癌】進行期・化学療法未治療例：プラチナ併用化学療法＋免疫チェックポイント阻害薬

6) Govindan R, Szczesna A, Ahn MJ, et al. Phase III Trial of Ipilimumab Combined With Paclitaxel and Carboplatin in Advanced Squamous Non-Small-Cell Lung Cancer. J Clin Oncol. 2017; 35(30): 3449-57.

7) Gandhi L, Rodriguez-Abreu D, Gadgeel S, et al. Pembrolizumab plus Chemotherapy in Metastatic Non-Small-Cell Lung Cancer. N Engl J Med. 2018; 378(22): 2078-92.

8) Socinski MA, Jotte RM, Cappuzzo F, et al. Atezolizumab for First-Line Treatment of Metastatic Nonsquamous NSCLC. N Engl J Med. 2018; 378(24): 2288-301.

9) Paz-Ares L, Luft A, Vicente D, et al. Pembrolizumab plus Chemotherapy for Squamous Non-Small-Cell Lung Cancer. N Engl J Med. 2018; 379(21): 2040-51.

10) West H, McCleod M, Hussein M, et al. Atezolizumab in combination with carboplatin plus nab-paclitaxel chemotherapy compared with chemotherapy alone as first-line treatment for metastatic non-squamous non-small-cell lung cancer(IMpower130): a multicentre, randomised, open-label, phase 3 trial. Lancet Oncol. 2019; 20(7): 924-37.

11) Jotte R, Cappuzzo F, Vynnychenko I, et al. Atezolizumab in Combination With Carboplatin and Nab-Paclitaxel in Advanced Squamous NSCLC(IMpower131): Results From a Randomized Phase III Trial. J Thorac Oncol. 2020; 15(8): 1351-60.

12) Yang Y, Wang Z, Fang J, et al. Efficacy and Safety of Sintilimab Plus Pemetrexed and Platinum as First-Line Treatment for Locally Advanced or Metastatic Nonsquamous NSCLC: a Randomized, Double-Blind, Phase 3 Study(Oncology pRogram by InnovENT anti-PD-1-11). J Thorac Oncol. 2020; 15(10): 1636-46.

13) Nishio M, Barlesi F, West H, et al. Atezolizumab Plus Chemotherapy for First-Line Treatment of Nonsquamous NSCLC: Results From the Randomized Phase 3 IMpower132 Trial. J Thorac Oncol. 2021; 16(4): 653-64.

14) Zhou C, Chen G, Huang Y, et al. Camrelizumab plus carboplatin and pemetrexed versus chemotherapy alone in chemotherapy-naive patients with advanced non-squamous non-small-cell lung cancer(CameL): a randomised, open-label, multicentre, phase 3 trial. Lancet Respir Med. 2021; 9(3): 305-14.

15) Lu S, Wang J, Yu Y, et al. Tislelizumab Plus Chemotherapy as First-Line Treatment for Locally Advanced or Metastatic Nonsquamous NSCLC(RATIONALE 304): A Randomized Phase 3 Trial. J Thorac Oncol. 2021; 16(9): 1512-22.

16) Zhou C, Wu L, Fan Y, et al. Sintilimab Plus Platinum and Gemcitabine as First-Line Treatment for Advanced or Metastatic Squamous NSCLC: Results From a Randomized, Double-Blind, Phase 3 Trial(ORIENT-12). J Thorac Oncol. 2021; 16(9): 1501-11.

17) Paz-Ares L, Ciuleanu TE, Cobo M, et al. First-line nivolumab plus ipilimumab combined with two cycles of chemotherapy in patients with non-small-cell lung cancer(CheckMate 9LA): an international, randomised, open-label, phase 3 trial. Lancet Oncol. 2021; 22(2): 198-211.

18) Mazieres J, Kowalski D, Luft A, et al. Health-Related Quality of Life With Carboplatin-Paclitaxel or nab-Paclitaxel With or Without Pembrolizumab in Patients With Metastatic Squamous Non-Small-Cell Lung Cancer. J Clin Oncol. 2020; 38(3): 271-80.

19) Garassino MC, Gadgeel S, Esteban E, et al. Patient-reported outcomes following pembrolizumab or placebo plus pemetrexed and platinum in patients with previously untreated, metastatic, non-squamous non-small-cell lung cancer(KEYNOTE-189): a multicentre, double-blind, randomised, placebo-controlled, phase 3 trial. Lancet Oncol. 2020; 21(3): 387-97.

20) Reck M, Wehler T, Orlandi F, et al. Safety and Patient-Reported Outcomes of Atezolizumab Plus Chemotherapy With or Without Bevacizumab Versus Bevacizumab Plus Chemotherapy in Non-Small-Cell Lung Cancer. J Clin Oncol. 2020; 38(22): 2530-42.

【非小細胞肺癌】進行期・化学療法未治療例：免疫チェックポイント阻害薬

21) Reck M, Rodriguez-Abreu D, Robinson AG, et al. Pembrolizumab versus Chemotherapy for PD-L1-Positive Non-Small-Cell Lung Cancer. N Engl J Med. 2016; 375(19): 1823-33.

22) Carbone DP, Reck M, Paz-Ares L, et al. First-Line Nivolumab in Stage IV or Recurrent Non-Small-Cell Lung Cancer. N Engl J Med. 2017; 376(25): 2415-26.

23) Mok TSK, Wu YL, Kudaba I, et al. Pembrolizumab versus chemotherapy for previously untreated, PD-L1-

がん免疫療法のがん種別エビデンス

expressing, locally advanced or metastatic non-small-cell lung cancer（KEYNOTE-042）: a randomised, open-label, controlled, phase 3 trial. Lancet. 2019; 393(10183): 1819-30.

24) Hellmann MD, Paz-Ares L, Bernabe Caro R, et al. Nivolumab plus Ipilimumab in Advanced Non-Small-Cell Lung Cancer. N Engl J Med. 2019; 381(21)2020-31.

25) Rizvi NA, Cho BC, Reinmuth N, et al. Durvalumab With or Without Tremelimumab vs Standard Chemotherapy in First-line Treatment of Metastatic Non-Small Cell Lung Cancer: The MYSTIC Phase 3 Randomized Clinical Trial. JAMA Oncol. 2020; 6(5): 661-74.

26) Herbst RS, Giaccone G, de Marinis F, et al. Atezolizumab for First-Line Treatment of PD-L1-Selected Patients with NSCLC. N Engl J Med. 2020; 383(14): 1328-39.

27) Boyer M, Şendur MAN, Rodriguez-Abreu D, et al. Pembrolizumab Plus Ipilimumab or Placebo for Metastatic Non-Small-Cell Lung Cancer With PD-L1 Tumor Proportion Score≥50%: Randomized, Double-Blind Phase III KEYNOTE-598 Study. J Clin Oncol. 2021; 39(21): 2327-38.

28) Sezer A, Kilickap S, Gümüş M, et al. Cemiplimab monotherapy for first-line treatment of advanced non-small-cell lung cancer with PD-L1 of at least 50%: a multicentre, open-label, global, phase 3, randomised, controlled trial. Lancet. 2021; 397(10274): 592-604.

29) Brahmer JR, Rodriguez-Abreu D, Robinson AG, et al. Health-related quality-of-life results for pembrolizumab versus chemotherapy in advanced, PD-L1-positive NSCLC（KEYNOTE-024）: a multicentre, international, randomised, open-label phase 3 trial. Lancet Oncol. 2017; 18(12): 1600-9.

30) Reck M, Ciuleanu TE, Lee JS, et al. First-Line Nivolumab Plus Ipilimumab Versus Chemotherapy in Advanced NSCLC With 1% or Greater Tumor PD-L1 Expression: Patient-Reported Outcomes From CheckMate 227 Part 1. J Thorac Oncol. 2021; 16(4): 665-76.

【非小細胞肺癌】進行期・化学療法既治療例：免疫チェックポイント阻害薬未投与例

31) Brahmer J, Reckamp KL, Baas P, et al. Nivolumab versus Docetaxel in Advanced Squamous-Cell Non-Small-Cell Lung Cancer. N Engl J Med. 2015; 373(2): 123-35.

32) Borghaei H, Paz-Ares L, Horn L, et al. Nivolumab versus Docetaxel in Advanced Nonsquamous Non-Small-Cell Lung Cancer. N Engl J Med. 2015; 373(17): 1627-39.

33) Herbst RS, Baas P, Kim DW, et al. Pembrolizumab versus docetaxel for previously treated, PD-L1-positive, advanced non-small-cell lung cancer（KEYNOTE-010）: a randomised controlled trial. Lancet. 2016; 387(10027): 1540-50.

34) Rittmeyer A, Barlesi F, Waterkamp D, et al. Atezolizumab versus docetaxel in patients with previously treated non-small-cell lung cancer（OAK）: a phase 3, open-label, multicentre randomised controlled trial. Lancet. 2017; 389(10066): 255-65.

35) Barlesi F, Vansteenkiste J, Spigel D, et al. Avelumab versus docetaxel in patients with platinum-treated advanced non-small-cell lung cancer（JAVELIN Lung 200）: an open-label, randomised, phase 3 study. Lancet Oncol. 2018; 19(11): 1468-79.

36) Wu YL, Lu S, Cheng Y, et al. Nivolumab Versus Docetaxel in a Predominantly Chinese Patient Population With Previously Treated Advanced NSCLC: CheckMate 078 Randomized Phase III Clinical Trial. J Thorac Oncol. 2019; 14(5): 867-75.

37) Planchard D, Reinmuth N, Orlov S, et al. ARCTIC: durvalumab with or without tremelimumab as third-line or later treatment of metastatic non-small-cell lung cancer. Ann Oncol. 2020; 31(5): 609-18.

38) Waterhouse DM, Garon EB, Chandler J, et al. Continuous Versus 1-Year Fixed-Duration Nivolumab in Previously Treated Advanced Non-Small-Cell Lung Cancer: CheckMate 153. J Clin Oncol. 2020; 38(33): 3863-73.

39) Reck M, Taylor F, Penrod JR, et al. Impact of Nivolumab versus Docetaxel on Health-Related Quality of Life and Symptoms in Patients with Advanced Squamous Non-Small Cell Lung Cancer: Results from the CheckMate 017 Study. J Thorac Oncol. 2018; 13(2): 194-204.

40) Bordoni R, Ciardiello F, von Pawel J, et al. Patient-Reported Outcomes in OAK: A Phase III Study of Atezolizumab Versus Docetaxel in Advanced Non-Small-cell Lung Cancer. Clin Lung Cancer. 2018; 19(5): 441-9.

41) Reck M, Brahmer J, Bennett B, et al. Evaluation of health-related quality of life and symptoms in patients with advanced non-squamous non-small cell lung cancer treated with nivolumab or docetaxel in CheckMate 057. Eur J Cancer. 2018; 102: 23-30.

42) Barlesi F, Garon EB, Kim DW, et al. Health-Related Quality of Life in KEYNOTE-010: a Phase II/III Study of Pembrolizumab Versus Docetaxel in Patients With Previously Treated Advanced, Programmed Death Ligand 1-Expressing NSCLC. J Thorac Oncol. 2019; 14(5): 793-801.

【小細胞肺癌】

43）Reck M, Luft A, Szczesna A, et al. Phase III Randomized Trial of Ipilimumab Plus Etoposide and Platinum Versus Placebo Plus Etoposide and Platinum in Extensive-Stage Small-Cell Lung Cancer. J Clin Oncol. 2016; 34(31): 3740-8.

44）Horn L, Mansfield AS, Szczesna A, et al. First-Line Atezolizumab plus Chemotherapy in Extensive-Stage Small-Cell Lung Cancer. N Engl J Med. 2018; 379(23): 2220-9.

45）Paz-Ares L, Dvorkin M, Chen Y, et al. Durvalumab plus platinum-etoposide versus platinum-etoposide in first-line treatment of extensive-stage small-cell lung cancer(CASPIAN): a randomised, controlled, open-label, phase 3 trial. Lancet. 2019; 394(10212): 1929-39.

46）Rudin CM, Awad MM, Navarro A, et al. Pembrolizumab or Placebo Plus Etoposide and Platinum as First-Line Therapy for Extensive-Stage Small-Cell Lung Cancer: Randomized, Double-Blind, Phase III KEYNOTE-604 Study. J Clin Oncol. 2020; 38(21): 2369-79.

47）Pujol JL, Greillier L, Audigier-Valette C, et al. A Randomized Non-Comparative Phase II Study of Anti-Programmed Cell Death-Ligand 1 Atezolizumab or Chemotherapy as Second-Line Therapy in Patients With Small Cell Lung Cancer: Results From the IFCT-1603 Trial. J Thorac Oncol. 2019; 14(5): 903-13.

48）Spigel DR, Vicente D, Ciuleanu TE, et al. Second-line nivolumab in relapsed small-cell lung cancer: CheckMate 331. Ann Oncol. 2021; 32(5): 631-41.

49）Owonikoko TK, Park K, Govindan R, et al. Nivolumab and Ipilimumab as Maintenance Therapy in Extensive-Disease Small-Cell Lung Cancer: CheckMate 451. J Clin Oncol. 2021; 39(12): 1349-59.

50）Mansfield AS, Każarnowicz A, Karaseva N, et al. Safety and patient-reported outcomes of atezolizumab, carboplatin, and etoposide in extensive-stage small-cell lung cancer(IMpower133): a randomized phase I/III trial. Ann Oncol. 2020; 31(2): 310-7.

51）Goldman JW, Garassino MC, Chen Y, et al. Patient-reported outcomes with first-line durvalumab plus platinum-etoposide versus platinum-etoposide in extensive-stage small-cell lung cancer(CASPIAN): a randomized, controlled, open-label, phase III study. Lung Cancer. 2020; 149: 46-52.

● 抽出文献（2）共刺激分子に対するアゴニスト抗体薬

52）Belani CP, Chakraborty BC, Modi RI, et al. A randomized trial of TLR-2 agonist CADI-05 targeting desmocollin-3 for advanced non-small-cell lung cancer. Ann Oncol. 2017; 28(2): 298-304.

53）Manegold C, van Zandwijk N, Szczesna A, et al. A phase III randomized study of gemcitabine and cisplatin with or without PF-3512676(TLR9 agonist)as first-line treatment of advanced non-small-cell lung cancer. Ann Oncol. 2012; 23(1): 72-7.

54）Hirsh V, Paz-Ares L, Boyer M, et al. Randomized phase III trial of paclitaxel/carboplatin with or without PF-3512676(Toll-like receptor 9 agonist)as first-line treatment for advanced non-small-cell lung cancer. J Clin Oncol. 2011; 29(19): 2667-74.

55）Thomas M, Ponce-Aix S, Navarro A, et al. Immunotherapeutic maintenance treatment with toll-like receptor 9 agonist lefitolimod in patients with extensive-stage small-cell lung cancer: results from the exploratory, controlled, randomized, international phase II IMPULSE study. Ann Oncol. 2018; 29(10): 2076-84.

56）Belani CP, Nemunaitis JJ, Chachoua A, et al. Phase 2 trial of erlotinib with or without PF-3512676(CPG 7909, a Toll-like receptor 9 agonist)in patients with advanced recurrent EGFR-positive non-small cell lung cancer. Cancer Biol Ther. 2013; 14(7): 557-63.

● 抽出文献（3）がんワクチン療法

57）Giaccone G, Bazhenova LA, Nemunaitis J, et al. A phase III study of belagenpumatucel-L, an allogeneic tumour cell vaccine, as maintenance therapy for non-small cell lung cancer. Eur J Cancer. 2015; 51(16): 2321-9.

58）Butts C, Socinski MA, Mitchell PL, et al. Tecemotide(L-BLP25)versus placebo after chemoradiotherapy for stage III non-small-cell lung cancer(START): a randomised, double-blind, phase 3 trial. Lancet Oncol. 2014;

がん免疫療法のがん種別エビデンス

15(1): 59-68.

59) Alfonso S, Valdés-Zayas A, Santiesteban ER, et al. A randomized, multicenter, placebo-controlled clinical trial of racotumomab-alum vaccine as switch maintenance therapy in advanced non-small cell lung cancer patients. Clin Cancer Res. 2014; 20(14): 3660-71.

60) Bottomley A, Debruyne C, Felip E, et al. Symptom and quality of life results of an international randomized phase III study of adjuvant vaccination with Bec2/BCG in responding patients with limited disease small-cell lung cancer. Eur J Cancer. 2008; 44(15): 2178-84.

61) Giaccone G, Debruyne C, Felip E, et al. Phase III study of adjuvant vaccination with Bec2/bacille Calmette-Guerin in responding patients with limited-disease small-cell lung cancer(European Organisation for Research and Treatment of Cancer 08971-08971B; Silva Study). J Clin Oncol. 2005; 23(28): 6854-64.

62) O'brien ME, Anderson H, Kaukel E, et al. SRL172(killed Mycobacterium vaccae)in addition to standard chemotherapy improves quality of life without affecting survival, in patients with advanced non-small-cell lung cancer: phase III results. Ann Oncol. 2004; 15(6): 906-14.

63) Gridelli C, Ciuleanu T, Domine M, et al. Clinical activity of a htert(vx-001)cancer vaccine as post-chemotherapy maintenance immunotherapy in patients with stage IV non-small cell lung cancer: final results of a randomised phase 2 clinical trial. Br J Cancer. 2020; 122(10): 1461-6.

64) Chiappori AA, Williams CC, Gray JE, et al. Randomized-controlled phase II trial of salvage chemotherapy after immunization with a TP53-transfected dendritic cell-based vaccine(Ad.p53-DC)in patients with recurrent small cell lung cancer. Cancer Immunol Immunother. 2019; 68(3): 517-27.

65) Giaccone G, Felip E, Cobo M, et al. 1260MO Activity of OSE-2101 in HLA-A2+ non-small cell lung cancer (NSCLC)patients after failure to immune checkpoint inhibitors(ICI): Step 1 results of phase III ATALANTE-1 randomised trial. Ann Oncol. 2020; 31(suppl_4): S814-S15.

◉抽出文献（4）エフェクターT細胞療法

66) Kimura H, Matsui Y, Ishikawa A, et al. Randomized controlled phase III trial of adjuvant chemo-immunotherapy with activated killer T cells and dendritic cells in patients with resected primary lung cancer. Cancer Immunol Immunother. 2015; 64(1): 51-9.

67) Kimura H, Matsui Y, Ishikawa A, et al. Randomized controlled phase III trial of adjuvant chemoimmunotherapy with activated cytotoxic T cells and dendritic cells from regional lymph nodes of patients with lung cancer. Cancer Immunol Immunother. 2018; 67(8): 1231-8.

◉抽出文献（5）その他の免疫療法

68) Gerber DE, Horn L, Boyer M, et al. Randomized phase III study of docetaxel plus bavituximab in previously treated advanced non-squamous non-small-cell lung cancer. Ann Oncol. 2018; 29(7): 1548-53.

◉エビデンスの解説（1）免疫チェックポイント阻害薬

【非小細胞肺癌】周術期・術前療法

Ⓐ臨床病期ⅠB（腫瘍径4cm以上，第8版ⅡA期）〜ⅢA期切除可能例を対象として，術前療法においてプラチナ併用化学療法に併用してニボルマブとプラセボ（それぞれ3サイクル）を比較する第Ⅲ相試験（CheckMate 816試験）が行われ，ニボルマブ群はプラセボ群と比べて有意な病理学的完全奏効割合の改善（24.0% vs. 2.2%，OR：13.94，99%CI：3.49-55.75，$p<0.001$），有意なEFSの延長（中央値：31.6カ月 vs. 20.8カ月，HR：0.63，97.38%CI：0.43-0.91，$p=$ 0.005）が認められた。OSも延長させる傾向が示されているが，観察期間が不十分であり有意差は示されていない（HR：0.57，99.67%CI：0.30-1.07）[1]。

【非小細胞肺癌】周術期・術後補助療法

Ⓑ術後病理病期ⅠB（腫瘍径4cm以上，第8版ⅡA期）～ⅢA期完全切除例を対象として，プラチナ併用化学療法終了後にアテゾリズマブ（1年間投与）とBSCを比較した第Ⅲ相試験（IMpower 010試験）が行われた。PD-L1≧1%のⅡB～ⅢA期完全切除例において，アテゾリズマブ投与群はBSC群と比べて有意なDFSの延長が認められた（中央値：未到達 vs. 35.3カ月，HR：0.66，95%CI：0.50-0.88，$p=0.0039$）。PD-L1発現を問わないⅡB～ⅢA期完全切除例におけるDFSでも有意な延長が認められた（中央値：42.3カ月 vs. 35.3カ月，HR：0.79，95%CI：0.64-0.96，$p=0.020$）が，PD-L1<1%のⅡB～ⅢA期完全切除例においては同等の傾向であった（HR：0.97，95%CI：0.72-1.31）。OSは観察期間が不十分であるが，PD-L1≧1%のⅡB～ⅢA期完全切除例においてのみ延長させる傾向が認められている（HR：0.77，95%CI：0.51-1.17）[2]。

【非小細胞肺癌】切除不能・局所進行期

Ⓒ切除不能・局所進行非小細胞肺癌のうち同時併用の化学放射線療法による無増悪例を対象として，デュルバルマブとプラセボを比較した第Ⅲ相試験（PACIFIC試験）が行われた。デュルバルマブ群はプラセボ群と比べて有意なPFSの延長が認められ（中央値：16.8カ月 vs. 5.6カ月，HR：0.52，95%CI：0.42-0.65，$p<0.001$）[3]，さらに有意なOSの延長も認められた（24ヵ月OS：66.3% vs. 55.6%，HR：0.68，99.73%CI：0.47-0.997，$p=0.0025$）[4]。QOLはQLQ-C30を用いて評価され，12ヵ月時点において両群間で有意差はみられなかった（GHS/QoLの差：+0.8，95%CI：－1.55-3.14）[5]。

【非小細胞肺癌】進行期・化学療法未治療例：プラチナ併用化学療法＋免疫チェックポイント阻害薬

・進行期扁平上皮・非小細胞肺癌を対象に，カルボプラチン＋パクリタキセルに併用する治療としてイピリムマブとプラセボを比較する第Ⅲ相試験が行われ，イピリムマブ群はプラセボ群と比べて有意なOSの延長は認められなかった（中央値：13.4カ月 vs. 12.4カ月，HR：0.91，95%CI：0.77-1.07，$p=0.25$）[6]。

Ⓔ進行期非扁平上皮・非小細胞肺癌を対象に，プラチナ＋ペメトレキセドに併用する治療としてペムブロリズマブとプラセボを比較する第Ⅲ相試験（KEYNOTE-189試験）が行われ，ペムブロリズマブ群はプラセボ群と比べて有意なPFSの延長（中央値：8.8カ月 vs. 4.9カ月，HR：0.52，95%CI：0.43-0.64，$p<0.001$），有意なOSの延長（中央値：未到達 vs. 11.3カ月，HR：0.49，95%CI：0.38-0.64，$p<0.001$）が認められた。PD-L1発現によるサブセット解析では，いずれにおいてもOSはペムブロリズマブ群で優れていた[7]。QOLはQLQ-C30を用いて評価され，12週時点において両群間で有意な差はみられなかった（GHS/QoL：+1.0 vs. －2.6，$p=0.053$）[19]。

Ⓔ進行期非扁平上皮・非小細胞肺癌を対象に，カルボプラチン＋パクリタキセル＋ベバシズマブとカルボプラチン＋パクリタキセル＋ベバシズマブ＋アテゾリズマブ，カルボプラチン＋パクリタキセル＋アテゾリズマブの比較第Ⅲ相試験（IMpower 150試験）が行われ，前二者の成績が報告された。PFSは化学療法群と比べてアテゾリズマブ併用群で有意な延長が認められ（中央値：8.3カ月 vs. 6.8カ月，HR：0.62，95%CI：0.52-0.74，$p<0.001$），OSもアテゾリズマブ併用群で有意な延長が認められた（中央値：19.2カ月 vs. 14.7カ月，HR：0.78，95%CI：0.64-0.96，

$p=0.02)^{8)}$。QOL 報告では，13 サイクル時点までにおいて両群間で有意な差はみられなかった[20]。

Ⓔ進行期扁平上皮・非小細胞肺癌を対象に，カルボプラチン＋パクリタキセルまたはナブパクリタキセルに併用する治療としてペムブロリズマブとプラセボを比較する第Ⅲ相試験（KEY-NOTE-407 試験）が行われ，ペムブロリズマブ併用群はプラセボ併用群と比べて有意な PFS の延長（中央値：6.4 カ月 vs. 4.8 カ月，HR：0.56，95％CI：0.45-0.70，$p<0.001$），有意な OS の延長（中央値：15.9 カ月 vs. 11.3 カ月，HR：0.64，95％CI：0.49-0.85，$p<0.001$）が認められた[9]。QOL は QLQ-C30 を用いて評価され，ペムブロリズマブ群で QOL を改善する傾向がみられた（18 週時点 GHS/QoL：＋4.3 vs. −0.57）[18]。

Ⓔ進行期非扁平上皮・非小細胞肺癌を対象に，カルボプラチン＋ナブパクリタキセルに併用する治療としてアテゾリズマブと BSC（維持療法としてペメトレキセドを許容）を比較した第Ⅲ相試験（IMpower 130 試験）が行われ，PFS は BSC 群と比べてアテゾリズマブ併用群で有意な延長が認められ（中央値：7.0 カ月 vs. 5.5 カ月，HR：0.64，95％CI：0.54-0.77，$p<0.0001$），OS もアテゾリズマブ併用群で有意な延長が認められた（中央値：18.6 カ月 vs. 13.9 カ月，HR：0.79，95％CI：0.64-0.98，$p=0.033)^{10)}$。

Ⓔ進行期扁平上皮・非小細胞肺癌を対象に，カルボプラチン＋ナブパクリタキセルとカルボプラチン＋ナブパクリタキセル＋アテゾリズマブ，カルボプラチン＋パクリタキセル＋アテゾリズマブの比較第Ⅲ相試験（IMpower 131 試験）が行われ，前二者の成績が報告された。PFS は化学療法群と比べてアテゾリズマブ併用群で有意な延長が認められたが（中央値：6.3 カ月 vs. 5.6 カ月，HR：0.71，95％CI：0.60-0.85，$p=0.0001$），OS はアテゾリズマブ併用群で有意な延長は認められなかった（中央値：14.2 カ月 vs. 13.5 カ月，HR：0.88，95％CI：0.73-1.05，$p=0.16)^{11)}$。

Ⓔ進行期非扁平上皮・非小細胞肺癌を対象に，プラチナ＋ペメトレキセドに併用する治療として sintilimab（抗 PD-1 抗体薬）とプラセボを比較する第Ⅲ相試験（ORIENT-11 試験）が行われ，sintilimab 併用群はプラセボ併用群と比べて有意な PFS の延長が認められた（中央値：8.9 カ月 vs. 5.0 カ月，HR：0.482，95％CI：0.362-0.643，$p<0.00001)^{12)}$。

Ⓔ進行期扁平上皮・非小細胞肺癌を対象に，プラチナ＋ペメトレキセドに併用する治療としてアテゾリズマブと BSC を比較する第Ⅲ相試験（IMpower 132 試験）が行われ，PFS は BSC 群と比較しアテゾリズマブ併用群で有意な延長が認められたが（中央値：7.6 カ月 vs. 5.2 カ月，HR：0.60，95％CI：0.49-0.72，$p<0.0001$），OS はアテゾリズマブ併用群で有意な延長は認められなかった（中央値：17.5 カ月 vs. 13.6 カ月，HR：0.81，95％CI：0.64-1.03，$p=0.0797)^{13)}$。

Ⓔ進行期非扁平上皮・非小細胞肺癌を対象に，カルボプラチン＋ペメトレキセドに併用する治療として camrelizumab（抗 PD-1 抗体薬）と BSC を比較する第Ⅲ相試験（CameL 試験）が行われ，camrelizumab 併用群は化学療法群と比べて有意な PFS の延長が認められた（中央値：11.3 カ月 vs. 8.3 カ月，HR：0.60，95％CI：0.45-0.79，$p=0.0001)^{14)}$。

Ⓔ進行期非扁平上皮・非小細胞肺癌を対象に，プラチナ＋ペメトレキセドに併用する治療として tislelizumab（抗 PD-1 抗体薬）と BSC を比較する第Ⅲ相試験（RATIONALE 304 試験）が行われ，tislelizumab 併用群は化学療法群と比べて有意な PFS の延長が認められた（中央値：9.7 カ月 vs. 7.6 カ月，HR：0.645，95％CI：0.462-0.902，$p=0.0044)^{15)}$。

Ⓔ進行期扁平上皮・非小細胞肺癌を対象に，プラチナ＋ゲムシタビンに併用する治療として sintilimab とプラセボを比較する第Ⅲ相試験（ORIENT-12 試験）が行われ，sintilimab 併用群はプラセボ併用群と比べて有意な PFS の延長が認められた（中央値：5.5 カ月 vs. 4.9 カ月，HR：0.536，95%CI：0.422-0.681，$p<0.00001$）[16]。

Ⓕ進行期非小細胞肺癌を対象に，ニボルマブ＋イピリムマブ＋プラチナ併用化学療法 2 サイクルとプラチナ併用化学療法（4 サイクル±維持療法）を比較する第Ⅲ相試験（CheckMate 9LA 試験）が行われ，前者の治療で化学療法と比べて有意な OS の延長が認められた（中央値：14.1 カ月 vs. 10.7 カ月，HR：0.69，96.71%CI：0.55-0.87，$p=0.00067$）[17]。

【非小細胞肺癌】進行期・化学療法未治療例：免疫チェックポイント阻害薬

Ⓓ PD-L1 TPS≧50% の進行期非小細胞肺癌を対象として，ペムブロリズマブとプラチナ併用化学療法を比較する第Ⅲ相試験（KEYNOTE-024 試験）が行われた。PFS は化学療法群と比べてペムブロリズマブ群で有意な延長が認められ（中央値：10.3 カ月 vs. 6.0 カ月，HR：0.50，95%CI 0.37-0.68，$p<0.001$），OS もペムブロリズマブ群で有意な延長が認められた（HR：0.60，95%CI 0.41-0.89，$p=0.005$）[21]。QOL は QLQ-C30 を用いて評価され，15 週時点においてペムブロリズマブ群で有意に高かった（GHS/QoL の差：＋7.8，95%CI：2.9-12.8，$p=0.0020$）[28]。

・PD-L1 TPS≧1% の進行期非小細胞肺癌を対象として，ニボルマブとプラチナ併用化学療法を比較する第Ⅲ相試験（CheckMate 026 試験）が行われた。PD-L1 TPS≧5% において，ニボルマブ群は化学療法群と比べて PFS（中央値：4.2 カ月 vs. 5.9 カ月，HR：1.15，95%CI：0.91-1.45，$p=0.25$），OS（中央値：14.4 カ月 vs. 13.2 カ月，HR：1.02，95%CI：0.80-1.30）の延長は認められなかった[22]。

Ⓓ PD-L1 TPS≧1% の進行期非小細胞肺癌を対象として，ペムブロリズマブとプラチナ併用化学療法を比較する第Ⅲ相試験（KEYNOTE-042 試験）が行われた。PD-L1 TPS≧50% における OS は，化学療法と比べてペムブロリズマブ群で有意な延長が認められ（中央値：20.0 カ月 vs. 12.2 カ月，HR：0.69，95%CI：0.56-0.85，$p=0.0003$），PD-L1 TPS≧1% でも有意な延長が認められた（中央値：16.7 カ月 vs. 12.1 カ月，HR：0.81，95%CI：0.71-0.93，$p=0.0018$）。なお，PD-L1 TPS 1〜49% では有意な OS の延長は認められなかった（中央値：13.4 カ月 vs. 12.1 カ月，HR：0.92，95%CI：0.77-1.11）[23]。

Ⓖ進行期非小細胞肺癌を対象に，プラチナ併用化学療法とニボルマブ＋イピリムマブ，ニボルマブ（PD-L1≧1%）もしくはニボルマブ＋プラチナ併用化学療法（PD-L1<1%）の比較第Ⅲ相試験（CheckMate 227 試験）が行われ，前二者の成績が報告された。PD-L1≧1% の OS は，化学療法群と比べてニボルマブ＋イピリムマブ群で有意な延長が認められた（中央値：17.1 カ月 vs. 14.9 カ月，HR：0.79，97.72%CI 0.65-0.96，$p=0.007$）。また，探索的評価項目である PD-L1<1% の OS でも，化学療法群と比べてニボルマブ＋イピリムマブ群で有意な延長が認められた（中央値：17.2 カ月 vs. 12.2 カ月，HR：0.62，95%CI 0.48-0.78）[24]。QOL は LCSS・EQ-5D を用いて評価され，両群で改善がみられた[30]。

・進行期非小細胞肺癌を対象に，プラチナ併用化学療法とデュルバルマブ，デュルバルマブ＋トレメリムマブ（抗 CTLA-4 抗体薬）の比較第Ⅲ相試験（MYSTIC 試験）が行われた。PD-L1 TC≧25% の OS は，プラチナ併用化学療法群（中央値：12.9 カ月）と比べてデュルバルマブ群［中央値：16.3 カ月，HR：0.76，97.54%CI：0.56-1.02，$p=0.04$（有意差なし）］，デュルバルマブ＋トレメリムマブ群（中央値：11.9 カ月，HR：0.85，98.77%CI：0.61-1.17，$p=0.20$）であ

り，いずれも統計学的に有意な延長は認められなかった[25]。

Ⓓ PD-L1 陽性の進行期非小細胞肺癌を対象として，アテゾリズマブとプラチナ併用化学療法を比較する第Ⅲ相試験（IMpower 110 試験）が行われた。PD-L1 TC3 または IC3 において，OS は化学療法群と比べてアテゾリズマブ群で有意な延長が認められた（中央値：20.2 カ月 vs. 13.1 カ月，HR：0.59，95％CI：0.40-0.89，$p＝0.01$）[26]。

・PD-L1 TPS≧50％の進行期非小細胞肺癌を対象に，ペムブロリズマブに併用する治療としてイピリムマブとプラセボを比較する第Ⅲ相試験（KEYNOTE-598 試験）が行われ，イピリムマブ併用群はプラセボ併用群と比べて PFS（中央値：8.2 カ月 vs. 8.4 カ月，HR：1.06，95％CI：0.86-1.30，$p＝0.72$），OS（中央値：21.4 カ月 vs. 21.9 カ月，HR：1.08，95％CI：0.85-1.37，$p＝0.74$）の延長は認められなかった[27]。

Ⓓ PD-L1 TPS≧50％の進行期非小細胞肺癌を対象として，cemiplimab（抗 PD-1 抗体薬，本邦未承認）とプラチナ併用化学療法を比較する第Ⅲ相試験（EMPOWER-Lung 1 試験）が行われた。PFS は化学療法群と比べて cemiplimab 群で有意な延長が認められ（中央値：8.2 カ月 vs. 5.7 カ月，HR：0.54，95％CI：0.43-0.68，$p＜0.0001$），OS も cemiplimab 群で有意な延長が認められた（中央値：未到達 vs. 14.2 カ月，HR：0.57，95％CI：0.42-0.77，$p＝0.0002$）[28]。

【非小細胞肺癌】進行期・化学療法既治療例：免疫チェックポイント阻害薬未投与例

Ⓗ 既治療進行期扁平上皮・非小細胞肺癌を対象として，ニボルマブとドセタキセルを比較する第Ⅲ相試験（CheckMate 017 試験）が行われ，ニボルマブ群はドセタキセル群と比べて有意な OS の延長が認められた（中央値：9.2 カ月 vs. 6.0 カ月，HR：0.59，95％CI：0.44-0.79，$p＜0.001$）[31]。QOL は LCSS を用いて評価され，ニボルマブ群で治療開始時と比較し改善がみられた[39]。

Ⓗ 既治療進行期非扁平上皮・非小細胞肺癌を対象として，ニボルマブとドセタキセルを比較する第Ⅲ相試験（CheckMate 057 試験）が行われ，ニボルマブ群はドセタキセル群と比べて有意な OS の延長が認められた（中央値：12.2 カ月 vs. 9.4 カ月，HR：0.73，95％CI：0.59-0.89，$p＝0.002$）[32]。QOL は LCSS を用いて評価され，ニボルマブ群でドセタキセル群と比較し有意な改善がみられた[41]。

Ⓗ PD-L1 TPS≧1％の既治療進行期非小細胞肺癌を対象として，ペムブロリズマブ（2 mg/kg，10 mg/kg）とドセタキセルの比較第Ⅱ/Ⅲ相試験（KEYNOTE-010 試験）が行われた。OS は，ドセタキセル群（中央値：8.5 カ月）と比較し，ペムブロリズマブ 2 mg/kg 群（中央値：10.4 カ月，HR：0.71，95％CI：0.58-0.88，$p＝0.0008$），ペムブロリズマブ 10 mg/kg 群（中央値：12.7 カ月，HR：0.61，95％CI：0.49-0.75，$p＜0.0001$）であり，ペムブロリズマブ群はドセタキセル群と比べて有意な OS の延長が認められた[33]。QOL は QLQ-C30 を用いて評価され，ドセタキセル群と比較しペムブロリズマブ 2 mg/kg 群で QOL 悪化が抑制される傾向がみられた（12 週時点 GHS/QoL：−1.2 vs. −3.8）[42]。

Ⓗ 既治療進行期非小細胞肺癌を対象として，アテゾリズマブとドセタキセルを比較する第Ⅲ相試験（OAK 試験）が行われ，アテゾリズマブ群はドセタキセル群と比べて有意な OS の延長が認められた（中央値：13.8 カ月 vs. 9.6 カ月，HR：0.73，95％CI：0.62-0.87，$p＝0.0003$）[34]。QOL は QLQ-C30 を用いて評価され，アテゾリズマブ群でドセタキセル群と比較し健康関連 QOL が高い傾向がみられた[40]。

・既治療進行期非小細胞肺癌を対象として，アベルマブとドセタキセルを比較する第Ⅲ相試験

（JAVELIN Lung 200 試験）が行われ，アベルマブ群はドセタキセル群と比べて有意な OS の延長は認められなかった（中央値：11.4 カ月 vs. 10.3 カ月，HR：0.90：96％CI：0.72-1.12，$p=$ 0.16）[35]。

Ⓗ既治療進行期非小細胞肺癌を対象として，ニボルマブとドセタキセルを比較する第Ⅲ相試験（CheckMate078 試験）が行われ，ニボルマブ群はドセタキセル群と比べて有意な OS の延長が認められた（中央値：12.0 カ月 vs. 9.6 カ月，HR：0.68，97.7％CI：0.52-0.90，$p=0.0006$）[36]。

・既治療進行期非小細胞肺癌を対象として，PD-L1 TC≧25％では化学療法とデュルバルマブ，PD-L1 TC＜25％では化学療法とデュルバルマブ＋トレメリムマブをそれぞれ比較する第Ⅲ相試験（ARCTIC 試験）が行われた。PD-L1 TC≧25％では，デュルバルマブ群は化学療法群と比べて OS の延長が認められた（中央値：11.7 カ月 vs. 6.8 カ月，HR：0.63，95％CI：0.42-0.93）。PD-L1 TC＜25％では，デュルバルマブ＋トレメリムマブ群は化学療法群と比べて OS の延長は認められなかった（中央値：11.5 カ月 vs. 8.7 カ月，HR：0.80，95％CI：0.61-1.05，$p=0.109$）[37]。

・ニボルマブを 1 年継続投与されている既治療非小細胞肺癌を対象として，ニボルマブの継続投与と休薬を比較する試験（CheckMate 153 試験）が行われ，継続投与群は休薬群と比べて OS の延長が認められた（中央値：未到達 vs. 28.8 カ月，HR：0.62，95％CI：0.42-0.92）[38]。

【小細胞肺癌】

・未治療進展型小細胞肺癌を対象に，プラチナ＋エトポシドに併用する治療としてイピリムマブとプラセボを比較する第Ⅲ相試験が行われ，イピリムマブ併用群はプラセボ併用群に比べて OS の延長は認められなかった（中央値：11.0 カ月 vs. 10.9 カ月，HR：0.94，95％CI：0.81-1.09，$p=0.3775$）[43]

Ⓘ未治療進展型小細胞肺癌を対象に，カルボプラチン＋エトポシドに併用する治療としてアテゾリズマブとプラセボを比較する第Ⅲ相試験（IMpower 133 試験）が行われ，アテゾリズマブ併用群はプラセボ併用群と比べて有意な PFS の延長（中央値：5.2 カ月 vs. 4.3 カ月，HR：0.77，95％CI：0.62-0.96，$p=0.02$），有意な OS の延長（中央値：13.9 カ月 vs. 12.3 カ月，HR：0.70，95％CI：0.54-0.91，$p=0.007$）が認められた[44]。QOL は QLQ-C30 を用いて評価され，健康関連 QOL は両群で改善が認められた[50]。

Ⓘ未治療進展型小細胞肺癌を対象に，プラチナ＋エトポシドとプラチナ＋エトポシド＋デュルバルマブ，プラチナ＋エトポシド＋デュルバルマブ＋トレメリムマブの比較第Ⅲ相試験（CASPIAN 試験）が行われ，前二者の成績が報告された。デュルバルマブ併用群は化学療法群と比べて有意な OS の延長が認められた（中央値：13.0 カ月 vs. 10.3 カ月，HR：0.73，95％CI：0.59-0.91，$p=0.0047$）[45]。QOL は QLQ-C30 を用いて評価され，健康関連 QOL は両群で改善が認められた[51]。

・未治療進展型小細胞肺癌を対象に，プラチナ＋エトポシドに併用する治療としてペムブロリズマブとプラセボを比較する第Ⅲ相試験（KEYNOTE-604 試験）が行われ，PFS はプラセボ併用群と比べてペムブロリズマブ併用群で有意な延長が認められたが（中央値：45 カ月 vs. 4.3 カ月，HR：0.75，95％CI：0.61-0.91，$p=0.023$），OS は延長させたものの統計学的閾値を満たさなかった（中央値：10.8 カ月 vs. 9.7 カ月，HR：0.80，95％CI：0.64-0.98，$p=0.0164$）[46]。

・再発小細胞肺癌を対象として，アテゾリズマブと化学療法を比較する第Ⅱ相試験（IFCT-1603 試験）が行われ，PFS は化学療法群と比べてアテゾリズマブ群で有意に短く（中央値：1.4 カ

月 vs. 4.3 カ月，HR：2.26，95％CI：1.30-3.93，$p=0.004$），OS は両群間で明らかな差は認められなかった（中央値：9.5 カ月 vs. 8.7 カ月，HR：0.84，95％CI：0.45-1.58）[47]。

・再発小細胞肺癌を対象として，ニボルマブと化学療法を比較する第Ⅲ相試験（CheckMate 331 試験）が行われ，PFS は化学療法群と比べてニボルマブ群で短縮し（中央値：1.4 カ月 vs. 3.8 カ月，HR：1.41，95％CI：1.18-1.69），OS でも有意な延長は認められなかった（中央値：7.5 カ月 vs. 8.4 カ月，HR：0.86，95％CI：0.72-1.04，$p=0.11$）[48]。

・進展型小細胞肺癌のうち化学療法による無増悪例を対象に，プラセボとニボルマブ＋イピリムマブ，ニボルマブの比較第Ⅲ相試験（CheckMate 451 試験）が行われた。OS は，プラセボ群（中央値：9.6 カ月）と比較しニボルマブ＋イピリムマブ群（中央値：9.2 カ月，HR：0.92，95％CI：0.75-1.12，$p=0.37$），ニボルマブ群（中央値：10.4 カ月，HR：0.84，95％CI：0.69-1.02）であり，いずれも有意な延長は認められなかった[49]。

●エビデンスの解説（2）共刺激分子に対するアゴニスト抗体薬

・進行期非小細胞肺癌を対象に，カルボプラチン＋パクリタキセルに併用する治療として CADI-05（TLR-2 アゴニスト）を評価した比較試験が行われ，化学療法群と比べて CADI-05 併用群で有意な OS の延長は認められなかった（HR：0.86，95％CI：0.63-1.19，$p=0.3804$）[52]。

・進行非小細胞肺癌を対象に，シスプラチン＋ゲムシタビンに併用する治療として PF3512676（TLR-9 アゴニスト）を評価した第Ⅲ相試験が行われ，PF3512676 併用群で OS の延長は認められなかった（11.0 カ月 vs. 10.7 カ月，$p=0.98$）[53]。

・進行非小細胞肺癌を対象に，カルボプラチン＋パクリタキセルに PF3512676（TLR-9 アゴニスト）を評価した第Ⅲ相試験が行われ，PF3512676 併用群で OS の延長は認められなかった（10.0 カ月 vs. 9.8 カ月，$p=0.56$）[54]。

・EGFR 遺伝子変異陽性非小細胞肺癌を対象に，エルロチニブに併用する治療として PF3512676（TLR-9 アゴニスト）を評価した第Ⅱ相試験（IMPULSE 試験）が行われ，PF3512676 併用群で PFS の延長は認められなかった（HR：1.00，95％CI：0.5-2.0，$p=0.9335$）[55]。

・進展型小細胞肺癌のうち化学療法による無増悪例を対象に，lefitolimod（TLR-9 アゴニスト）と標準治療の比較試験が行われ，lefitolimod 投与群で OS の延長は認められなかった（HR：1.14，95％CI：0.73-1.76，$p=0.98$）[56]。

●エビデンスの解説（3）がんワクチン療法

Ⓙ プラチナ併用療法後の維持療法として belagenpumatucel-L[*1]の第Ⅲ相試験[57]では，プラセボ群と比較して PFS，OS はともに優越性が示されなかった［それぞれ 4.3 カ月 vs. 4.0 カ月（HR：0.99，$p=0.947$），20.3 カ月 vs. 17.8 カ月（HR：0.94，$p=0.594$）］。

[*1]belagenpumatucel-L：特定の遺伝子発現を抑制する技術（アンチセンス法）を用いて TGF-β の産生を抑制した 4 種の非小細胞肺癌株を放射線照射後に凍結保存して製造されたがんワクチンである。

Ⓙ 切除不能なⅢ期非小細胞肺癌を対象とした，化学放射線療法後の MUC1 抗原特異的がんワクチン（L-BLP25）の第Ⅲ相試験（START 試験）[58]では，L-BLP25 投与により OS の有意な延長は

⑫示されなかった（25.6 カ月 vs. 22.3 カ月，adjusted HR：0.88，95％CI：0.75-1.03，$p = 0.123$）。

・プラチナ併用療法を行った進行非小細胞肺癌の維持療法として，腫瘍関連ガングリオシドを標的としたワクチン（racotumomab-alum）によるプラセボ比較第Ⅲ相試験[59]がキューバ国内のみで行われ，PFS，OS はともに有意な延長が示された［それぞれ 5.3 カ月 vs. 3.9 カ月（HR：0.73，95％CI：0.53-0.99，$p = 0.039$），8.23 カ月 vs. 6.80 カ月（HR：0.63，95％CI：0.46-0.87，$p = 0.004$）］。しかしながら，両群ともに OS が非常に短く後治療の施行割合が低いことなどから，医療環境が大きく異なる状況でのエビデンスであることに注意が必要である。

・化学放射線療法を行った限局型小細胞肺癌の維持療法として Bec2/BCG ワクチンによる第Ⅲ相試験（EORTC08971/SILVA 試験）[60,61]が行われたが，Bec2/BCG ワクチンの投与による OS の延長は認められなかった（16.4 カ月 vs. 14.3 カ月，$p = 0.28$）。

・進行非小細胞肺癌に対して MVP 療法にマイコバクテリウムワクチンを併用した第Ⅲ相試験[62]では OS の延長は認められなかった（223 日 vs. 225 日，$p = 0.65$）。

・転移性非小細胞肺癌のうち TERT 発現腫瘍で，一次治療で増悪を認めなかった症例に，プラセボとがんワクチン htert（vx-001）*2のランダム化比較第Ⅱ相試験[63]が行われたが，OS，PFS はいずれも有意な延長は認められなかった［それぞれ HR：0.97（95％CI：0.70-1.34，$p = 0.86$），PFS-HR：0.89（95％CI：0.67-1.20，$p = 0.46$）］。

*2 htert（vx-001）は，テロメラーゼを構成するテロメア逆転酵素（telomerase reverse transcriptase；TERT）に対するがんワクチンである。

・化学療法後の小細胞肺癌を対象に，経過観察群，Ad.p53-DC*3単独群，Ad.p53-DC＋all-trans-retinoic acid 群のランダム化比較第Ⅱ相試験が実施された[64]。主要評価項目である二次化学療法（パクリタキセルを含む）に対する ORR は，各群で 15.4％（95％CI：2.7-46.3％），16.7％（95％CI：2.9〜49.1％），23.8％（95％CI：9.1-47.5％）で，統計学的に有意な差は認められなかった。

*3 Ad.p53-DC は，野生型 TP53 をトランスフェクトした樹状細胞ワクチンである。

・免疫チェックポイント阻害薬とプラチナ併用化学療法後に病勢進行した HLA-A2＋の進行非小細胞肺癌（EGFR 野生型，ALK 融合遺伝子陰性）の症例を対象として，標準化学療法（DTX または PEM）群と OSE-2101*4群の第Ⅲ相試験（ATALANTE-1 試験）では，OSE-2101 は標準化学療法群と比して OS の有意な延長が認められた（11.1 カ月 vs. 7.5 カ月，HR 0.59，95％CI 0.38-0.91，$p = 0.017$）[65]。

*4 OSE-2101 は，5 つの腫瘍抗原から選択・最適化された，ネオエピトープベースのがんワクチンである。

● エビデンスの解説（4）エフェクター T 細胞療法

・術後病期ⅠB〜Ⅳ期の非小細胞肺癌を対象に，術後補助療法としてプラチナ併用化学療法に activated killer T-cells and dendritic cells（AKT-DC）療法*5を併用した群と，化学療法単独で治療した群を比較した第Ⅲ相試験が行われ，AKT-DC 療法併用群（50 例）で化学療法単独群（51 例）よりも OS の有意な延長が認められた（HR：0.451，95％CI：0.253-0.807，$p = 0.0072$）[66,67]。ただし，試験治療群の設定根拠や中間解析で登録が終了された統計学的根拠など，不明確な点がある。また，単施設での非盲検化研究で，対象にⅣ期症例が約 8％含まれた不均

一な集団であり，解釈には注意が必要である。

*5AKT-DC療法は，手術時に採取した所属リンパ節を用いて，体外で樹状細胞と自己リンパ球を活性化させ，主に細胞傷害性Tリンパ球を誘導して輸注する免疫療法である。

●エビデンスの解説（5）その他の免疫療法

・既治療進行期非小細胞肺癌を対象に，ドセタキセルに併用する治療としてbavituximab（ホスファチジルセリンに結合するモノクローナル抗体）とプラセボを比較する第Ⅲ相試験（SUN-RISE試験）[68]が行われ，bavituximab群でOSの有意な延長は認められなかった（中央値：10.5カ月 vs 10.9カ月，HR：1.06，95％CI：0.88-1.29，$p = 0.533$）。

（2）悪性胸膜中皮腫

●エビデンスの確実性

免疫チェックポイント阻害薬

未治療進行期

Ⓐニボルマブ＋イピリムマブ併用療法は，プラチナ併用化学療法と比較し有意な OS の延長を示す（エビデンスの強さ B）[4]。

既治療進行期

Ⓑニボルマブ単独療法は，プラセボと比較し有意な無増悪生存期間および OS の延長を示す（エビデンスの強さ B）[5]。

●臓器別エビデンス：検索用語と抽出結果

検索データベース：PubMed，検索実行日：2021/06/30

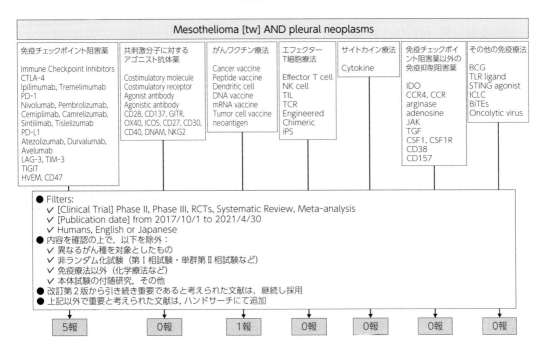

●文献抽出結果

・5 報のランダム化比較試験（うち，第Ⅲ相試験は 1 報）が抽出された（免疫チェックポイント阻害薬 4 報，がんワクチン療法 1 報）。

・ハンドサーチにて，免疫チェックポイント阻害薬による 1 報の単群試験，1 報の第Ⅲ相試験を採用した。

●抽出文献（1）免疫チェックポイント阻害薬

1) Maio M, Scherpereel A, Clabriò, et al. Tremelimumab as second-line or third-line treatment in relapsed malignant mesothelioma（DETERMINE）: a multicentre, international, randomised, double-blind, placebo-controlled phase 2b trial. Lancet Oncol. 2017; 18(9): 1261-73.

2) Okada M, Kijima T, Aoe K, et al. Clinical Efficacy and Safety of Nivolumab: Results of a Multicenter, Open-label, Single-arm, Japanese Phase II study in Malignant Pleural Mesothelioma（MERIT）. Clin Cancer Res. 2019; 25(18): 5482-92.

3) Scherpereel A, Mazieres J, Greillier L, et al. Nivolumab or nivolumab plus ipilimumab in patients with relapsed malignant pleural mesothelioma（IFCT-1501 MAPS2）: a multicentre, open-label, randomised, non-comparative, phase 2 trial. Lancet Oncol. 2019; 20(2): 239-53.

4) Baas P, Scherpereel A, Nowak AK, et al. First-line nivolumab plus ipilimumab in unresectable malignant pleural mesothelioma（CheckMate 743）: a multicentre, randomised, open-label, phase 3 trial. Lancet. 2021; 397(10272): 375-86.

5) Fennell DA, Ewings S, Ottennsmeier C, et al. Nivolumab versus placebo in patients with relapsed malignant mesothelioma（CONFIRM）: a multicentre, double-blind, randomised, phase 3 trial. Lancet Oncol. 2021; 22(11): 1530-40.

●抽出文献（2）がんワクチン療法

6) Zauderer MG, Tsao AS, Dao T, et al. A Randomized Phase II Trial of Adjuvant Galinpepimut-S, WT-1 Analogue Peptide Vaccine, After Multimodality Therapy for Patients with Malignant Pleural Mesothelioma. Clin Cancer Res. 2017; 23(24): 7483-9.

●エビデンスの解説（1）免疫チェックポイント阻害薬

・既治療悪性胸膜中皮腫を対象として，トレメリムマブ（抗 CTLA-4 抗体薬）とプラセボを比較する第Ⅱ相試験（DETERMINE 試験）が行われ，トレメリムマブはプラセボと比べて有意な OS の延長が認められなかった（中央値：7.7 ヵ月 vs 7.3 ヵ月，HR：0.92，95%CI：0.76-1.12，$p=0.41$）[1]。

・既治療悪性胸膜中皮腫を対象として，ニボルマブの単群第Ⅱ相試験（MERIT 試験）が行われた。34 例が投与され，奏効割合は 29%（95%CI：16.8-46.2%）であり，PFS/OS 中央値は，6.4 カ月/17.3 カ月であった[2]。

・既治療悪性胸膜中皮腫を対象として，ニボルマブ，ニボルマブ＋イピリムマブをそれぞれ評価するランダム化（非比較）第Ⅱ相試験（IFCT-1501 試験）が行われた。12 週間時の病勢制御率はニボルマブ群で 44%（95%CI：31-58%），ニボルマブ＋イピリムマブ群で 50%（95%CI：37-63%）であり，PFS/OS 中央値は，ニボルマブ群で 4.0 カ月/11.9 カ月，ニボルマブ＋イピリムマブ群で 5.6 カ月/15.9 カ月であった[3]。

Ⓐ未治療進行悪性胸膜中皮腫を対象として，ニボルマブ＋イピリムマブとプラチナ併用化学療法を比較する第Ⅲ相試験（CheckMate 743 試験）が行われた。ニボルマブ＋イピリムマブ群はプラチナ併用化学療法と比べて有意な OS の延長が認められた（中央値：18.1 カ月 vs 14.1 カ月，HR：0.74，96.6%CI：0.60-0.91，$p=0.0020$）[4]。

Ⓑプラチナ併用化学療法既治療後の進行悪性胸膜中皮腫を対象として，ニボルマブとプラセボを比較する第Ⅲ相試験（CONFIRM 試験）が行われた。ニボルマブ群はプラセボと比べて有意な

PFS の延長（中央値：3.0 カ月 vs 1.8 カ月，HR：0.67，95％CI：0.53-0.85，$p=0.0012$）および OS の延長（中央値：10.2 カ月 vs 6.9 カ月，HR：0.69，95％CI：0.52-0.91，$p=0.0090$）が認められた[5]。

● エビデンスの解説（2）がんワクチン療法

・手術および追加治療後の悪性胸膜中皮腫症例に，GM-CSF + montanide*（コントロール）群，galinpepimut-S** + GM-CSF + montanide（がんワクチン）群のランダム化比較 II 相試験が行われた。OS は，コントロール群（中央値：18.3 カ月）と比較し併用群（中央値：22.8 カ月，HR：0.79，95％CI：0.4-1.7，$p=0.54$），PFS の中央値はそれぞれ 7.4 カ月と 10.1 カ月（HR：0.78，95％CI：0.4-1.5，$p=0.46$）であり，いずれも有意な延長は認められなかった[6]。

　*montanide は，免疫賦活作用を有するアジュバントである。抗原ワクチンに対する免疫応答が増強されると考えられている。

　**galinpepimut-S は，WT1 peptide をターゲットとするがんワクチンである。

(3) 胸腺腫瘍

（がん免疫療法は 2022 年 11 月時点で本邦未承認）

●エビデンスの確実性

免疫チェックポイント阻害薬

【胸腺癌】

Ⓐペムブロリズマブの投与は，奏効割合などの有効性を示す（**エビデンスの強さ C**）[1]。

（2022 年 11 月時点で本邦未承認）

【胸腺腫】

Ⓑペムブロリズマブの投与は，奏効割合などの有効性を示す可能性がある一方で，irAE の頻度が高まる（**エビデンスの強さ D**）[2]。

●臓器別エビデンス：検索用語と抽出結果

検索データベース：PubMed，検索実行日：2021/06/30

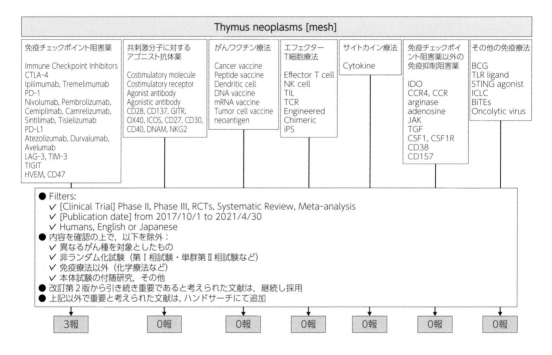

●文献抽出結果

・ランダム化比較試験は 0 報であった。

・ハンドサーチにて，免疫チェックポイント阻害薬による 3 報の単群試験を採用した。

●抽出文献（1）免疫チェックポイント阻害薬

1）Giaccone G, Kim C, Thompson J, et al. Pembrolizumab in patients with thymic carcinoma: a single-arm, single-centre, phase 2 study. Lancet Oncol. 2018; 19（3）: 347-55.

2）Katsuya Y, Horinouchi H, Seto T, et al. Single-arm, multicentre, phase II trial of nivolumab for unresectable or recurrent thymic carcinoma: PRIMER study. Eur J Cancer. 2019; 113: 78-86.

3）Cho J, Kim HS, Ku BM, et al. Pembrolizumab for Patients With Refractory or Relapsed Thymic Epithelial Tumor: An Open-Label Phase II Trial. J Clin Oncol. 2019; 37（24）: 2162-70.

●エビデンスの解説（1）免疫チェックポイント阻害薬

Ⓐ既治療進行胸腺癌を対象として，ペムブロリズマブの単群第Ⅱ相試験が行われた。評価可能であった 40 例において，奏効割合は 22.5%（95%CI：10.8-38.5%）であり，PFS/OS 中央値は 4.2 カ月/24.9 カ月であった[1]。

・既治療進行胸腺癌を対象として，ニボルマブの単群第Ⅱ相試験（PRIMER 試験）が行われた。第一段階で 15 例が登録され，奏効割合は 0%（95%CI：0-21.8%）であり，PFS 中央値は 3.8 カ月であった。奏効例を認めなかったため，無効中止となった[2]。

Ⓑ本邦において既治療進行胸腺腫瘍（胸腺癌・胸腺腫）を対象として，ペムブロリズマブの単群第Ⅱ相試験が行われた。胸腺癌 26 例/胸腺腫 7 例が投与され，奏効割合はそれぞれ 19.2%（95%CI：8.5-37.9%）/28.6%（95%CI：8.2-64.1%）であり，PFS 中央値はそれぞれ 6.1/6.1 カ月であった。なお，胸腺腫コホートでは Grade 3 以上の irAE を 5 例（71.3%）に認めており，心筋炎（42.9%）や肝炎（28.6%）などが報告された[3]。

9 頭頸部癌

●エビデンスの確実性

免疫チェックポイント阻害薬

【頭頸部扁平上皮癌】

転移・再発期：化学療法未治療例，プラチナ製剤使用後 6 カ月以上無再発で経過しその後に増悪した症例

Ⓐペムブロリズマブ単剤療法もしくはペムブロリズマブ＋化学療法併用療法は，化学療法と比較し OS の有意な延長を示す（**エビデンスの強さ B**）[1]。ただし，PD-L1 CPS＜1 の症例に対するペムブロリズマブ単剤療法は，化学療法群と比較し HR の点推定値が全体集団に対し劣る傾向にある[2]。

転移・再発期：プラチナ抵抗性症例

Ⓑ抗 PD-1 抗体薬の単剤療法は，その他の化学療法と比較し OS の有意な延長を示す（**エビデンスの強さ A**）[3,4]。

局所進行期

・周術期あるいは根治的放射線治療後の補助療法として，免疫チェックポイント阻害薬の第Ⅲ相試験が複数行われているが，未だ確立されたエビデンスはない。

【その他の原発巣，組織型＊】

・上咽頭癌・唾液腺癌・甲状腺癌は，頭頸部扁平上皮癌と異なる組織学的特徴を有している。

・上咽頭癌および唾液腺癌では，一部の報告で抗 PD-1 抗体薬の有効性が示されている（**エビデンスの強さ C**）。

＊本邦では，ペムブロリズマブおよびニボルマブの両者が，原発巣・組織型を問わず保険適用となっている。

臓器別エビデンス：検索用語と抽出結果

検索データベース：PubMed，検索実行日：2021/06/30

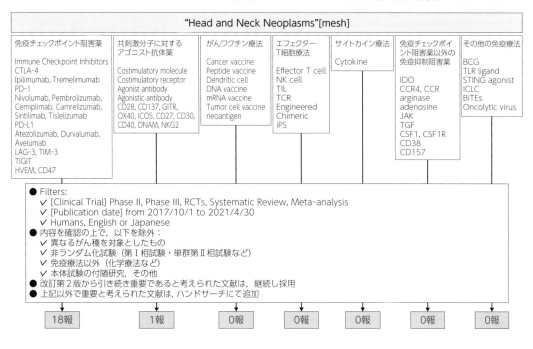

| "Head and Neck Neoplasms"[mesh] |

免疫チェックポイント阻害薬	共刺激分子に対するアゴニスト抗体薬	がんワクチン療法	エフェクターT細胞療法	サイトカイン療法	免疫チェックポイント阻害薬以外の免疫抑制阻害薬	その他の免疫療法
Immune Checkpoint Inhibitors CTLA-4 Ipilimumab, Tremelimumab PD-1 Nivolumab, Pembrolizumab, Cemiplimab, Camrelizumab, Sintilimab, Tislelizumab PD-L1 Atezolizumab, Durvalumab, Avelumab LAG-3, TIM-3 TIGIT HVEM, CD47	Costimulatory molecule Costimulatory receptor Agonist antibody Agonistic antibody CD28, CD137, GITR, OX40, ICOS, CD27, CD30, CD40, DNAM, NKG2	Cancer vaccine Peptide vaccine Dendritic cell DNA vaccine mRNA vaccine Tumor cell vaccine neoantigen	Effector T cell NK cell TIL TCR Engineered Chimeric iPS	Cytokine	IDO CCR4, CCR arginase adenosine JAK TGF CSF1, CSF1R CD38 CD157	BCG TLR ligand STING agonist ICLC BiTEs Oncolytic virus

● Filters:
　✓ [Clinical Trial] Phase II, Phase III, RCTs, Systematic Review, Meta-analysis
　✓ [Publication date] from 2017/10/1 to 2021/4/30
　✓ Humans, English or Japanese
● 内容を確認の上で，以下を除外：
　✓ 異なるがん種を対象としたもの
　✓ 非ランダム化試験（第Ⅰ相試験・単群第Ⅱ相試験など）
　✓ 免疫療法以外（化学療法など）
　✓ 本体試験の付随研究，その他
● 改訂第2版から引き続き重要であると考えられた文献は，継続し採用
● 上記以外で重要と考えられた文献は，ハンドサーチにて追加

| 18報 | 1報 | 0報 | 0報 | 0報 | 0報 | 0報 |

文献抽出結果

・11報のランダム化比較試験が抽出された。内訳は，免疫チェックポイント阻害薬10報（うち第Ⅲ相試験6報），共刺激分子に対するアゴニスト抗体薬1報であった。

・ハンドサーチにて，免疫チェックポイント阻害薬による2報の第Ⅲ相試験，5報の単群試験，1報の追加報告を採用した。

抽出文献（1）免疫チェックポイント阻害薬

1) Burtness B, Harrington KJ, Greil R, et al. Pembrolizumab alone or with chemotherapy versus cetuximab with chemotherapy for recurrent or metastatic squamous cell carcinoma of the head and neck（KEYNOTE-048）: a randomised, open-label, phase 3 study. Lancet. 2019; 394(10212): 1915-28.

2) Burtness B, Rischin D, Greil R, et al. Pembrolizumab Alone or With Chemotherapy for Recurrent/Metastatic Head and Neck Squamous Cell Carcinoma in KEYNOTE-048: Subgroup Analysis by Programmed Death Ligand-1 Combined Positive Score. J Clin Oncol. 2022; 40(21): 2321-32.

3) Ferris RL, Blumenschein G Jr, Fayette J, et al. Nivolumab for Recurrent Squamous-Cell Carcinoma of the Head and Neck. N Engl J Med. 2016; 375(19): 1856-18.

4) Cohen EEW, Soulières D, Le Tourneau C, et al. Pembrolizumab versus methotrexate, docetaxel, or cetuximab for recurrent or metastatic head-and-neck squamous cell carcinoma（KEYNOTE-040）: a randomised, open-label, phase 3 study. Lancet. 2019; 393(10167): 156-67.

5) Ferris RL, Haddad R, Even C, et al. Durvalumab with or without tremelimumab in patients with recurrent or metastatic head and neck squamous cell carcinoma: EAGLE, a randomized, open-label phase III study. Ann

Oncol. 2020; 31(7): 942-50.

【頭頸部扁平上皮癌】局所進行例

6) Lee NY, Ferris RL, Psyrri A, et al. Avelumab plus standard-of-care chemoradiotherapy versus chemoradiotherapy alone in patients with locally advanced squamous cell carcinoma of the head and neck: a randomised, double-blind, placebo-controlled, multicentre, phase 3 trial. Lancet Oncol. 2021; 22(4): 450-62.

7) Tao Y, Aupérin A, Sun X, et al. Avelumab-cetuximab-radiotherapy versus standards of care in locally advanced squamous-cell carcinoma of the head and neck: The safety phase of a randomised phase III trial GORTEC 2017-01(REACH). Eur J Cancer. 2020; 141: 21-9.

8) Schoenfeld JD, Hanna GJ, Jo VY, et al. Neoadjuvant Nivolumab or Nivolumab Plus Ipilimumab in Untreated Oral Cavity Squamous Cell Carcinoma: A Phase 2 Open-Label Randomized Clinical Trial. JAMA Oncol. 2020; 6(10): 1563-70.

9) Uppaluri R, Campbell KM, Egloff AM, et al. Neoadjuvant and Adjuvant Pembrolizumab in Resectable Locally Advanced, Human Papillomavirus-Unrelated Head and Neck Cancer: A Multicenter, Phase II Trial. Clin Cancer Res. 2020; 26(19): 5140-52.

【上咽頭癌】

10) Ma BBY, Lim WT, Goh BC, et al. Antitumor Activity of Nivolumab in Recurrent and Metastatic Nasopharyngeal Carcinoma: An International, Multicenter Study of the Mayo Clinic Phase 2 Consortium(NCI-9742). J Clin Oncol. 2018; 36(14): 1412-18.

11) Yang Y, Qu S, Li J, et al. Camrelizumab versus placebo in combination with gemcitabine and cisplatin as first-line treatment for recurrent or metastatic nasopharyngeal carcinoma(CAPTAIN-1st): a multicentre, randomised, double-blind, phase 3 trial. Lancet Oncol. 2021; 22(8): 1162-74.

12) Mai HQ, Chen QY, Chen D, et al. Toripalimab or placebo plus chemotherapy as first-line treatment in advanced nasopharyngeal carcinoma: a multicenter randomized phase 3 trial. Nat Med. 2021; 27(9): 1536-43.

【唾液腺癌】

13) Cohen RB, Delord JP, Doi T, et al. Pembrolizumab for the Treatment of Advanced Salivary Gland Carcinoma: Findings of the Phase 1b KEYNOTE-028 Study. Am J Clin Oncol. 2018; 41(11): 1083-88.

14) Rodriguez CP, Wu QV, Voutsinas J, et al. A Phase II Trial of Pembrolizumab and Vorinostat in Recurrent Metastatic Head and Neck Squamous Cell Carcinomas and Salivary Gland Cancer. Clin Cancer Res. 2020; 26(4): 837-45.

【甲状腺癌】

15) Mehnert JM, Varga A, Brose MS, et al. Safety and antitumor activity of the anti-PD-1 antibody pembrolizumab in patients with advanced, PD-L1-positive papillary or follicular thyroid cancer. BMC Cancer. 2019; 19(1): 196.

●抽出文献（2）共刺激分子に対するアゴニスト抗体薬

16) Ferris RL, Saba NF, Gitlitz BJ, et al. Effect of Adding Motolimod to Standard Combination Chemotherapy and Cetuximab Treatment of Patients With Squamous Cell Carcinoma of the Head and Neck: The Active8 Randomized Clinical Trial. JAMA Oncol. 2018; 4(11): 1583-8.

●エビデンスの解説（1）免疫チェックポイント阻害薬

【頭頸部扁平上皮癌】転移・再発期

Ⓐプラチナ製剤による治療歴を有さない，もしくはプラチナ製剤使用終了後6カ月以上無再発でその後に増悪した転移/再発頭頸部扁平上皮癌を対象に，ペムブロリズマブ単剤療法，ペムブロリズマブ＋プラチナ製剤＋5-FU併用療法とセツキシマブ＋プラチナ製剤＋5-FU併用療法（標準化学療法）の3群を比較した第Ⅲ相試験（KEYNOTE-048試験）が行われた[1]。主要評価項目のひとつであるOSにおいて，ペムブロリズマブ単剤療法は，標準化学療法と比較しPD-L1

CPS≧20の患者集団（中央値：14.9カ月 vs. 10.7カ月，HR：0.61，95％CI：0.45-0.83，$p=0.0007$）とPD-L1 CPS≧1の患者集団（中央値：12.3カ月 vs. 10.3カ月，HR：0.78，95％CI：0.64-0.96，$p=0.0086$）でそれぞれ有意な延長が認められたが，全患者集団ではペムブロリズマブ単剤療法のOSの非劣性は示されたが統計学的な優越性は示されなかった（中央値：11.6カ月 vs. 10.7カ月，HR：0.85，95％CI：0.71-1.03，$p=0.0456$）。ペムブロリズマブ併用療法と標準化学療法との比較では，全患者集団（中央値13.0カ月 vs. 10.7カ月，HR：0.77，95％CI：0.63-0.93，$p=0.0034$），PD-L1 CPS≧20の患者集団（中央値：14.7カ月 vs. 11.0カ月，HR：0.60，95％CI：0.45-0.82，$p=0.0004$），PD-L1 CPS≧1の患者集団（中央値：13.6カ月 vs. 10.4カ月，HR：0.65，95％CI：0.53-0.80，$p<0.0001$）のいずれにおいてもOSの延長が認められた。なお，PD-L1 CPS＜1の患者集団に限った解析では，ペムブロリズマブ単剤療法が標準化学療法と比較しOSにおいて劣る傾向にあった（中央値：7.9カ月 vs. 11.3カ月，HR：1.51，95％CI：0.96-2.37）[2]。

Ⓑプラチナ製剤による治療に不応となった転移/再発頭頸部扁平上皮癌を対象に，ニボルマブと研究者選択治療群（メトトレキサート，ドセタキセル，セツキシマブの中から主治医が選択）の第Ⅲ相試験（CheckMate 141試験）が行われた。ニボルマブの投与によって，研究者選択治療群と比較し主要評価項目であるOSの有意な延長が認められた（中央値：7.5カ月 vs. 5.1カ月，HR：0.70，97.73％CI：0.51-0.96，$p=0.01$）[3]。

Ⓑプラチナ製剤による治療に不応となった転移/再発頭頸部扁平上皮癌に対して，ペムブロリズマブを研究者選択治療群（メトトレキサート，ドセタキセル，セツキシマブの中から主治医が選択）と比較した第Ⅲ相試験（KEYNOTE-040試験）が行われた。主要評価項目であるOSは，事前に規定された解析ではペムブロリズマブの投与によって有意な延長は認められなかった（HR：0.82，95％CI：0.67-1.01，$p=0.0316$）。なお，12例の転帰を追加した解析では延長が認められた（中央値：8.4カ月 vs. 6.9カ月，HR：0.80，95％CI：0.65-0.98）。ただし，PD-L1 CPS＜1％の患者集団に限った解析では，ペムブロリズマブ単剤療法群が研究者選択治療群と比較しOSにおいて劣る傾向にあった（中央値：6.3カ月 vs. 7.0カ月，HR：1.28，95％CI：0.80-2.07）[4]。

・プラチナ製剤による治療に不応となった転移/再発頭頸部扁平上皮癌に対して，デュルバルマブ単剤群，デュルバルマブ＋トレメリムマブ併用群と，研究者選択治療群（セツキシマブ，タキサン系，メトトレキサートもしくはフルオロピリミジン系の中から主治医が選択）の3群を比較した第Ⅲ相試験（EAGLE試験）が行われた。主要評価項目であるOSは，研究者選択治療群と比較しデュルバルマブ単剤群（中央値：7.6カ月 vs. 8.3カ月，HR：0.88，95％CI：0.72-1.08，$p=0.20$）およびデュルバルマブ＋トレメリムマブ併用群（中央値：6.5カ月 vs. 8.3カ月，HR：1.04，95％CI：0.85-1.26，$p=0.76$）のいずれにおいても有意差は示されなかった[5]。

【頭頸部扁平上皮癌】局所進行期

・局所進行頭頸部扁平上皮癌に対して，シスプラチン＋放射線療法にアベルマブの同時併用とその後の維持療法を上乗せの意義を検証する第Ⅲ相比較試験（JAVELIN Head and Neck 100試験）では，アベルマブの投与によって主要評価項目であるPFSの延長は示されなかった（中央値：未到達 vs. 未到達，HR：1.21，95％CI：0.93-1.57，$p=0.92$）[6]。

・局所進行頭頸部扁平上皮癌に対して，シスプラチン＋放射線療法（シスプラチン投与可能群，コホート1）あるいはセツキシマブ＋放射線療法（シスプラチン不耐群，コホート2）を標準治

療として，アベルマブを上乗せの意義を検証する第Ⅲ相試験（REACH 試験）が行われている。登録途中の安全性報告では，化学療法＋放射線療法＋アベルマブ療法は忍容性があると評価された[7]。（根治的放射線療法に対する免疫チェックポイント阻害薬の上乗せ効果はエビデンスが確立されておらず，現時点で保険適用は得られていない）

・切除可能な局所進行頭頸部扁平上皮癌に対する，手術療法と免疫チェックポイント阻害薬の併用において，2 報が報告されている。口腔癌に対して術前にニボルマブもしくはニボルマブ＋イピリムマブを投与するランダム化第Ⅱ相試験[8]および，頭頸部扁平上皮癌に対して術前および術後にペムブロリズマブを投与する単群第Ⅱ相試験[9]の両者において，安全性と良好な病理学的奏効が示された。（周術期の免疫チェックポイント阻害薬については十分なエビデンスが確立されておらず，現時点で保険適用は得られていない）

【上咽頭癌】

・プラチナ製剤による治療歴を有する根治困難な転移・再発上咽頭癌を対象に，ニボルマブを投与する単群第Ⅱ相試験が報告された。対象となった上咽頭癌 44 例において，奏効割合は 20.5%（95%CI：9.8-35.3%），PFS 中央値は 2.8 カ月（95%CI：1.8-7.4 カ月），OS 中央値は 17.1 カ月（95%CI：10.9 カ月–未到達）であった[10]。

・治療歴のない上咽頭癌に対して，ゲムシタビン（頭頸部癌領域において本邦未承認）＋シスプラチン併用療法に camrelizumab（抗 PD-1 抗体薬）の上乗せを評価した第Ⅲ相試験（CAPTAIN-1st 試験）において，主要評価項目である PFS はプラセボ群と比較し camrelizumab 群で有意に優れていた（中央値：9.7 カ月 vs. 6.9 カ月，HR：0.54，$p=0.0002$）[11]。

・治療歴のない進行上咽頭癌に対して，ゲムシタビン（頭頸部癌領域において本邦未承認）＋シスプラチン併用療法に toripalimab（抗 PD-1 抗体薬）の上乗せを評価した第Ⅲ相試験（JUPITER-02 試験）において，主要評価項目である PFS はプラセボ群と比較し toripalimab 群で有意に優れていた（中央値：11.7 カ月 vs. 8.0 カ月，HR：0.52，$p=0.0003$）[12]。

【唾液腺癌】

・PD-L1 陽性の固形がんを対象としたペムブロリズマブの第Ⅰb 相試験（KEYNOTE-028 試験）において，進行期唾液腺癌コホートにおけるペムブロリズマブの効果が報告されている[13]。26 例が投与され，奏効割合は 12%，PFS 中央値は 4 カ月（95%CI：2-5 カ月），OS 中央値は 13 カ月（95%CI：6 カ月–未到達）であった。

・頭頸部扁平上皮癌と唾液腺癌を対象とした，ペムブロリズマブ＋ボリノスタット（頭頸部癌領域において本邦未承認）の単群第Ⅱ相試験が行われた。唾液腺癌 25 例のうち，奏効割合は 16%（95%CI：5-37%）であり，PFS 中央値は 6.9 カ月（95%CI：4.1 カ月–未到達），OS 中央値は 14.0 カ月（95%CI：8.5 カ月–未到達）であった[14]。

【甲状腺癌】

・PD-L1 陽性の固形がんを対象としたペムブロリズマブの第Ⅰb 相試験（KEYNOTE-028 試験）において，進行期甲状腺癌コホートにおけるペムブロリズマブの効果が報告されている[15]。22 例が投与され，奏効割合は 9%（95%CI：1-29%），PFS 中央値は 7 カ月（95%CI：2-14 カ月）であった[15]。

● エビデンスの解説（2）共刺激分子に対するアゴニスト抗体薬

・頭頸部扁平上皮癌に対して，TLR8 に対するアゴニストである motolimod をセツキシマブ＋プラチナ系＋5-FU に上乗せするランダム化盲検第Ⅱ相試験が報告されている。motolimod 併用群はプラセボ併用群と比較して，PFS（中央値：6.1 カ月 vs. 5.9 カ月，HR：0.99，1-sided 90％CI：0.00-1.22，p＝0.47），OS（中央値：13.5 カ月 vs. 11.3 カ月，HR：0.95，1-sided 90％CI：0.00-1.22，p＝0.40）と，有意差は示されなかった。一方で，HPV 陽性中咽頭癌患者では，motolimod 併用群で良好な傾向が示された[16]。

Ⅲ

がん免疫療法のがん種別エビデンス

10　婦人科癌

(1) 卵巣癌

●エビデンスの確実性

免疫チェックポイント阻害薬

進行症例に対する初回治療例

ⒶFIGO 分類Ⅲ～Ⅳ期卵巣癌の初回治療としてプラチナ製剤併用化学療法に抗 PD-L1 抗体薬を併用する治療法は，プラチナ併用化学療法と比較し PFS の延長を示さない（**エビデンスの強さ A**）[1,2]

プラチナ抵抗性再発例

Ⓑプラチナ抵抗性再発卵巣・卵管・原発性腹膜癌に対して，アベルマブ単剤およびリポソーム化ドキソルビシン（PLD）とアベルマブの併用療法は，PLD 単剤療法と比較して PFS および OS の延長を示さない（**エビデンスの強さ B**）[3]。

Ⓒプラチナ抵抗性再発卵巣癌に対して，ニボルマブ単剤療法は，リポソーム化ドキソルビシンあるいはゲムシタビン単剤治療と比較して OS の延長を示さない（**エビデンスの強さ B**）[4]。

がんワクチン療法

標準的治療後の再発予防

Ⓓ手術および術後化学療法を行った後の再発予防において，がんワクチン療法は，現時点で DFS 率，OS 率の改善を示さない（**エビデンスの強さ C**）[6]。

●臓器別エビデンス：検索用語と抽出結果

検索データベース：PubMed，検索実行日：2021/6/30

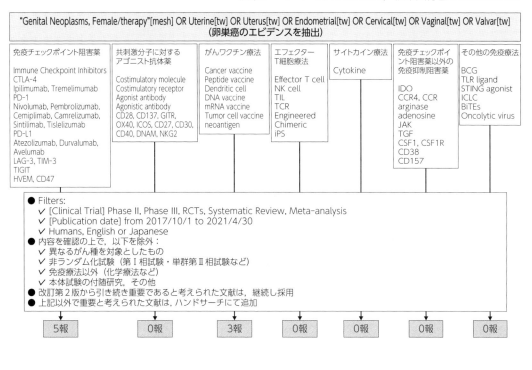

●文献抽出結果

・4報のランダム化比較試験が抽出された。内訳は，免疫チェックポイント阻害薬1報，がんワクチン療法3報であった。

・検索期間外にハンドサーチにて，免疫チェックポイント阻害薬による第Ⅲ相試験4報を採用した。

●抽出文献（1）免疫チェックポイント阻害薬

進行症例に対する初回治療例

1）Moore KN, Bookman M, Sehouli J, et al. Atezolizumab, Bevacizumab, and Chemotherapy for Newly Diagnosed Stage III or IV Ovarian Cancer: Placebo-Controlled Randomized Phase III trial（IMagyn050/GOG3015/ENGOT-OV39）. J Clin Oncol. 2021; 39(17): 1842-55.

2）Monk BJ, Colombo N, Oza AM, et al. Chemotherapy with or without avelumab followed by avelumab maintenance versus chemotherapy alone in patients with previously untreated epithelial ovarian cancer（JAVELIN Ovarian 100）: an open-label, randomised, phase 3 trial. J Clin Oncol. 2021; 22(7): 1275-89.

プラチナ抵抗性再発例

3）Pujade-Lauraine E, Fujiwara K, Ledermann JA, et al. Avelumab alone or in combination with chemotherapy versus chemotherapy alone in platinum-resistant or platinum-refractory ovarian cancer（JAVELIN Ovarian 200）: an open-label, three-arm, randomised, phase 3 trial. Lancet Oncol. 2021; 22(7): 1034-46.

4）Hamanishi J, Takeshima N, Katsumata N, et al. Nivolumab Versus Gemcitabine or Pegylated Liposomal Doxorubicin for Patients With Platinum-Resistant Ovarian Cancer: Open-Label, Randomised Trial in Japan

（NINJA）. Lancet Oncol. 2021; 39（33）: 3671-81.
5) Zamarin D, Burger RA, Sill MW, et al. Randomized Phase II Trial of Nivolumab Versus Nivolumab and Ipilimumab for Recurrent or Persistent Ovarian Cancer: An NRG Oncology Study. J Clin Oncol. 2020; 38（16）: 1814-23.

●抽出文献（2）がんワクチン療法

6) Brown TA, Byrd K, Vreeland TJ, et al. Final analysis of a phase I/IIa trial of the folate‐binding protein-derived E39 peptide vaccine to prevent recurrence in ovarian and endometrial cancer patients. Cancer Med. 2019; 8（10）: 4678-87.
7) O'Cearbhaill1 RE, Deng W, Chen L, et al. A phase II randomized, double-blind trial of a polyvalent vaccine-KLH conjugate（NSC 748933 IND# 14384）+ OPT-821 versus OPT-821 in patients with epithelial ovarian, fallopian tube, or peritoneal cancer who are in second or third complete remission: An NRG Oncology/GOG study. Gynecol Oncol. 2019; 155（3）: 393-9.
8) Rocconi RP, Grosen EA, Ghamande SA, et al. Gemogenovatucel-T（Vigil）immunotherapy as maintenance in frontline stage III/IV ovarian cancer（VITAL）: a randomised, double-blind, placebo-controlled, phase 2b trial. Lancet Oncol. 2020; 21（12）: 1661-72.

●エビデンス解説（1）免疫チェックポイント阻害薬

進行症例に対する初回治療例

Ⓐ進行期Ⅲ期またはⅣ期未治療卵巣癌を対象として，プラチナ製剤併用化学療法＋ベバシズマブ＋プラセボとプラチナ製剤併用化学療法＋ベバシズマブ＋アテゾリズマブを比較する第Ⅲ相試験（IMagyn 050 試験）が行われた。アテゾリズマブ併用群はプラセボ併用群と比較して，ITT 集団，PD-L1 陽性集団のいずれにおいてもの有意な PFS の延長は認められなかった（中央値：ITT 集団 19.5 カ月 vs. 18.4 カ月，HR：0.92，95％CI：0.79-1.07，p＝0.28，PD-L1 陽性集団 20.8 カ月 vs. 18.5 カ月，HR：0.80，95％CI：0.65-0.99，p＝0.038）。共主要評価項目である OS は，観察期間が十分でない[1]。

Ⓐ進行期Ⅲ期またはⅣ期未治療卵巣・卵管癌・原発性腹膜癌を対象として，プラチナ製剤併用化学療法とプラチナ製剤併用化学療法にアベルマブの維持療法および併用維持療法の 3 群を比較した第Ⅲ相試験（JAVELIN Ovarian 100 試験）が行われた。PFS 中央値は，プラチナ製剤併用化学療法群：未到達，アベルマブ維持療法群：16.8 カ月，アベルマブ併用維持療法群：18.1 カ月であり，アベルマブを含むいずれの群においても有意な PFS の延長は認められなかった（アベルマブ維持療法群 HR：1.43，95％CI：1.05-1.95，p＝0.99，アベルマブ併用維持療法群 HR：1.14，95％CI：0.83-1.56，p＝0.79）[2]。

プラチナ抵抗性再発例

Ⓑプラチナ抵抗性再発卵巣・卵管癌・原発性腹膜癌を対象として，リポゾーマル化ドキソルビシン（PLD）単剤療法とアベルマブ単剤および PLD ＋アベルマブ併用療法の 3 群を比較した第Ⅲ相試験（JAVELIN Ovarian 200 試験）が行われた。PFS 中央値は，PLD 単剤療法群：3.5 カ月，PLD ＋アベルマブ併用療法群：3.7 カ月，アベルマブ単剤療法群：1.9 カ月であり，アベルマブを含むいずれの群においても有意な PFS の延長は認められなかった（PLD ＋アベルマブ併用療法群 HR：0.78，93.1％CI：0.59-1.24，p＝0.030，アベルマブ単剤療法群 HR：1.68，93.1％CI：1.32-2.60，p＞0.99）。また OS 中央値は，PLD 単剤療法群：13.1 カ月，PLD ＋アベルマブ

併用療法群：15.7 カ月，アベルマブ単剤療法群：11.8 カ月で，アベルマブを含むいずれの群においても有意な OS の延長は認められなかった（PLD ＋ アベルマブ併用療法群 HR：0.89，88.85％CI：0.74-1.24，*p* ＝ 0.21，アベルマブ単剤療法群 HR：1.14，88.85％CI：0.95-1.58，*p* ＝ 0.83）[3]。

ⓒプラチナ抵抗性再発卵巣癌に対して，単剤化学療法（PLD あるいはゲムシタビン）とニボルマブ単剤療法を比較した第Ⅲ相試験（NINJA 試験）が行われた。ニボルマブ単剤療法群は，単剤化学療法群と比べて有意な OS の延長は認められなかった(OS 中央値：10.1 カ月 vs. 12.1 カ月，HR：1.0，95％CI：0.8-1.3，*p* ＝ 0.808）[4]。

・プラチナ抵抗性再発卵巣癌に対して，ニボルマブ単剤療法とニボルマブ＋イピリムマブ併用療法を比較したランダム化第Ⅱ相試験が行われた。主要評価項目である 6 カ月以内の客観的奏効割合は，ニボルマブ群で 12.2％，ニボルマブ＋イピリムマブ併用群で 31.4％であり，ニボルマブ＋イピリムマブ併用群がより優れていた。PFS 中央値はそれぞれ 2 カ月，3.9 カ月であり，OS 中央値はそれぞれ 21.8 カ月，28.1 カ月であった[5]。

●エビデンス解説（2）がんワクチン療法

ⓓ卵巣癌，卵管癌，腹膜癌，子宮内膜癌に対して手術および術後化学療法など標準的治療が行われ癌遺残のなかった患者を対象として，がんワクチン（E39[*1]）＋GM-CSF 群 29 例と無投薬 22 例を比較した準ランダム化第Ⅱ相試験において，2 年 DFS 率において両群間で有意差は認められなかった（55.5％ vs. 40.0％，*p* ＝ 0.339）[6]。

[*1] E39 は葉酸結合蛋白質に由来する免疫原性がんペプチドワクチンである。

・卵巣癌，卵管癌，腹膜癌の初回治療（腫瘍縮小手術＋プラチナ系抗癌剤治療）後に再発し，追加治療で完全緩解が得られた症例を対象として，がんワクチン（KLH[*2]）＋OPT-821[*3]群 86 例と OPT-821 群 84 例を比較したランダム化第Ⅱ相試験において，がんワクチン（KLH）併用療法による PFS（HR：0.98，95％CI：0.71-1.36，*p* ＝ 0.46），OS（HR：0.83，95％CI：0.55-1.24，*p* ＝ 0.18）の有意な改善は認められなかった。[7]。

[*2] KLH はがん表面に発現する MUC1 に由来するがんワクチンである。
[*3] OPT-821 は，*Qukllaga saponaria* という樹木から抽出されて製剤化された免疫補助剤である。

・卵巣癌に対して手術と化学療法（シスプラチン，パクリタキセルを含む）により完全奏効が得られた症例を対象として，がんワクチン（gemogenovatucel-T[*4]）群 47 例とプラセボ群 44 例を比較したランダム化第Ⅱ相試験が行われ，gemogenovatucel-T による RFS（HR：0.69，95％CI：0.44-1.07，*p* ＝ 0.078）および OS（HR：0.71，95％CI：0.38-1.33，*p* ＝ 0.18）の有意な延長は認められなかった[8]。

[*4] gemogenovatucel-T は自己腫瘍細胞ワクチンで，フーリンおよびその下流の TGF-β1，TGF-β2 の発現を特異的に低下させる。

（2）子宮頸癌

●エビデンスの確実性

免疫チェックポイント阻害薬

切除不能な進行/再発期・化学療法未治療例

Ⓐ標準化学療法（プラチナ併用化学療法±ベバシズマブ）とペムブロリズマブの併用療法は，標準化学療法と比較してOSおよびPFSの有意な延長を示す（**エビデンスの強さB**）[1]。

進行/再発期・化学療法既治療例

Ⓑcemiplimab単剤療法は，標準療法（単剤化学療法）と比較してOSおよびPFSの有意な延長を示す（**エビデンスの強さB**）[2]。

●臓器別エビデンス：検索用語と抽出結果

検索データベース：PubMed，検索実行日：2021/6/30

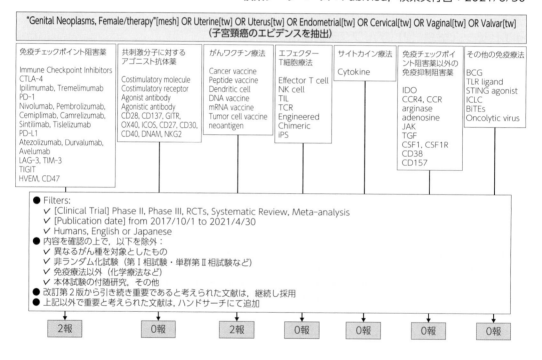

●文献抽出結果

・2報のランダム化比較試験（がんワクチン療法2報）が抽出された。

・検索期間外にハンドサーチにて，免疫チェックポイント阻害薬による第Ⅲ相試験2報を採用した。

● 抽出文献（1）免疫チェックポイント阻害薬

1）Colombo N, Dubot C, Lorusso D, et al. Pembrolizumab for Persistent, Recurrent, or Metastatic Cervical Cancer. N Engl J Med. 2021; 385（20）: 1856-67.
2）Tewari KS, Monk BJ, Vergote I, et al. Survival with Cemiplimab in Recurrent Cervical Cancer. N Engl J Med. 2022; 386（6）: 544-55.

● 抽出文献（2）がんワクチン療法

3）Noda K, Ohashi Y, Sugimori H, et al. Phase III double-blind randomized trial of radiation therapy for stage IIIb cervical cancer in combination with low- or high-dose Z-100: treatment with immunomodulator, more is not better. Gynecol Oncol. 2006; 101（3）: 455-63.
4）Sugiyama T, Fujiwara K, Ohashi Y, et al. Phase III placebo-controlled double-blind randomized trial of radiotherapy for stage IIB-IVA cervical cancer with or without immunomodulator Z-100: a JGOG study. Ann Oncol. 2014; 25（5）: 1011-7.

● エビデンス解説（1）免疫チェックポイント阻害薬

Ⓐ全身化学療法の既往のない（同時化学放射線療法としての化学療法投与歴は除く）切除不能な進行・再発子宮頸癌を対象として，標準療法（プラチナ製剤＋パクリタキセル±ベバシズマブ）＋プラセボと標準療法＋ペムブロリズマブを比較した第Ⅲ相試験（KEYNOTE-826試験）が行われた。標準療法＋ペムブロリズマブ併用群においてプラセボ併用群と比べて，PFS（中央値：10.4カ月 vs. 8.2カ月，HR：0.65, 95%CI：0.53-0.79, $p<0.001$）およびOS（24カ月OS率：50.4% vs. 40.4%, HR：0.67, 95%CI：0.54-0.84, $p<0.001$）の有意な延長が認められた[1]。

Ⓑプラチナ製剤を含んだ全身化学療法後に増悪した切除不能な再発もしくは転移性子宮頸癌を対象として，単剤化学療法とcemiplimab（抗PD-1抗体薬）単剤療法を比較した第Ⅲ相試験（EMPOWER-Cervical 1試験）が行われた。cemiplimab単剤療法群において単剤化学療法と比べて，PFS（中央値：2.8カ月 vs. 2.9カ月，HR：0.75, 95%CI：0.63-0.89, $p<0.001$）およびOS（中央値：12.0カ月 vs. 8.5カ月，HR：0.69, 95%CI：0.56-0.84, $p<0.001$）の有意な延長が認められた[2]。

● エビデンス解説（2）がんワクチン療法

・ステージⅡB～ⅣAの子宮頸癌を対象として，がんワクチン（Z-100[*5]）とプラセボを比較したランダム化第Ⅲ相試験において，Z-100の投与による有意な5年OS率の改善（78.7% vs. 65.8%），OSの延長（HR：0.65, 95%CI：0.40-1.04），無再RFSの改善（HR：0.86, 95%CI：0.57-1.29）はいずれも認められなかった[3,4]。

[*5] Z-100は，多糖類を含むヒト型結核菌からの熱水抽出物である。

（3）子宮体癌

●エビデンスの確実性

進行/再発期・化学療法既治療例

Ⓐレンバチニブとペムブロリズマブの併用療法は，単剤化学療法と比較してOSおよびPFSの有意な延長を示す（**エビデンスの強さB**）[1]。

標準的治療後の再発予防

Ⓑ手術および術後化学療法を行った後の再発予防において，がんワクチン療法は，現時点でDFS率，OS率の改善を示さない（**エビデンスの強さC**）[2]。

●臓器別エビデンス：検索用語と抽出結果

検索データベース：PubMed，検索実行日：2021/6/30

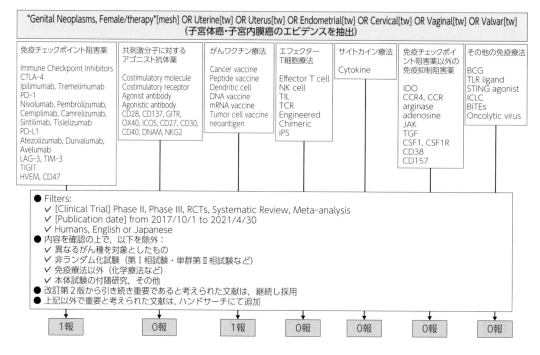

●文献抽出結果

・1報のランダム化比較試験（がんワクチン療法1報）が抽出された。

・検索期間外にハンドサーチにて，免疫チェックポイント阻害薬による第Ⅲ相試験1報を採用した。

●抽出文献（1）免疫チェックポイント阻害薬

1）Makker V, Colombo N, Casado Herráez A, et al. Lenvatinib plus Pembrolizumab for Advanced Endometrial Cancer. N Engl J Med. 2022; 386（5）: 437-48.

●抽出文献（2）がんワクチン療法

2）Brown TA, Byrd K, Vreeland TJ, et al. Final analysis of a phase I/IIa trial of the folate-binding proteinderived E39 peptide vaccine to prevent recurrence in ovarian and endometrial cancer patients. Cancer Med. 2019; 8（10）: 4678-87.

●エビデンス解説（1）免疫チェックポイント阻害薬

Ⓐがん化学療法後に増悪した切除不能な進行・再発子宮体癌を対象として，単剤化学療法（ドキソルビシンあるいは週1回パクリタキセル）とレンバチニブ＋ペムブロリズマブ併用療法を比較した第Ⅲ相試験（KEYNOTE-775試験）が行われた。レンバチニブ＋ペムブロリズマブ併用群において単剤化学療法群と比較しPFS（中央値：7.2カ月 vs. 3.8カ月，HR：0.56，95％CI：0.47-0.66, $p<0.0001$）およびOS（中央値：18.3カ月 vs. 11.4カ月，HR：0.62，95％CI：0.51-0.75, $p<0.0001$）の有意な延長が認められた[1]。

●エビデンス解説（2）がんワクチン療法

Ⓑ卵巣癌，卵管癌，腹膜癌，子宮内膜癌に対して手術および術後化学療法など標準的治療が行われ癌遺残のなかった患者を対象として，がんワクチン（E39[*1]）＋GM-CSF群29例と無投薬22例を比較した準ランダム化第Ⅱ相試験において，2年DFS率において両群間で有意差は認められなかった（55.5％ vs. 40.0％, $p=0.339$）[2]。

[*1] E39は葉酸結合蛋白質に由来する免疫原性がんペプチドワクチンである。

Ⅲ

がん免疫療法のがん種別エビデンス

11 腎細胞癌

●エビデンスの確実性

免疫チェックポイント阻害薬

未治療進行期

Ⓐ IMDC リスク分類で中リスク，高リスクに対して，イピリムマブ＋ニボルマブ併用療法は，スニチニブと比較し有意な OS の延長を示す（**エビデンスの強さ B**）[1]。

Ⓑ IMDC リスク分類に関わらず，マルチキナーゼ阻害薬＋抗 PD-1 抗体薬併用療法は，スニチニブと比較し有意な OS の延長を示す（**エビデンスの強さ A**）[2-4]。

Ⓒ IMDC リスク分類に関わらず，アキシチニブ＋アベルマブ併用療法は，スニチニブと比較し有意な PFS の延長を示す（**エビデンスの強さ B**）[5]。

既治療進行期

Ⓓ 血管新生阻害薬による治療後の進行腎細胞癌に対して，ニボルマブ単剤療法は，エベロリムスと比較し有意な OS の延長を示す（**エビデンスの強さ B**）[7]。

術後補助療法

Ⓔ 再発ハイリスク腎細胞癌に対して，ペムブロリズマブ単剤療法は，プラセボと比較して有意な DFS の延長を示す（**エビデンスの強さ B**）[8]。

がんワクチン療法

Ⓕ 未治療進行期および既治療進行期の腎細胞癌に対する有効性は示されていない[9-11]。

サイトカイン療法

Ⓖ 局所進行もしくは転移性腎細胞癌に対して，IFN 療法は OS の延長を示す（**エビデンスの強さ B**）[12,13]。

● 臓器別エビデンス：検索用語と抽出結果

検索データベース：PubMed，検索実行日：2021/7/1

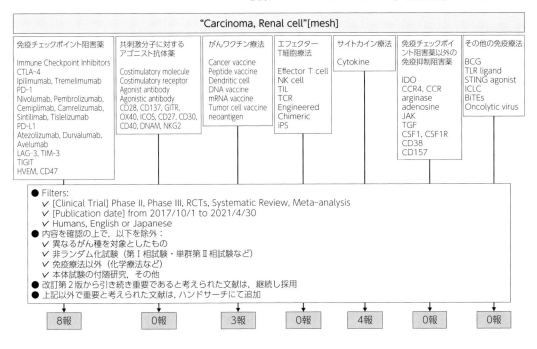

"Carcinoma, Renal cell"[mesh]

免疫チェックポイント阻害薬	共刺激分子に対するアゴニスト抗体薬	がんワクチン療法	エフェクターT細胞療法	サイトカイン療法	免疫チェックポイント阻害薬以外の免疫抑制阻害薬	その他の免疫療法
Immune Checkpoint Inhibitors CTLA-4 Ipilimumab, Tremelimumab PD-1 Nivolumab, Pembrolizumab, Cemiplimab, Camrelizumab, Sintilimab, Tislelizumab PD-L1 Atezolizumab, Durvalumab, Avelumab LAG-3, TIM-3 TIGIT HVEM, CD47	Costimulatory molecule Costimulatory receptor Agonist antibody Agonistic antibody CD28, CD137, GITR, OX40, ICOS, CD27, CD30, CD40, DNAM, NKG2	Cancer vaccine Peptide vaccine Dendritic cell DNA vaccine mRNA vaccine Tumor cell vaccine neoantigen	Effector T cell NK cell TIL TCR Engineered Chimeric iPS	Cytokine	IDO CCR4, CCR arginase adenosine JAK TGF CSF1, CSF1R CD38 CD157	BCG TLR ligand STING agonist ICLC BiTEs Oncolytic virus

● Filters:
　✓ [Clinical Trial] Phase II, Phase III, RCTs, Systematic Review, Meta-analysis
　✓ [Publication date] from 2017/10/1 to 2021/4/30
　✓ Humans, English or Japanese
● 内容を確認の上で，以下を除外：
　✓ 異なるがん種を対象としたもの
　✓ 非ランダム化試験（第 I 相試験・単群第 II 相試験など）
　✓ 免疫療法以外（化学療法など）
　✓ 本体試験の付随研究，その他
● 改訂第 2 版から引き続き重要であると考えられた文献は，継続し採用
● 上記以外で重要と考えられた文献は，ハンドサーチにて追加

| 8報 | 0報 | 3報 | 0報 | 4報 | 0報 | 0報 |

● 文献抽出結果

・13 報のランダム化比較試験が抽出された。内訳は，免疫チェックポイント阻害薬 6 報（うち第 III 相試験 6 報），がんワクチン療法 3 報，サイトカイン療法 4 報であった。

・検索期間外にハンドサーチにて，免疫チェックポイント阻害薬による第 III 相試験 2 報を採用した。

● 抽出文献（1）免疫チェックポイント阻害薬

1) Motzer RJ, Tannir NM, McDermott DF, et al. Nivolumab plus Ipilimumab versus Sunitinib in Advanced Renal-Cell Carcinoma. N Engl J Med. 2018; 378(14): 1277-90.

2) Rini BI, Plimack ER, Stus V, et al. Pembrolizumab plus Axitinib versus Sunitinib for Advanced Renal-Cell Carcinoma. N Engl J Med. 2019; 380(12): 1116-27.

3) Choueiri TK, Powles T, Burotto M, et al. Nivolumab plus Cabozantinib versus Sunitinib for Advanced Renal-Cell Carcinoma. N Engl J Med. 2021; 384(9): 829-41.

4) Motzer R, Alekseev B, Rha SY, et al. Lenvatinib plus Pembrolizumab or Everolimus for Advanced Renal Cell Carcinoma. N Engl J Med. 2021; 384(14): 1289-300.

5) Motzer RJ, Penkov K, Haanen J, et al. Avelumab plus Axitinib versus Sunitinib for Advanced Renal-Cell Carcinoma. N Engl J Med. 2019; 380(12): 1103-15.

6) Rini BI, Powles T, Atkins MB et al. Atezolizumab plus bevacizumab versus sunitinib in patients with previously untreated metastatic renal cell carcinoma(IMmotion151): a multicentre, open-label, phase 3, randomised controlled trial. Lancet. 2019; 393(10189): 2404-15.

7) Motzer RJ, Escudier B, McDermott DF, et al. Nivolumab versus Everolimus in Advanced Renal-Cell Carcinoma. N Engl J Med. 2015; 373(19): 1803-13.

8) Choueiri TK, Tomczak P, Park SH, et al. Adjuvant Pembrolizumab after Nephrectomy in Renal-Cell Carcinoma. N Engl J Med. 2021; 385(8): 683-94.

●抽出文献（2）がんワクチン療法

9) Jocham D, Richter A, Hoffmann L, et al. Adjuvant autologous renal tumour cell vaccine and risk of tumour progression in patients with renal-cell carcinoma after radical nephrectomy; phase Ⅲ, randomised controlled trial. Lancet. 2004; 363(9409): 594-9.

10) Rini BI, Stenzl A, Zdrojowy R, et al. IMA901, a multipeptide cancer vaccine, plus sunitinib versus sunitinib alone, as first-line therapy for advanced or metastatic renal cell carcinoma(IMPRINT): a multicentre, open-label, randomised, controlled, phase 3 trial. Lancet Oncol. 2016; 17(11): 1599-611.

11) Figlin RA, Tannir NM, Uzzo RG, et al. Results of the ADAPT Phase 3 Study of Rocapuldencel-T in Combination with Sunitinib as First-Line Therapy in Patients with Metastatic Renal Cell Carcinoma. Clin Cancer Res. 2020; 26(10): 2327-36.

●抽出文献（3）サイトカイン療法

12) Pyrhönen S, Salminen E, Ruutu M, et al. Prospective randomized trial of interferon alfa-2a plus vinblastine versus vinblastine alone in patients with advanced renal cell cancer. J Clin Oncol. 1999; 17(9): 2859-67.

13) Medical Research Council Renal Cancer Collaborators. Interferon-alpha and survival in metastatic renal carcinoma: early results of a randomised controlled trial. Lancet. 1999; 353(9146): 14-7.

14) McDermott DF, Regan MM, Clark JI, et al. Randomized phase Ⅲ trial of high-dose interleukin-2 versus subcutaneous interleukin-2 and interferon in patients with metastatic renal cell carcinoma. J Clin Oncol. 2005; 23(1): 133-41.

15) Donskov F, Jensen NV, Smidt-Hansen T, et al. A randomized phase Ⅱ trial of interleukin-2 and interferon-α plus bevacizumab versus interleukin-2 and interferon-α in metastatic renal-cell carcinoma(mRCC): results from the Danish Renal Cancer Group(DaRenCa)study-1. Acts Oncol. 2018; 57(5): 589-94.

●エビデンスの解説（1）免疫チェックポイント阻害薬

未治療進行期

Ⓐ未治療の進行性腎癌を対象として，イピリムマブ＋ニボルマブ併用療法とスニチニブを比較した第Ⅲ相試験（CheckMate 214 試験）が行われた。IMDC 中リスク，高リスク症例において，イピリムマブ＋ニボルマブ併用療法群は，スニチニブ群と比べて OS の有意な延長が認められ（中央値：未到達 vs. 26.0 カ月，HR：0.63，95％CI，0.44-0.89，$p<0.001$），奏効割合でも有意な増加が認められた（42％ vs. 27％，$p<0.001$）。ただし，PFS は有意水準を満たさなかった（中央値：11.6 カ月 vs. 8.4 カ月，HR：0.82，99.1％CI：0.64-1.05，$p=0.03$）[1]。

Ⓑ未治療の進行性腎癌を対象として，アキシチニブとペムブロリズマブの併用療法とスニチニブを比較した第Ⅲ相試験（KEYNOTE-426 試験）が行われた。主要評価項目は OS，PFS であった。アキシチニブとペムブロリズマブの併用療法群はスニチニブ群と比べて，OS（HR：0.53，95％CI：0.38-0.74，$p<0.0001$），PFS（中央値：15.1 カ月 vs. 11.1 カ月，HR：0.69，95％CI：0.57-0.84，$p<0.001$）の有意な延長が認められた[2]。

Ⓑ未治療の進行性腎癌を対象として，カボザンチニブとニボルマブの併用療法とスニチニブを比較した第Ⅲ相試験（CheckMate 9ER 試験）が行われた。主要評価項目は PFS であった。カボ

ザンチニブとニボルマブの併用療法群はスニチニブ群と比べて，PFS（中央値：16.6カ月 vs. 8.3カ月，HR：0.51，95%CI：0.41-0.64，$p<0.001$），OS（HR：0.60，98.89%CI：0.40-0.89，$p=0.001$）の有意な延長が認められた[3]。

Ⓑ未治療の進行性腎癌を対象として，レンバチニブとペムブロリズマブの併用療法，レンバチニブとエベロリムスの併用療法と，スニチニブを比較した第Ⅲ相試験（CLEAR試験）が行われた。主要評価項目はPFSであった。レンバチニブとペムブロリズマブの併用療法群はスニチニブ群と比べて，PFS（中央値：23.9カ月 vs. 9.2カ月，HR：0.39，95%CI：0.32-0.49，$p<0.001$），OS（HR：0.66，95%CI：0.49-0.88，$p=0.005$）の有意な延長が認められた[4]。

Ⓒ未治療の進行性腎癌を対象として，アキシチニブとアベルマブの併用療法とスニチニブを比較した第Ⅲ相試験（JAVELIN Renal 101試験）が行われた。主要評価項目はPD-L1陽性症例におけるPFSとOSであった。中間解析において，アキシチニブとアベルマブの併用療法群はスニチニブ群と比べて，PD-L1陽性症例においてPFSの有意な延長が認められた（中央値：13.8カ月 vs. 7.2カ月，HR：0.61，95%CI：0.47-0.79，$p<0.001$）。OSは観察期間が不十分である。なお，全体集団のPFSにおいても有意な延長が認められた（中央値：13.8カ月 vs. 8.4カ月，HR：0.69，95%CI：0.56-0.84，$p<0.001$）[5]。

・未治療の進行性腎癌を対象として，アテゾリズマブとベバシズマブの併用療法とスニチニブを比較した第Ⅲ相試験（IMmotion 151試験）が行われた。主要評価項目はPD-L1陽性症例におけるPFSと全体集団のOSであった。アテゾリズマブとベバシズマブの併用療法は，PD-L1陽性症例においてPFSの有意な延長を示した（中央値：11.2カ月 vs. 7.7カ月，HR：0.74，95%CI：0.57-0.96，$p=0.0217$）。ただし，中間解析において全体集団のOSは延長が示されていない（HR：0.93，95%CI：0.76-1.14）[6]。

既治療進行期

Ⓓ1つまたは2つのレジメンの血管新生阻害薬による治療を受けた進行性腎細胞癌に対し，ニボルマブとエベロリムスを比較した第Ⅲ相試験（CheckMate 025試験）が行われた。ニボルマブ群はエベロリムス群と比べてOSで有意な延長を示した（中央値：25.0カ月 vs. 19.6カ月，HR：0.73，98.5%CI：0.57-0.93，$p=0.002$）[7]。

術後補助療法

Ⓔ根治的腎摘除術後に再発高リスク（核グレード4もしくは肉腫様変化を伴うT2，T3以上，所属リンパ節転移，もしくはNEDのstage M1）の淡明細胞型腎細胞癌を対象に，術後のペムブロリズマブとプラセボをそれぞれ17サイクル（約1年間）投与を比較する第Ⅲ相試験（KEYNOTE-564試験）が実施された。主要評価項目はDFSであった。初回中間解析において，ペムブロリズマブはプラセボと比較し，DFSの有意な延長を示した（DFSは両群ともに未到達，推定24カ月DFS率：77.3% vs. 68.1%，HR：0.68，95%CI：0.53-0.87，$p=0.002$）。OSは観察期間が十分でないが，有効性が示唆されている（HR：0.54，95%CI：0.30-0.96）[8]。

●エビデンスの解説（2）がんワクチン療法

Ⓕ限局性または局所進行性腎細胞癌を対象に，根治的腎摘除術後の術後補助療法として治療が可能であった自己腎癌細胞由来ワクチン療法群と無治療群との比較第Ⅲ相試験が行われた。手術

後5年と70カ月でのPFS率は，ワクチン群で，77.4％と72％，コントロール群で67.8％と59.3％であった（HR：1.58，1.59)[9]。

Ⓕ進行性または転移性腎細胞癌を対象として，IMA901（multipeptide cancer vaccine＋スニチニブとスニチニブ単独療法の抗腫瘍効果（OS）を比較した第Ⅲ相試験（IMPRINT試験）が行われたが，有効性は認められなかった（中央値：33.17カ月 vs. 未到達，HR：1.34，95％CI：0.96-1.86，$p = 0.087$)[10]。

Ⓕ転移性腎細胞癌を対象に，rocapuldencel-T*＋スニチニブ併用療法とスニチニブ単独療法の抗腫瘍効果（OS）を比較した第Ⅲ相試験（ADAPT試験）が行われたが，rocapuldencel-T併用療法の有効性は認めらず，早期無効中止となった（中央値：27.7カ月 vs. 32.4カ月，HR：1.10，95％CI：0.83-1.40)[11]。

＊rocapuldencel-Tは各患者の腫瘍から分離したRNAを用いたがんワクチンである。

●エビデンスの解説（3）サイトカイン療法

Ⓖ局所進行または転移性腎細胞癌に対して，ビンブラスチン単独群とIFNα2＋ビンブラスチン併用群を比較した第Ⅲ相試験が行われた。OS中央値はビンブラスチン単独群37.8カ月，併用群67.6カ月で，IFNα2併用群で有意な延長が認められた（$p = 0.049$)[12]。

Ⓖ転移性腎細胞癌に対して，IFNα群とメドロキシプロゲステロン（medroxyprogesterone acetate：MPA）群を比較した第Ⅲ相試験が行われた。OS中央値および1年OS率は，IFNα群が8.5カ月と42％，MPA群が6カ月と31％であり，IFNα群で死亡リスクが28％改善されていた（HR：0.72，95％CI：0.55-0.94，$p = 0.017$)[13]。

・転移性腎細胞癌を対象として，高用量IL-2療法と低用量IL-2＋IFNαを比較した第Ⅲ相試験が行われた。OS中央値は，高用量IL-2群：17.5カ月 vs. 低用量IL-2＋IFNα群：13カ月と差がなかった（$p = 0.24$)[14]。

・転移性腎細胞癌を対象として，IFN＋IL-2＋ベバシズマブとIFN＋IL-2を比較した第Ⅲ相試験が行われた。PFS中央値は，IFN＋IL-2＋ベバシズマブ群：8.0カ月 vs. IFN＋IL-2群：8.1カ月と差がなかった（$p = 0.73$)[15]。

12 尿路上皮癌

●エビデンスの確実性

免疫チェックポイント阻害薬

進行期・初回治療後維持療法

Ⓐ一次治療で病勢進行を認めなかった進行性尿路上皮癌に対して，アベルマブ単剤による維持療法は，プラセボと比較し有意な OS の延長を示す（**エビデンスの強さ B**）[1]。

既治療進行期

Ⓑプラチナ製剤併用化学療法後の再発あるいは進行性尿路上皮癌に対する二次治療として，ペムブロリズマブ単剤療法は，化学療法と比較し有意な OS の延長を示す（**エビデンスの強さ B**）[5]。

周術期：筋層浸潤尿路上皮癌

Ⓒ根治切除後に再発高リスクの筋層浸潤尿路上皮癌に対して，術後治療としてのニボルマブ単剤療法は，プラセボと比較し有意な DFS の延長を示す（**エビデンスの強さ B**）[7]。

その他の免疫療法

周術期：筋層非浸潤尿路上皮癌

・中・高リスク（EORTC 分類）の筋層非浸潤性膀胱癌に対して，経尿道的手術後の BCG*膀胱内注入療法は，再発リスクを減少させる（**エビデンスの強さ A**）[8]。

・中・高リスク（EORTC 分類）の筋層非浸潤性膀胱癌に対して，経尿道的手術後の BCG*膀胱内注入療法の維持療法は，再発リスクを減少させる（**エビデンスの強さ A**）[9]。

*BCG は株によって抗腫瘍効果が異なるとする報告もあるが，現時点では株間の比較に関するエビデンスは限られている。日本では，2022 年 11 月現在，コンノート株製剤の製造は中止されており，Tokyo 株製剤のみが使用可能である。

Ⅲ

がん免疫療法のがん種別エビデンス

●臓器別エビデンス：検索用語と抽出結果

検索データベース：PubMed，検索実行日：2021/7/1

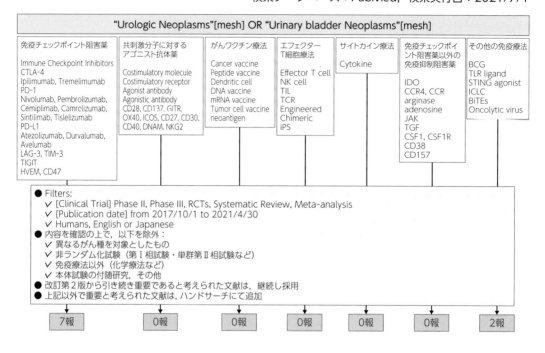

| "Urologic Neoplasms"[mesh] OR "Urinary bladder Neoplasms"[mesh] |

免疫チェックポイント阻害薬

Immune Checkpoint Inhibitors
CTLA-4
Ipilimumab, Tremelimumab
PD-1
Nivolumab, Pembrolizumab,
Cemiplimab, Camrelizumab,
Sintilimab, Tislelizumab
PD-L1
Atezolizumab, Durvalumab,
Avelumab
LAG-3, TIM-3
TIGIT
HVEM, CD47

共刺激分子に対する
アゴニスト抗体薬

Costimulatory molecule
Costimulatory receptor
Agonist antibody
Agonistic antibody
CD28, CD137, GITR,
OX40, ICOS, CD27, CD30,
CD40, DNAM, NKG2

がんワクチン療法

Cancer vaccine
Peptide vaccine
Dendritic cell
DNA vaccine
mRNA vaccine
Tumor cell vaccine
neoantigen

エフェクター
T細胞療法

Effector T cell
NK cell
TIL
TCR
Engineered
Chimeric
iPS

サイトカイン療法

Cytokine

免疫チェックポイント阻害薬以外の
免疫抑制阻害薬

IDO
CCR4, CCR
arginase
adenosine
JAK
TGF
CSF1, CSF1R
CD38
CD157

その他の免疫療法

BCG
TLR ligand
STING agonist
ICLC
BiTEs
Oncolytic virus

● Filters:
  ✔ [Clinical Trial] Phase II, Phase III, RCTs, Systematic Review, Meta-analysis
  ✔ [Publication date] from 2017/10/1 to 2021/4/30
  ✔ Humans, English or Japanese
● 内容を確認の上で，以下を除外：
  ✔ 異なるがん種を対象としたもの
  ✔ 非ランダム化試験（第Ⅰ相試験・単群第Ⅱ相試験など）
  ✔ 免疫療法以外（化学療法など）
  ✔ 本体試験の付随研究，その他
● 改訂第2版から引き続き重要であると考えられた文献は，継続し採用
● 上記以外で重要と考えられた文献は，ハンドサーチにて追加

| 7報 | 0報 | 0報 | 0報 | 0報 | 0報 | 2報 |

●文献抽出結果

・5報のランダム化比較試験が抽出された。内訳は，免疫チェックポイント阻害薬5報（うち5報が第Ⅲ相試験）であった。

・その他の免疫療法に関して，メタ解析2報を採用した。

・検索期間外にハンドサーチにて，免疫チェックポイント阻害薬による第Ⅲ相試験2報を採用した。

●抽出文献（1）免疫チェックポイント阻害薬

1) Powles T, Park SH, Voog E, et al. Avelumab Maintenance Therapy for Advanced or Metastatic Urothelial Carcinoma. N Engl J Med. 2020; 383(13): 1218-30.

2) Galsky MD, Arija JÁA, Bamias A, et al. Atezolizumab with or without chemotherapy in metastatic urothelial cancer(IMvigor130): a multicentre, randomised, placebo-controlled phase 3 trial. Lancet. 2020; 395(10236): 1547-57.

3) Powles T, Csőszi T, Özgüroğlu M, et al. Pembrolizumab alone or combined with chemotherapy versus chemotherapy as first-line therapy for advanced urothelial carcinoma(KEYNOTE-361): a randomised, open-label, phase 3 trial. Lancet Oncol. 2021; 22(7): 931-45.

4) Powles T, van der Heijden MS, Castellano D, et al. Durvalumab alone and durvalumab plus tremelimumab versus chemotherapy in previously untreated patients with unresectable, locally advanced or metastatic urothelial carcinoma(DANUBE): a randomised, open-label, multicentre, phase 3 trial. Lancet Oncol. 2020; 21(12): 1574-88.

5) Bellmunt J, de Wit R, Vaughn DJ, et al. Pembrolizumab as Second-Line Therapy for Advanced Urothelial Carcinoma. N Engl J Med. 2017; 376(11): 1015-26.
6) Powles T, Durán I, van der Heijden MS, et al. Atezolizumab versus chemotherapy in patients with platinum-treated locally advanced or metastatic urothelial carcinoma(IMvigor211): a multicentre, open-label, phase 3 randomised controlled trial. Lancet. 2018; 391(10122): 748-57.
7) Bajorin DF, Witjes JA, Gschwend JE, et al. Adjuvant Nivolumab versus Placebo in Muscle-Invasive Urothelial Carcinoma. N Engl J Med. 2021; 384(22): 2102-14.

●抽出文献 （2）その他の免疫療法

8) Schmidt S, Kunath F, Coles B, et al. Intravesical Bacillus Calmette-Guérin versus mitomycin C for Ta and T1 bladder cancer. Cochrane Database Syst Rev. 2020; 1(1): CD011935.
9) Quan Y, Jeong CW, Kwak C, et al. Dose, duration and strain of bacillus Calmette-Guerin in the treatment of nonmuscle invasive bladder cancer: Meta-analysis of randomized clinical trials. Medicine(Baltimore). 2017; 96(42): e8300.

●エビデンスの解説 （1）免疫チェックポイント阻害薬

進行期・初回治療例

Ⓐ初回治療（4〜6サイクルのゲムシタビンとシスプラチンもしくはカルボプラチン併用療法）で病勢進行を認めなかった進行期尿路上皮癌を対象として，アベルマブの維持療法とプラセボを比較する第Ⅲ相試験（JAVELIN Bladder 100試験）が実施された。アベルマブ維持療法群はプラセボ群と比較し，全体集団におけるOS（中央値：21.4カ月 vs. 14.3カ月，HR：0.69，95%CI：0.56-0.86，$p=0.001$），PD-L1陽性症例におけるOS（1年OS率：79.1%vs. 60.4%，HR：0.56，95%CI：0.40-0.79，$p<0.001$）の有意な延長が認められた[1]。

・未治療の進行期尿路上皮癌を対象として，プラチナ併用化学療法（プラチナ製剤＋ゲムシタビン）＋アテゾリズマブ，アテゾリズマブ単剤，プラチナ併用化学療法＋プラセボの3群を比較した第Ⅲ相試験（IMvigor 130試験）が行われた。アテゾリズマブ併用群は化学療法群と比較し有意なPFSの延長が認められた（中央値：8.2カ月 vs. 6.3カ月，HR：0.82，95%CI：0.70-0.96，$p=0.007$）。OSは現時点で観察期間が不十分であるが，アテゾリズマブ併用群と化学療法群（中央値：16.0カ月 vs. 13.4カ月，HR：0.83，95%CI：0.69-1.00），アテゾリズマブ単剤群と化学療法群（中央値：15.7カ月 vs. 13.1カ月，HR：1.02，95%CI：0.83-1.24）の成績が報告されている[2]。

・未治療の進行期尿路上皮癌を対象として，プラチナ併用化学療法（プラチナ製剤＋ゲムシタビン）＋ペムブロリズマブ，ペムブロリズマブ単剤，プラチナ併用化学療法の3群を比較した第Ⅲ相試験（KEYNOTE-361試験）が行われた。ペムブロリズマブ＋化学療法併用群は化学療法群と比較し，PFS（中央値：8.3カ月 vs. 7.1カ月，HR：0.78，95%CI：0.65-0.93，$p=0.0033$），OS（中央値：17.0カ月 vs. 14.3カ月，HR：0.86，95%CI：0.72-1.02，$p=0.0407$）であり，規定の有意水準を満たさなかった[3]。

・未治療の進行期尿路上皮癌を対象として，デュルバルマブ単剤療法，デュルバルマブ＋トレメリムマブ併用，プラチナ併用化学療法（プラチナ製剤＋ゲムシタビン）の3群を比較した第Ⅲ相試験（DANUBE試験）が行われた。PD-L1陽性例において，デュルバルマブ単剤療法群は化学療法群と比較し有意なOSの延長は示されなかった（中央値：14.4カ月 vs. 12.1カ月，HR：

0.89，95％CI：0.71-1.11，$p=0.30$）。また，全体集団において，デュルバルマブ＋トレメリムマブ併用群は化学療法群と比較し有意な OS の延長は示されなかった（中央値：15.1 カ月 vs. 12.1 カ月，HR：0.85，95％CI：0.72-1.02，$p=0.075$）[4]。

進行期・化学療法既治療例

Ⓑプラチナ製剤併用化学療法後に再発または進行した尿路上皮癌患者を対象として，ペムブロリズマブと化学療法（パクリタキセル，ドセタキセルまたはビンフルニンの中から担当医が選択）の比較第Ⅲ相試験（KEYNOTE-045 試験）が行われた。ペムブロリズマブ群は化学療法群と比較し，有意な OS の延長が認められた（中央値：10.3 カ月 vs. 7.4 カ月，HR：0.73，95％CI：0.59-0.91，$p=0.002$）。一方，PFS の延長は認められなかった（中央値：2.1 カ月 vs. 3.3 カ月，HR：0.98，95％CI：0.81-1.19，$p=0.42$）[5]。

・プラチナ製剤併用化学療法後に再発または進行した尿路上皮癌患者を対象として，アテゾリズマブ単剤療法と化学療法（パクリタキセル，ドセタキセルまたはビンフルニンの中から担当医が選択）の比較第Ⅲ相試験（IMvigor211 試験）が行われた。PD-L1 陽性例において，アテゾリズマブ単剤療法群は化学療法群と比較し，有意な OS の延長は示されなかった（中央値：11.1 カ月 vs. 10.6 カ月，HR：0.87，95％CI：0.63-1.21，$p=0.41$）。なお，全体集団ではアテゾリズマブ群で良好な傾向が示された（中央値：8.6 カ月 vs. 8.0 カ月，HR：0.85，95％CI：0.73-0.99）[6]。

周術期：筋層浸潤尿路上皮癌

Ⓒ筋層浸潤尿路上皮癌の根治切除後に再発高リスク（pT3，pT4a もしくは pN＋で，かつシスプラチンを基盤とした術後化学療法が不適格もしくは拒絶した症例，術前化学療法の結果，ypT2-ypT4a もしくは ypN＋の症例）の症例を対象に，術後のニボルマブとプラセボをそれぞれ 1 年間投与する比較第Ⅲ相試験（CheckMate 274 試験）が実施された。ニボルマブ群はプラセボ群と比較し，全体集団においても（中央値：20.8 カ月 vs. 10.8 カ月，HR：0.70，98.22％CI：0.55-0.90，p＜0.001），PD-L1 陽性例においても（HR：0.55，98.72％CI：0.35-0.85，p＜0.001）有意な DFS の延長が示された。OS は観察期間が十分でなく，現時点では示されていない[7]。

●エビデンスの解説（2）その他の免疫療法

周術期：筋層非浸潤尿路上皮癌

・中・高リスク（EORTC 分類）の筋層非浸潤性膀胱癌症例を対象とし，経尿道的腫瘍切除後の BCG 膀胱内注入療法とマイトマイシン C（MMC）膀胱注入療法の効果を比較するために，メタ解析が実施された。12 のランダム化比較試験（1995～2013 年に公表された）が抽出され，全体で 2,932 例が解析対象となった。OS において，BCG は MMC と比較し有意な減少を示さなかった（HR：0.97，95％CI：0.79-1.20）。BCG は MMC と比較し，再発までの期間を延長したが，統計学的に有意な差は示されなかった（HR：0.88，95％CI：0.71-1.09）。また，筋層浸潤膀胱癌まで病勢進行するまでの期間について，BCG は MMC と比較し，有意な延長は示されなかった（HR：0.96，95％CI：0.73-1.26）。一方で，重篤な副作用において，BCG は MMC と比較し，多い傾向にあった（プールされた RR：2.31，95％CI：0.82-6.52）[8]。

・筋層非浸潤性膀胱癌症例を対象とし，経尿道的腫瘍切除後の BCG 膀胱内注入療法の投与量，期間，BCG 株の種類について検証したメタ解析が実施された。19 のランダム化比較試験

（1987〜2016 年に公表された）が抽出された。BCG 導入療法のみは，BCG 維持療法と比較し，有意な RFS の悪化を示した（RR：1.33，95％CI：1.17-1.50）。しかしながら，他の臨床的アウトカム（PFS，癌特異的生存期間，OS）では有意な差は認められなかった。また，BCG の投与量において，低用量は標準用量と比較し，有意な RFS の悪化を示した（RR：1.17，95％CI：1.06-1.30）[9]。

13 前立腺癌

●エビデンスの確実性

Ⓐ dMMR/MSI-H の去勢抵抗性前立腺癌に対して，ペムブロリズマブは PSA 低下と腫瘍縮小効果などの有効性を示す（**エビデンスの強さ D**）[3,4]。

Ⓑ 転移性去勢抵抗性前立腺癌に対して，がんワクチン：sipuleucel-T の投与はプラセボと比較し OS の延長を示す（**エビデンスの強さ B**）[6,8]。

（前立腺癌における sipuleucel-T の投与は，2022 年 11 月時点で本邦未承認）

●臓器別エビデンス：検索用語と抽出結果

検索データベース：PubMed，検索実行日：2021/7/1

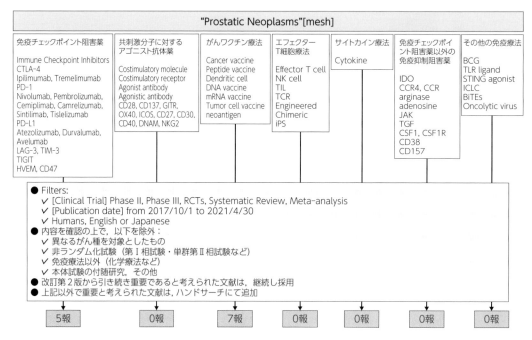

●文献抽出結果

・9 報のランダム化比較試験が抽出された。内訳は，免疫チェックポイント阻害薬 2 報，がんワクチン療法 7 報であった。

・ハンドサーチにて，免疫チェックポイント阻害薬による観察研究 3 報と単群第Ⅱ相試験 1 報を採用した。

●抽出文献（1）免疫チェックポイント阻害薬

1) Kwon ED, Drake CG, Scher HI, et al. Ipilimumab versus placebo after radiotherapy in patients with metastatic castration-resistant prostate cancer that had progressed after docetaxel chemotherapy (CA184-043): a multicentre, randomised, double-blind, phase 3 trial. Lancet Oncol. 2014; 15(7): 700-12.

2) Beer TM, Kwon ED, Drake CG, et al. Randomized, Double-Blind, Phase III Trial of Ipilimumab Versus Placebo in Asymptomatic or Minimally Symptomatic Patients With Metastatic Chemotherapy-Naive Castration-Resistant Prostate Cancer. J Clin Oncol. 2017; 35(1): 40-7.

3) Abida W, Cheng ML, Armenia J, et al. Analysis of the Prevalence of Microsatellite Instability in Prostate Cancer and Response to Immune Checkpoint Blockade. JAMA Oncol. 2019; 5(4): 471-8.

4) Barata P, Agarwal N, Nussenzveig R, et al. Clinical activity of pembrolizumab in metastatic prostate cancer with microsatellite instability high (MSI-H) detected by circulating tumor DNA. J Immunother Cancer. 2020; 8(2): e001065.

5) Powles T, Yuen KC, Gillessen S, et al. Atezolizumab with enzalutamide versus enzalutamide alone in metastatic castration-resistant prostate cancer: a randomized phase 3 trial. Nat Med. 2022; 28(1): 144-53.

6) Marabelle A, Le DT, Ascierto PA, et al. Efficacy of Pembrolizumab in Patients With Noncolorectal High Microsatellite Instability/Mismatch Repair-Deficient Cancer: Results From the Phase II KEYNOTE-158 Study. J Clin Oncol. 2020; 38(1): 1-10.

●抽出文献（2）がんワクチン療法

7) McNeel DG, Eickhoff JC, Johnson LE, et al. Phase II Trial of a DNA Vaccine Encoding Prostatic Acid Phosphatase (pTVG-HP [MVI-816]) in Patients With Progressive, Nonmetastatic, Castration-Sensitive Prostate Cancer. J Clin Oncol. 2019; 37(36): 3507-17.

8) Small EJ, Schellhammer PF, Higano CS, et al. Placebo-controlled phase III trial of immunologic therapy with sipuleucel-T (APC8015) in patients with metastatic, asymptomatic hormone refractory prostate cancer. J Clin Oncol. 2006; 24(19): 3089-94.

9) Higano CS, Schellhammer PF, Small EJ, et al. Integrated data from 2 randomized, double-blind, placebo-controlled, phase 3 trials of active cellular immunotherapy with sipuleucel-T in advanced prostate cancer. Cancer. 2009; 115(16): 3670-9.

10) Kantoff PW, Higano CS, Shore ND, et al. Sipuleucel-T immunotherapy for castration-resistant prostate cancer. N Engl J Med. 2010; 363(5): 411-22.

11) Kantoff PW, Schuetz TJ, Blumenstein BA, et al. Overall survival analysis of a phase II randomized controlled trial of a poxviral-based PSA-targeted immunotherapy in metastatic castration-resistant prostate cancer. J Clin Oncol. 2010; 28(7): 1099-105.

12) Gulley JL, Borre M, Vogelzang NJ, et al. Phase III Trial of PROSTVAC in Asymptomatic or Minimally Symptomatic Metastatic Castration-Resistant Prostate Cancer. J Clin Oncol. 2019; 37(13): 1051-61.

13) Noguchi M, Arai G, Egawa S, et al. Mixed 20-peptide cancer vaccine in combination with docetaxel and dexamethasone for castration-resistant prostate cancer: a randomized phase II trial. Cancer Immunol Immunother. 2020; 69(5): 847-57.

●エビデンスの解説（1）免疫チェックポイント阻害薬

・ドセタキセル治療後に進行し少なくとも骨転移を1個以上有する去勢抵抗性前立腺癌を対象として，骨転移に対し緩和放射線治療後にイピリムマブとプラセボを比較する第Ⅲ相試験が行われた。主要評価項目であるOSにおいて，イピリムマブはプラセボと比べて有意な延長は認められなかった（中央値：11.2カ月 vs. 10.0カ月，HR：0.85，95%CI：0.72-1.00，$p=0.053$）。

・無症状または症状が軽微で，転移が確認されておらず化学療法未施行の去勢抵抗性前立腺癌を対象として，イピリムマブとプラセボを比較する第Ⅲ相試験が行われた。主要評価項目である

OS において，イピリムマブはプラセボと比べて有意な延長は認められなかった（中央値：28.7 カ月 vs. 29.7 カ月，HR：1.11，95.87%CI：0.88-1.39，$p=0.3667$）。

Ⓐ腫瘍組織を使用した MMR もしくは MSI 検査を受けた 1,033 例の前立腺癌に対する後ろ向き研究が実施され，32 例（3.1%）に dMMR/MSI-H が認められた。そのうち，11 例の去勢抵抗性前立腺癌が抗 PD-1 抗体薬もしくは抗 PD-L1 抗体薬による治療を受けた。6 例（54.5%）で 50% 以上の PSA 減少を認め，4 例（36.4%）で画像上の腫瘍縮小を認めた。治療後 6 カ月時点で，5 例（45.5%）が臨床的効果を得られ治療継続が可能であったが，5 例（45.5%）は治療効果が認められなかった[3]。

Ⓐ cell-free DNA 次世代シーケンシングアッセイにより MSI-H が検出された転移性去勢抵抗性前立腺癌を対象とした多施設後ろ向き研究が実施された。460 例が検査を受け，15 例（3.3%）に MSI-H が認められた。ペムブロリズマブが投与された 9 例において，4 例（44.4%）で 50% 以上の PSA 減少を認めた。画像評価可能な 5 例において，1 例に完全奏効，2 例に部分奏効が認められた[4]。

・アビラテロン治療後（タキサン系薬剤の治療歴を有する症例も許容）に PSA 上昇もしくは画像上の進行を示した転移性去勢抵抗性前立腺癌を対象として，エンザルタミド＋アテゾリズマブとエンザルタミドを比較する第Ⅲ相試験（IMbassador 250 試験）が行われた。事前に計画された中間解析にて，エンザルタミド＋アテゾリズマブはエンザルタミドと比較し，主要評価項目である OS の有意な延長を示さなかった（中央値：15.2 カ月 vs. 16.6 カ月，HR：1.12，95%CI：0.91-1.37，$p=0.28$）。このため，本試験は早期中止となった[5]。

・dMMR/MSI-H を有する切除不能・転移性の固形がんを対象として，ペムブロリズマブの単群第Ⅱ相試験（KEYNOTE-158 試験）が行われた[6]。大腸癌を除く 233 例の固形がん患者（27 がん種）が登録され，ORR は 34.3%（95%CI：28.3-40.8%）であった。PFS 中央値は 4.1 カ月（95%CI：2.4-4.9 カ月），OS 中央値は 23.5 カ月（95%CI：13.5 カ月-未到達）であった。本試験には 6 例（2.6%）の前立腺癌症例が含まれていたが，これらの症例における成績については記載されておらず，不明である。

●エビデンスの解説（2）がんワクチン療法

【去勢感受性前立腺癌】

Ⓑ去勢感受性かつ PSA 倍加時間が 12 カ月未満の前立腺癌を対象として，pTVG-HP[*1]＋GM-CSF（48 例）と GM-CSF 単独投与（49 例）を比較するランダム化第Ⅱ相試験が行われたが，無転移生存期間に有意な差は認められなかった（中央値：18.9 カ月 vs. 18.3 カ月，HR：1.6，95%CI：0.9-2.8，$p=0.13$）[7]。

[*1]pTVG-HP は，前立腺酸性ホスファターゼ（PAP）をコードする DNA ワクチンである。

【去勢抵抗性前立腺癌】

・転移性去勢抵抗性前立腺癌を対象として，sipuleucel-T[*2]とプラセボを比較する第Ⅲ相試験（D9901 試験）が行われ，sipuleucel-T 群に 82 例，プラセボ群に 45 例が割り付けられた。観察期間中央値 36 カ月の時点で，主要評価項目である無増悪期間（TTP）に有意な差は認められなかったものの，副次的評価項目である OS で sipuleucel-T 群の有意な延長が認められた（中

央値：25.9 カ月 vs. 21.4 カ月，HR：0.59，95％CI：0.39-0.88，$p = 0.01$)[8]。

⑧上記と同一のデザインで行われた sipuleucel-T とプラセボを比較する第Ⅲ相試験（D9902A 試験）は，D9901 試験[7]の結果を受けて登録が途中で中止された（sipuleucel-T 群 147 例，プラセボ群 78 例）。主要評価項目の TTP に有意な差はなく，OS に関しても延長する傾向にあったが有意差は認められなかった（中央値：19.0 カ月 vs. 15.7 カ月，HR：0.79，95％CI：0.48-1.28，$p = 0.33$)[9]。

・D9901 試験[7]の結果を受け，転移性去勢抵抗性前立腺癌を対象に，sipuleucel-T とプラセボを比較する第Ⅲ相試験（IMPACT/D9902B 試験）が行われた。sipuleucel-T 群に 341 例，プラセボ群に 171 例が割り付けられた。主要評価項目である OS は，sipuleucel-T 群でプラセボ群と比べて有意な延長が認められた（中央値：25.8 カ月 vs. 21.7 カ月，HR：0.78，95％CI：0.61-0.98，$p = 0.03$)。なお，TTP に統計学的有意差は認められなかった（中央値：3.7 カ月 vs. 3.6 カ月，HR：0.95，95％CI：0.77-1.17，$p = 0.63$)[10]。

・前立腺癌における sipuleucel-T [*2]の投与は，2022 年 11 月時点では本邦未承認である。

　[*2] sipuleucel-T は，患者よりアフェレーシスした末梢血単核球を処理し，抗原提示細胞（主に樹状細胞）を PAP と GM-CSF の融合蛋白質で刺激・培養した自家樹状細胞ワクチンである。患者自身に輸注することで，PAP を発現する前立腺癌に対する免疫反応を誘発するよう設計されている。

・転移性去勢抵抗性前立腺癌を対象として，PROSTVAC[*3]（82 例）とプラセボ（40 例）を比較するランダム化第Ⅱ相試験が行われ，主要評価項目である PFS に有意な差は認められなかったものの，副次的評価項目である OS では PROSTVAC 群においてプラセボ群と比べて有意な延長が認められた（中央値：25.1 カ月 vs. 16.6 カ月，HR：0.56，95％CI：0.37-0.85，$p = 0.0061$)[11]。

・上記試験[10]を受けて行われた，PROSTVAC[*3]（432 例）および PROSTVAC＋G-CSF（432 例）のそれぞれをプラセボ（433 例）と比較する第Ⅲ相試験（PROSPECT 試験）では，主要評価項目である OS はプラセボ群と比べて有意差は認められず，3 回目の中間解析時点で早期終了された（PROSTVAC 群；中央値：34.4 カ月 vs. 34.3 カ月，HR：1.01，95％CI：0.84-1.20，$p = 0.47$)（PROSTVAC＋G-CSF 群；中央値：33.2 カ月 vs. 34.3 カ月，HR：1.02，95％CI：0.86-1.22，$p = 0.59$)[12]。

　[*3] PROSTVAC は，前立腺特異的抗原（PSA）を標的として，2 種類の生ポックスウイルスベクターを用いて作成されたワクチンである。

・去勢抵抗性前立腺癌を対象として，ドセタキセル＋デキサメタゾンに併用する免疫療法として，KRM-20[*4]（25 例）とプラセボ（26 例）を比較するランダム化第Ⅱ相試験が行われた。主要評価項目である PSA の低下（56.5％ vs. 53.8％，$p = 0.851$)，および OS，PFS に有意差は認められなかった[13]。

　[*4] KRM-20 は，20 種類のがんペプチドから構成される混合ペプチドワクチンである。

14 脳腫瘍

●エビデンスの確実性

その他の免疫療法

【原発性脳腫瘍】

Ⓐ再発 glioblastoma に対するテセルパツレブ（G47Δ）の投与は，良好な 1 年 OS 率など有効性を示す（**エビデンスの強さ C**）[10,11]。

免疫チェックポイント阻害薬

【他臓器がんの脳転移】

Ⓑ免疫チェックポイント阻害薬の全身治療が標準治療である悪性黒色腫，非小細胞肺癌の脳転移に対して免疫チェックポイント阻害薬の効果が期待される（**エビデンスの強さ C**）[2-4]。

●検索用語と抽出結果

検索データベース：PubMed，検索実行日：2022/1/4

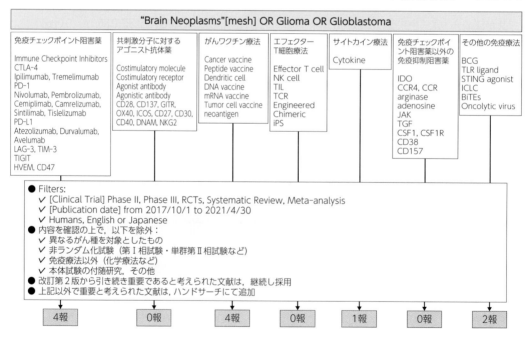

●文献抽出結果

【原発性脳腫瘍】

・6 報のランダム化比較試験が抽出された。内訳は，免疫チェックポイント阻害薬 1 報，がんワ

クチン療法 4 報，サイトカイン療法 1 報であった。再発 glioblastoma における 1 本の第Ⅲ相試験が抽出された。

・ハンドサーチにて，その他の免疫療法（oncolytic virus）による 2 報の単群試験（第Ⅰ/Ⅱ相試験，第Ⅱ相試験）を採用した。

【他臓器がんの脳転移】

・1 報のランダム化比較試験（免疫チェックポイント阻害薬）が抽出された。

・ハンドサーチにて，免疫チェックポイント阻害薬による 2 報の単群試験（同一試験）を採用した。

● 抽出文献（1）免疫チェックポイント阻害薬

【原発性脳腫瘍】

1）Reardon DA, Brandes AA, Omuro A, et al. Effect of Nivolumab vs Bevacizumab in Patients With Recurrent Glioblastoma: The CheckMate 143 Phase 3 Randomized Clinical Trial. JAMA Oncol. 2020; 6(7): 1003-10.

【他臓器がんの脳転移】

2）Goldberg SB, Gettinger SN, Mahajan A, et al. Pembrolizumab for patients with melanoma or non-small-cell lung cancer and untreated brain metastases: early analysis of a non-randomised, open-label, phase 2 trial. Lancet Oncol. 2016; 17(7): 976-83.

3）Goldberg SB, Schalper KA, Gettinger SN, et al. Pembrolizumab for management of patients with NSCLC and brain metastases: long-term results and biomarker analysis from a non-randomised, open-label, phase 2 trial. Lancet Oncol. 2020; 21(5): 655-63.

4）Long GV, Atkinson V, Lo S, et al. Combination nivolumab and ipilimumab or nivolumab alone in melanoma brain metastases: a multicentre randomised phase 2 study. Lancet Oncol. 2018; 19(5): 672-81.

● 抽出文献（2）がんワクチン療法

5）Wen PY, Reardon DA, Armstrong TS, et al. A Randomized Double-Blind Placebo-Controlled Phase II Trial of Dendritic Cell Vaccine ICT-107 in Newly Diagnosed Patients with Glioblastoma. Clin Cancer Res. 2019; 25(19): 5799-807.

6）Narita Y, Arakawa Y, Yamasaki F, et al. A randomized, double-blind, phase III trial of personalized peptide vaccination for recurrent glioblastoma. Neuro Oncol. 2019; 21(3): 348-59.

7）Yao Y, Luo F, Tang C, et al. Molecular subgroups and B7-H4 expression levels predict responses to dendritic cell vaccines in glioblastoma: an exploratory randomized phase II clinical trial. Cancer Immunol Immunother. 2018; 67(11): 1777-88.

8）Liau LM, Ashkan K, Tran DD, et al. First results on survival from a large Phase 3 clinical trial of an autologous dendritic cell vaccine in newly diagnosed glioblastoma. J Transl Med. 2018; 16(1): 142.

● 抽出文献（3）サイトカイン療法

【原発性脳腫瘍】

9）Wakabayashi T, Natsume A, Mizusawa J, et al. JCOG0911 INTEGRA study: a randomized screening phase II trial of interferonβ plus temozolomide in comparison with temozolomide alone for newly diagnosed glioblastoma. J Neurooncol. 2018; 138(3): 627-36.

●抽出文献（4）その他の免疫療法

10）Todo T, Ino Y, Ohtsu H, et al. A phase I/II study of triple-mutated oncolytic herpes virus G47Δ in patients with progressive glioblastoma. Nat Commun. 2022; 13(1): 4119.

11）Todo T, Ito H, Ino Y, et al. Intratumoral oncolytic herpes virus G47Δ for residual or recurrent glioblastoma: a phase 2 trial. Nat Med. 2022; 28(8): 1630-9.

●エビデンスの解説（1）免疫チェックポイント阻害薬

【原発性脳腫瘍】

・初回治療として放射線照射とテモゾロミド療法後に増悪した glioblastoma または gliosarcoma を対象に，ニボルマブとベバシズマブを比較した第Ⅲ相試験（CheckMate 143 試験）が行われた。369 例の患者（glioblastoma 367 例，gliosarcoma 2 例）がニボルマブ群（184 例），ベバシズマブ群（185 例）に割り付けられた。OS において，ニボルマブ群はベバシズマブ群と比べて有意な延長は認められなかった（中央値：9.8 カ月 vs. 10.0 カ月，HR：1.04，95％CI：0.83-1.30，$p = 0.76$）。PFS 中央値においては，ニボルマブ群で有意に劣る結果であった（中央値：1.5 カ月 vs. 3.5 カ月，HR：1.97，95％CI：1.57-2.48，$p < 0.001$）。評価可能患者における奏効割合は，ニボルマブ群で 7.8％，ベバシズマブ群で 23.1％と，ニボルマブ群で劣る結果であったが，奏効患者における奏効期間はニボルマブ群において持続的な効果を示す傾向がみられた。事前に定められたサブグループ解析において，治療前にコルチコステロイドの使用のある患者の OS はニボルマブ群でベバシズマブ群に比べて短かった（HR：1.41，95％CI：1.01-1.97）[1]。

【他臓器がんの脳転移】

Ⓑ未治療脳転移を有する悪性黒色腫，非小細胞肺癌患者を対象として，ペムブロリズマブを投与する第Ⅱ相試験が実施され，早期での結果が報告された。18 例の悪性黒色腫，34 例の PD-L1 発現（TPS 1％以上）を有する非小細胞肺癌患者にペムブロリズマブが投与された。脳転移の奏効割合は，それぞれ 22％（95％CI：7-48％），33％（95％CI：14-59％）であった。また，脳転移への奏効を認める患者では，脳転移以外の全身病変への奏効が認められ，頭蓋内病変と頭蓋外病変の奏効には強い一致が認められた[2]。

Ⓑ上記第Ⅱ相試験は，非小細胞肺癌患者において長期経過観察の結果が報告されている。PD-L1 発現（TPS 1％以上）のコホート 1（37 例）および PD-L1 未発現または評価不能のコホート 2（5 例）においてペムブロリズマブが投与され，脳転移の奏効割合はコホート 1 で 29.7％（95％CI：15.9-47.0％），コホート 2 で 0％であった。コホート 1 における脳転移奏効例における脳転移奏効期間中央値は 5.7 カ月で，脳転移 PFS は 2.3 カ月（95％CI：1.9 カ月-未到達），1 年時点での脳転移 PFS 率は 33％（95％CI：19-56％）であった[3]。

Ⓑ脳転移を有する悪性黒色腫を対象として，イピリムマブ＋ニボルマブ併用療法とニボルマブ単剤療法のランダム化第Ⅱ相試験が実施された。未治療かつ無症状脳転移を有する悪性黒色腫患者がコホート A（イピリムマブ＋ニボルマブ併用 36 例），コホート B（ニボルマブ単剤 27 例）のいずれかに割り付けられ，有症状または髄膜病変を有する患者はコホート C（ニボルマブ単剤 16 例）に割り付けられた。脳転移への奏効割合は，コホート A で 46％（95％CI：29-63％），コホート B で 20％（95％CI：7-41％），コホート C で 0％であった。コホート A で 17％，コ

ホート B で 12％に脳転移の完全奏効が認められた。脳転移における PFS 中央値は，コホート A で未到達（95％CI：2.9 カ月-未到達），コホート B で 2.5 カ月（95％CI：1.7-2.8 カ月）であった[4]。

●エビデンスの解説（2）がんワクチン療法

【原発性脳腫瘍】

・glioblastoma に対して切除術が施行され HLA-A1 または A2 陽性で残存腫瘍が 1 cm 以下でテモゾロミド＋放射線照射を受けた症例を対象として，ICT-107[*1]と刺激なし樹状細胞ワクチン（対照）を比較したランダム化第Ⅱ相試験が行われた。ICT-107 群投与は対照群と比べて主要評価項目である OS の有意な延長は認められなかった（中央値：17.0 カ月 vs. 15.0 カ月，HR：0.87，$p = 0.580$）が，副次的評価項目 PFS の延長は認められた（中央値：11.2 カ月 vs. 9 カ月，HR：0.57，$p = 0.011$）[5]。

*1ICT-107 は，MAGE-1/HER-2/AIM-2/TRP-2/gp100/IL13Rα2 の 6 つのエピトープで刺激した樹状細胞ワクチンである。

・HLA-A24 陽性の再発 glioblastoma を対象として，個別化ペプチドワクチン（PPV）の有効性を検証した第Ⅲ相試験が行われた。PPV 群はプラセボ群と比べて，有意な OS の延長は示されなかった（中央値：8.4 カ月 vs. 8.0 カ月，HR：1.13，95％CI：0.6-1.9，$p = 0.621$）[6]。

・gliobastoma の術後症例を対象として，gliobastoma 幹細胞様抗原で刺激した樹状細胞ワクチンとプラセボを比較したランダム化第Ⅱ相試験が行われた。ワクチン投与により，主要評価項目である PFS の有意な延長は認められなかった（中央値：7.7 カ月 vs. 6.9 カ月，$p = 0.75$）が，副次的評価項目である OS の延長が示唆された（中央値：13.7 カ月 vs. 10.7 カ月，$p = 0.05$）[7]。

・切除術と化学放射線療法で治療された glioblastoma を対象として，テモゾロミド＋DCVax-L[*2]とテモゾロミド＋プラセボを比較した第Ⅲ相試験が行われた。クロスオーバーデザインであり，全体集団の約 90％で DCVax-L が投与された。OS 中央値は術後 23.1 カ月であった。比較結果は現時点で公表されていない[8]。

*2DCVax-L は，自家腫瘍溶解物で刺激した樹状細胞ワクチンである。

●エビデンスの解説（3）サイトカイン療法

【原発性脳腫瘍】

・未治療 glioblastoma に対するテモゾロミド＋放射線照射とテモゾロミド＋IFNβ＋放射線照射を比較するランダム化第Ⅱ相試験（JCOG0911/INTEGRA 試験）が実施された。テモゾロミド＋放射線照射群に 63 例，テモゾロミド＋IFNβ＋放射線照射群に 59 例が割り付けられた。主要評価項目である OS において，テモゾロミド＋放射線照射群はテモゾロミド＋IFNβ＋放射線照射群はテモゾロミド＋放射線照射群と比べて，有意な上乗せ効果は認められなかった（中央値：24.0 カ月 vs. 20.3 カ月，HR：1.00，95％CI：0.65-1.55）[9]。

●エビデンスの解説（4）その他の免疫療法

【原発性脳腫瘍】

Ⓐ放射線照射とテモゾロミド療法後に増悪した glioblastoma を対象として，テセルパツレブ（G47Δ）*³ の第Ⅰ/Ⅱ相試験が実施された[10]。テセルパツレブは，腫瘍内に 5〜14 日以内に 2 回（同一座標），3×10^8 pfu（3 例），1×10^9 pfu（10 例）の用量で投与された。主要評価項目である 1 年 OS 率は 92.3%（95%CI：64.0-99.8%），副次的評価項目のひとつである OS は 7.3 カ月（95%CI：6.2-15.2 カ月）であった。13 例中 3 例で 46 カ月以上の生存が確認された。

Ⓐ放射線照射とテモゾロミド療法後に残存または増悪した glioblastoma を対象として，テセルパツレブの第Ⅱ相試験（19 例）が実施された[11]。テセルパツレブは，腫瘍内に 1 回 1×10^9 pfu の用量で最大 6 回（1 回目と 2 回目は 5〜14 日の間隔，3 回目以降は前回の投与から 4 週間の間隔）まで投与された。また，テモゾロミドとの併用は可能とし，その他の抗悪性腫瘍薬との併用は禁止された。主要評価項目である 1 年 OS 率は 84.2%（95%CI：60.4-96.6%），副次的評価項目である OS は 20.2 カ月（95%CI：16.8-23.6 カ月）であった。2 年までの最良総合効果は，PR 1 例，SD 18 例であった。腫瘍内投与時に繰り返し実施された腫瘍生検において，腫瘍に浸潤する CD4＋および CD8＋リンパ球数の増加と Foxp3＋細胞数の持続した低下が認められた。

*³テセルパツレブ（G47Δ）は，がん細胞でのみ増殖可能となるよう設計された人為的三重変異を有する増殖型遺伝子組換え単純ヘルペスウイルス 1 型で，悪性神経膠腫患者の腫瘍内に直接投与することで，腫瘍細胞で選択的に複製し，複製の過程で感染細胞を破壊して殺細胞効果を示すこと，および腫瘍反応性 T 細胞の誘導により抗腫瘍免疫効果を示すことが期待されている。2021 年 6 月に本邦で薬事承認された。

15 皮膚悪性腫瘍

皮膚悪性腫瘍では，皮膚悪性黒色腫およびメルケル細胞癌以外の組織型では，がん免疫療法の明確なエビデンスは未だ得られていないため，本稿では悪性黒色腫とメルケル細胞癌の2疾患につき記載する。

(1) 悪性黒色腫

● エビデンスの確実性

免疫チェックポイント阻害薬

切除不能Ⅲ/Ⅳ期進行期

Ⓐ既治療の根治切除不能Ⅲ/Ⅳ期症例に対して，イピリムマブ単剤療法はOSの延長を示す（**エビデンスの強さA**）[1,2]。

Ⓑ未治療の根治切除不能Ⅲ/Ⅳ期症例に対して，抗PD-1抗体薬単剤療法は化学療法（ダカルバジン）やイピリムマブ単剤療法と比較してPFS，OSの延長を示す（**エビデンスの強さA**）[3-6]。

Ⓒ未治療の根治切除不能Ⅲ/Ⅳ期症例に対して，ニボルマブとイピリムマブの併用療法はイピリムマブ単剤療法と比較してPFS，OSの延長を示す（**エビデンスの強さB**）[7-9]。

Ⓓ未治療の転移性または切除不能Ⅲ/Ⅳ期症例に対し，抗LAG-3抗体薬であるrelatlimabとニボルマブ併用療法はニボルマブ単剤と比較しPFSの延長を示す（**エビデンスの強さB**）[10]。（relatlimabは2022年11月時点で本邦未承認）

術後補助療法

Ⓔ ⅢB/ⅢC/Ⅳ期で根治切除後の術後補助療法として，ニボルマブ単剤療法はイピリムマブ単剤療法と比較してRFSの延長を示す（**エビデンスの強さB**）[11,12]。

Ⓕ ⅡB/ⅡC/ⅢA-ⅢC期で根治切除後の術後補助療法として，ペムブロリズマブ単剤療法はプラセボと比較してRFSの延長を示す（**エビデンスの強さB**）[13-15]。

Ⓖ ⅢA-ⅢC期で根治切除後の術後補助療法として，イピリムマブ単剤療法はプラセボと比較してRFS，OSの延長を示すが，有害事象の頻度が高い（**エビデンスの強さB**）[16,17]。（術後補助療法として本邦での適応はない）

Ⓗ再発リスクの高い根治切除後悪性黒色腫の術後補助療法として，インターフェロン療法はRFS，OSの延長を示す（**エビデンスの強さC**）[24-26]。

がんワクチン療法

Ⓘ遠隔転移を有する症例に対するがんワクチン療法は，現時点で有効性が示されていない（**エビデンスの強さC**）[18-23]。

●臓器別エビデンス：検索用語と抽出結果

検索データベース：PubMed，検索実行日：2021/7/1

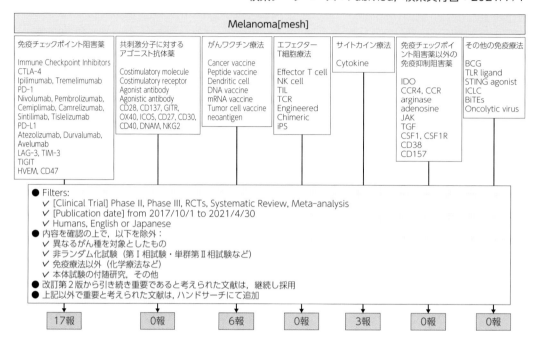

●文献抽出結果

・24報のランダム化比較試験が抽出された。内訳は，免疫チェックポイント阻害薬15報，がんワクチン療法6報，サイトカイン療法3報であった。

・検索期間外にハンドサーチにて，免疫チェックポイント阻害薬による第Ⅲ相試験2報を採用した。

●抽出文献（1）免疫チェックポイント阻害薬

切除不能Ⅲ/Ⅳ期進行期

1) Hodi FS, O'Day SJ, McDermott DF, et al. Improved survival with ipilimumab in patients with metastatic melanoma. N Engl J Med. 2010; 363(8): 711-23.

2) Robert C, Thomas L, Bondarenko I, et al. Ipilimumab plus dacarbazine for previously untreated metastatic melanoma. N Engl J Med. 2011; 364(26): 2517-26.

3) Robert C, Long GV, Brady B, et al. Nivolumab in previously untreated melanoma without BRAF mutation. N Engl J Med. 2015; 372(4): 320-30.

4) Robert C, Long GV, Brady B, et al. Five-Year Outcomes With Nivolumab in Patients With Wild-Type BRAF Advanced Melanoma. J Clin Oncol. 2020; 38(33): 3937-46.

5) Robert C, Schachter J, Long GV, et al. Pembrolizumab versus Ipilimumab in Advanced Melanoma. N Engl J Med. 2015; 372(26): 2521-32.

6) Robert C, Schachter J, Long GV, et al. Pembrolizumab versus ipilimumab in advanced melanoma(KEYNOTE-006): post-hoc 5-year results from an open-label, multicentre, randomised, controlled, phase 3 study. Lancet

Oncol. 2019; 20(9): 1239-51.

7) Larkin J, Chiarion-Sileni V, Gonzalez R, et al. Combined Nivolumab and Ipilimumab or Monotherapy in Untreated Melanoma. N Engl J Med. 2015; 373(1): 23-34.

8) Wolchok JD, Chiarion-Sileni V, Gonzalez R, et al. Overall Survival with Combined Nivolumab and Ipilimumab in Advanced Melanoma. N Engl J Med. 2017; 377(14): 1345-56.

9) Larkin J, Chiarion-Sileni V, Gonzalez R, et al. Combined nivolumab and ipilimumab or monotherapy in untreated melanoma. N Engl J Med. 2019; 381(16): 1535-46.

10) Tawbi HA, Schadendorf D, Lipson EJ, et al. Relatlimab and Nivolumab versus Nivolumab in Untreated Advanced Melanoma. N Engl J Med. 2022; 386(1): 24-34.

術後補助療法

11) Weber J, Mandala M, Del Vecchio M, et al. Adjuvant Nivolumab versus Ipilimumab in Resected Stage III or IV Melanoma. N Engl J Med. 2017; 377(19): 1824-35.

12) Ascierto PA, Del Vecchio M, Mandalá M, et al. Adjuvant nivolumab versus ipilimumab in resected stage IIIB-C and stage IV melanoma(CheckMate 238): 4-year results from a multicentre, double-blind, randomised, controlled, phase 3 trial. Lancet Oncol. 2020; 21(11): 1465-77.

13) Eggermont AMM, Blank CU, Mandala M, et al. Adjuvant Pembrolizumab versus Placebo in Resected Stage III Melanoma. N Engl J Med. 2018; 378(19): 1789-801.

14) Eggermont AMM, Blank CU, Mandalà M, et al. Adjuvant pembrolizumab versus placebo in resected stage III melanoma(EORTC 1325-MG/KEYNOTE-054): distant metastasis-free survival results from a double-blind, randomised, controlled, phase 3 trial. Lancet Oncol. 2021; 22(5): 643-54.

15) Luke JJ, Rutkowski P, Queirolo P, et al. Pembrolizumab versus placebo as adjuvant therapy in completely resected stage IIB or IIC melanoma(KEYNOTE-716): a randomised, double-blind, phase 3 trial. Lancet. 2022; 399(10336): 1718-29.

16) Eggermont AM, Chiarion-Sileni V, Grob JJ, et al. Adjuvant ipilimumab versus placebo after complete resection of high-risk stage III melanoma(EORTC 18071): a randomised, double-blind, phase 3 trial. Lancet Oncol. 2015; 16(5): 522-30.

17) Eggermont AM, Chiarion-Sileni V, Grob JJ, et al. Prolonged Survival in Stage III Melanoma with Ipilimumab Adjuvant Therapy. N Engl J Med. 2016; 375(19): 1845-55.

●抽出文献（2）がんワクチン療法

18) Jansen Y, Kruse V, Corthals J, et al. A randomized controlled phase II clinical trial on mRNA electroporated autologous monocyte-derived dendritic cells(TriMixDC-MEL)as adjuvant treatment for stage III/IV melanoma patients who are disease-free following the resection of macrometastases. Cancer Immunol Immunother. 2020; 69(12): 2589-98.

19) Cebon JS, Gore M, Thompson JF, et al. Results of a randomized, double-blind phase II clinical trial of NY-ESO-1 vaccine with ISCOMATRIX adjuvant versus ISCOMATRIX alone in participants with high-risk resected melanoma. J Immunother Cancer. 2020; 8(1): e000410.

20) Dreno B, Thompson JF, Smithers BM, et al. MAGE-A3 immunotherapeutic as adjuvant therapy for patients with resected, MAGE-A3-positive, stage III melanoma(DERMA): a double-blind, randomised, placebo-controlled, phase 3 trial. Lancet Oncol. 2018; 19(7): 916-29.

21) Faries MB, Mozzillo N, Kashani-Sabet M, et al. Long-Term Survival after Complete Surgical Resection and Adjuvant Immunotherapy for Distant Melanoma Metastases. Ann Surg Oncol. 2017; 24(13): 3991-4000.

22) Boudewijns S, Bloemendal M, de Haas N, et al. Autologous monocyte-derived DC vaccination combined with cisplatin in stage III and IV melanoma patients: a prospective, randomized phase 2 trial. Cancer Immunol Immunother. 2020; 69(3): 477-88.

23) Dillman RO, Cornforth AN, Nistor GI, et al. Randomized phase II trial of autologous dendritic cell vaccines versus autologous tumor cell vaccines in metastatic melanoma: 5-year follow up and additional analyses. J Immunother Cancer. 2018; 6(1): 19.

●抽出文献（3）サイトカイン療法

24) Eggermont AM, Suciu S, Testori A, et al. Long-term results of the randomized phase III trial EORTC 18991 of adjuvant therapy with pegylated interferon alfa-2b versus observation in resected stage III melanoma. J Clin Oncol. 2012; 30(31): 3810-8.

25) Eggermont AMM, Rutkowski P, Dutriaux C, et al. Adjuvant therapy with pegylated interferon-alfa2b vs observation in stage II B/C patients with ulcerated primary: Results of the European Organisation for Research and Treatment of Cancer 18081 randomised trial. Eur J Cancer. 2020; 133: 94-103.

26) Ives NJ, Suciu S, Eggermont AMM, et al. Adjuvant interferon-α for the treatment of high-risk melanoma: An individual patient data meta-analysis. Eur J Cancer. 2017; 82: 171-83.

●エビデンスの解説（1）免疫チェックポイント阻害薬

切除不能Ⅲ/Ⅳ期進行期

Ⓐ前治療を有する HLA-A*0201 陽性・根治切除不能Ⅲ/Ⅳ期症例を対象として，イピリムマブ，イピリムマブと gp100（悪性黒色腫蛋白由来のペプチドワクチン）の併用療法または gp100 ペプチドワクチン単独療法を比較する第Ⅲ相試験が行われた。イピリムマブ＋gp100 群 vs. イピリムマブ単独群 vs. gp100 単独群の OS の中央値は，それぞれ 10.0 カ月 vs. 10.1 カ月 vs. 6.4 カ月であり，gp100 単独群と比べてイピリムマブを含む群はどちらも有意な OS の延長が認められた（イピリムマブ＋gp100 群，HR：0.69，95％CI：0.56-0.85，$p<0.001$）（イピリムマブ単独群，HR：0.66，$p=0.003$）。しかし，イピリムマブを含む群において免疫関連有害事象が全体で 60％，Grade 3/4 は 20％程度でみられた[1]。未治療の根治切除不能Ⅲ/Ⅳ期症例を対象として，ダカルバジン＋プラセボ群とダカルバジン＋イピリムマブ群との比較第Ⅲ相試験が行われた。イピリムマブ併用群において，プラセボ併用群と比べて有意な OS の延長が認められた（中央値：11.2 カ月 vs. 9.1 カ月，HR：0.72，95％CI：0.59-0.87，$p<0.001$）[2]。

ⒷBRAF 遺伝子変異のない未治療の根治切除不能Ⅲ/Ⅳ期または再発症例を対象として，ニボルマブとダカルバジンの比較第Ⅲ相試験（CheckMate 066 試験）が行われた。ニボルマブ群はダカルバジン群と比べて，有意な OS の延長が認められた（1 年 OS 率：72.9％ vs. 42.1％，HR：0.42，99.79％CI：0.25-0.73，$p<0.001$）[3]。同試験の 5 年フォローアップ報告では，5 年 OS 率においてニボルマブ群が39％に対してダカルバジン群は17％であり，ニボルマブ群のほうが有意に優れていた[4]。

Ⓑ化学療法未治療および既治療の根治切除不能な Ⅲ/Ⅳ期症例を対象として，ペムブロリズマブを 2 週間隔で投与する群，ペムブロリズマブを 3 週間隔で投与する群，イピリムマブを投与する群の 3 群が比較された第Ⅲ相試験（KEYNOTE-006 試験）が行われた。ペムブロリズマブ群（2 週間隔/3 週間隔）は，どちらもイピリムマブ群と比べて PFS［6 カ月 PFS 率：47.3％ vs. 46.4％ vs. 26.5％，HR（2 週投与）：0.58，95％CI：0.46-0.72，HR（3 週投与）：0.58，95％CI：0.47-0.72，ともに $p<0.001$］および OS［HR（2 週投与）：0.63，95％CI：0.47-0.83，$p=0.0005$，HR（3 週投与）：0.69，95％CI：0.52-0.90，$p=0.0036$］の有意な延長が認められた[5]。5 年フォローアップデータでは，OS の中央値がペムブロリズマブ群では 32.7 カ月であったのに対しイピリムマブ群は 15.9 カ月で，ペムブロリズマブ群の長期効果が認められた[6]。

Ⓒ未治療の根治切除不能または転移性症例に対して，ニボルマブ単剤，ニボルマブとイピリムマ

ブの併用，イピリムマブ単剤を比較する第Ⅲ相試験（CheckMate 067 試験）が行われた。イピリムマブ単剤群と比べて，ニボルマブ単剤群とイピリムマブ＋ニボルマブ併用群では有意なPFS の延長が認められた ［HR（併用群）：0.42，99.5%CI：0.31-0.57，$p<0.001$，HR（ニボルマブ単剤群）：0.57，99.5%CI：0.43-0.76，$p<0.001$][7]。また，有意な OS の延長も認められた ［HR（併用群）：0.55，98%CI：0.42-0.72，$p<0.001$，HR（ニボルマブ単剤群）：0.63，98%CI：0.48-0.81，$p<0.001$][8]。5 年フォローアップデータでは，5 年 OS 率はそれぞれ 44%，52%，26% であった[9]。

Ⓓ未治療の根治切除不能または転移性症例に対して，抗 LAG-3 抗体薬である relatlimab とニボルマブ併用と，ニボルマブ単剤とを比較する第Ⅱ/Ⅲ相試験（RELATIVITY-047 試験）が行われた。PFS の中央値は，relatlimab＋ニボルマブ併用群では 10.1 カ月（95%CI：6.4-15.7 カ月）に対し，ニボルマブ群では 4.6 カ月（95% CI：3.4-5.6 カ月）であり，relatlimab＋ニボルマブ併用群で有意な延長が認められた（HR：0.75，95%CI：0.62-0.92，$p=0.006$)[10]。12 カ月の時点での PFS 率は，レラトリマブ＋ニボルマブ併用群では 47.7%（95%CI：41.8-53.2%）であったのに対し，ニボルマブ単剤群では 36.0%（95%CI：30.5-41.6%）であった。Grade 3 または 4 の治療関連有害事象は，relatlimab＋ニボルマブ併用群で 18.9%，ニボルマブ単剤群で 9.7% にみられた。OS については追跡調査中である。

（relatlimab は，2022 年 11 月時点で本邦未承認である）

術後補助療法

Ⓔ完全切除後のⅢB/ⅢC/Ⅳ期術後補助療法として，ニボルマブとイピリムマブを比較した第Ⅲ相試験（CheckMate 238 試験）が行われた。ニボルマブ群において，イピリムマブ群と比べて有意な RFS の延長が認められた（HR：0.65，97.56%CI：0.51-0.83，$p<0.001$)[11]。4 年フォローアップ報告では，4 年 OS 率はそれぞれ 77.9% と 76.6% であり（HR：0.87，95%CI：0.66-1.14，$p=0.31$)，有意差は認められなかった[12]。

Ⓕ完全切除後のⅢA-ⅢC 期の術後補助療法として，ペムブロリズマブとプラセボを比較した第Ⅲ相試験（KEYNOTE-054 試験）が行われた。ペムブロリズマブ群において，プラセボ群と比べて有意な RFS の延長が認められた（HR：0.57，98.4%CI：0.43-0.74，$p<0.001$)[13]。3.5 年フォローアップ報告では，3.5 年 RFS 率はプラセボ群が 41.4% に対し，ペムブロリズマブ群が 59.8% であった[14]。OS は観察期間が十分でなく，現時点では示されていない。

Ⓕ完全切除後のⅡB/ⅡC 期の術後補助療法として，ペムブロリズマブとプラセボと比較した第Ⅲ相試験（KEYNOTE-716 試験）が行われた。ペムブロリズマブ群において，プラセボ群と比べて有意な RFS の延長が認められた（HR：0.65，95%CI：0.46-0.92，$p=0.0066$)[15]。

Ⓖ完全切除後のⅢA-ⅢC 期の術後補助療法として，イピリムマブとプラセボと比較した第Ⅲ相試験（EORTC18071 試験）が行われた。イピリムマブ群はプラセボ群と比べて，RFS（中央値：26.1 カ月 vs. 17.1 カ月，HR：0.75，95%CI：0.64-0.90，$p=0.0013$)，と OS（5 年 OS 率：65.4% vs. 54.4%，HR：0.72，95%CI：0.58-0.88，$p=0.001$)，のいずれにおいても有意な延長が示されたが，Grade 3/4 の有害事象が 42% と多く，有害事象による治療中止が 52%，治療関連死も 1.1% にみられた[16,17]。イピリムマブは，術後補助療法として本邦での保険適用はない。

●エビデンスの解説（2）がんワクチン療法

がんワクチン治療群と非使用群との比較

①切除後Ⅲ/Ⅳ期の術後補助療法として，自己単球由来の樹状細胞ワクチン（TriMixDC-MEL）による治療群（21 例）と経過観察群（20 例）を比較したランダム化第Ⅱ相試験が行われた。主要評価項目である 12 カ月時点の DFS は，介入群で 71％，対照群で 35％であり，TriMixDC-MEL の投与により DFS の延長がみられた。OS，RFS については，両群で有意差は認められなかった[18]。

①再発リスクの高い完全切除後の NY-ESO-1 陽性症例の術後補助療法として，NY-ESO-1 ワクチン＋ISCOMATRIX*併用群（56 例）と ISCOMATRIX＋プラセボ併用群（54 例）を比較したランダム化第Ⅱ相試験が行われた。この結果，両群において RFS，OS ともに有意差は認められなかった[19]。

*ISCOMATRIX は，抗体と T 細胞の両方の反応を誘導するワクチンである。

①切除後ⅢB/ⅢC 期の MAGE-A3 陽性症例の術後補助療法として，MAGE-A3 ワクチン群（895 例）とプラセボ群（450 例）を比較した第Ⅲ相試験（DERMA 試験）が行われた。全体集団において，MAGE-A3 ワクチン群はプラセボ群と比べて DFS の延長は認められなかった（中央値：11.0 カ月 vs. 11.2 カ月，HR：1.02，95％CI：0.89-1.18，$p=0.75$）。効果予測可能な遺伝子の特徴を有する集団においても，DFS の延長は認められなかった（中央値：9.9 カ月 vs. 11.6 カ月，HR：1.09，95％CI：0.82-1.46，$p=0.54$）。OS についても両群間で有意差は認められなかった。（HR：1.06，95％CI：0.89-1.26，$p=0.52$）[20]。

①遠隔転移を含めて病変を完全切除したⅣ期症例の術後補助療法として，Bacille Calmette-Guérin（BCG）＋同種全細胞ワクチン**（246 例）と BCG＋プラセボ（250 例）を比較した第Ⅲ相試験が行われた。主要評価項目である OS は，同種全細胞ワクチン併用群においてプラセボ群と比較し有意な延長が認められなかった（中央値：34.9 カ月 vs. 38.6 カ月，HR：1.04，95％CI：0.80-1.35）。DFS 中央値も，両群間で有意差は認められなかった（中央値：8.5 カ月 vs. 7.6 カ月，HR：0.88，95％CI：0.71-1.10）[21]。

**同種全細胞ワクチンは，メラノーマの細胞株を放射線処理して調製したがんワクチンである。

両群にワクチン治療を実施した研究の比較

①Ⅲ/Ⅳ期症例を対象として，gp100 およびチロシナーゼ mRNA を発現させた単球由来樹状細胞ワクチンにシスプラチン併用（27 例）または非併用（27 例）の有効性を評価するランダム化第Ⅱ相試験が行われた。主要評価項目は，免疫学的反応性と忍容性であった。ベースラインからの KLH 特異的 T 細胞の増殖は両群で認められたが，併用群と非併用群の間で有意な差は認められなかった（$p=0.453$）[22]。

①再発Ⅲ期および遠隔転移を伴うⅣ期症例を対象として，自己腫瘍細胞ワクチン（TCV）（24 例）と自己樹状細胞ワクチン（DCV）（18 例）を比較したランダム化第Ⅱ相試験が行われた。主要評価項目である OS は，DCV 群において TCV 群と比べて良好であった（中央値：43.4 カ月 vs. 20.5 カ月，HR：0.304，95％CI：0.131-0.702）[23]。

●エビデンスの解説（3）サイトカイン療法

・Ⅲ期皮膚原発悪性黒色腫の術後補助療法として，pegylated IFNα と経過観察を比較する第Ⅲ相試験が行われた。pegylated IFNα 群は，経過観察群に比べて 7 年 RFS 率において 39.1% vs. 34.6% で有意な延長が認められたが，OS に有意差はみられなかった。安全性については，pegylated IFNα で Grade 3/4 の副作用が 66%，副作用による治療中止が 37% にみられた[24]。

・原発巣に潰瘍を有しセンチネルリンパ節転移陰性例（ⅡB/ⅡC 期）悪性黒色腫を対象として，pegylated IFNα 投与群と経過観察群とを比較する第Ⅲ相試験が行われた。pegylated IFNα 投与群は経過観察群と比べて，RFS（3 年生存率：80% vs 72.9%，HR：0.66，95%CI：0.32-1.37），無遠隔転移生存期間（3 年無遠隔転移生存率：90.6% vs. 76.4%，HR：0.39，95%CI：0.15-0.97）と，良好な傾向が認められた[25]。

・再発リスクの高い悪性黒色腫患者の術後補助療法として，IFNα（IFN/PEG-IFN）の有効性を検証した 15 件の比較試験（IFNα 投与群対未使用群，あるいは IFNα 以外の治療群の比較）についてのメタ解析が行われた。術後の IFNα 投与は対照群と比較して，EFS（HR：0.86，95%CI：0.81-0.91），OS（HR：0.90，95%CI：0.85-0.97）であり，ともに有意な延長が示された。IFNα 投与群と対照群の点推定値絶対差は，5 年 EFS 率において 3.5%，10 年 EFS 率において 2.7%，5 年 OS 率において 3.0%，10 年 OS 率において 2.8% であった。サブクループ解析では，原発巣の潰瘍のみが IFNα の有効性と関連していた[26]。

（2）メルケル細胞癌

◉エビデンスの確実性

免疫チェックポイント阻害薬

根治切除不能進行期

Ⓐ根治切除不能メルケル細胞癌に対して，アベルマブの投与は奏効割合などの有効性を示す（**エビデンスの強さ C**）[1-3]。

Ⓑ根治切除不能メルケル細胞癌に対して，ペムブロリズマブ投与は奏効割合などの有効性を示す（**エビデンスの強さ C**）[4]。

（根治切除不能メルケル細胞癌に対するペムブロリズマブは，2022 年 11 月時点で本邦未承認）

◉臓器別エビデンス：検索用語と抽出結果

検索データベース：PubMed，検索実行日：2021/7/1

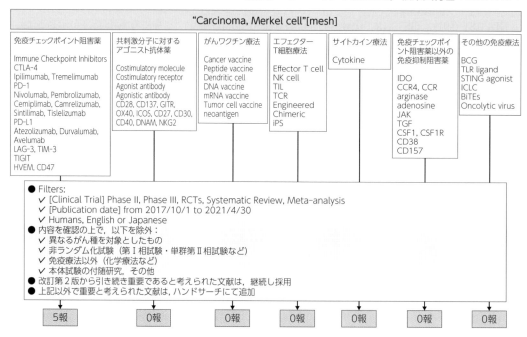

◉文献抽出結果

・ランダム化比較試験は 0 報であった。

・ハンドサーチにて，免疫チェックポイント阻害薬による 4 報の単群試験を採用した。

◉抽出文献　免疫チェックポイント阻害薬

1）Kaufman HL, Russell J, Hamid O, et al. Avelumab in patients with chemotherapy-refractory metastatic Merkel cell carcinoma: a multicentre, single-group, open-label, phase 2 trial. Lancet Oncol. 2016; 17(10):

1374-85.

2) D'Angelo SP, Bhatia S, Brohl AS, et al. Avelumab in patients with previously treated metastatic Merkel cell carcinoma: long-term data and biomarker analyses from the single-arm phase 2 JAVELIN Merkel 200 trial. J Immunother Cancer. 2020; 8(1): e000674.

3) D'Angelo SP, Lebbé C, Mortier L, et al. First-line avelumab in a cohort of 116 patients with metastatic Merkel cell carcinoma(JAVELIN Merkel 200): primary and biomarker analyses of a phase II study. J Immunother Cancer. 2021; 9(7): e002646.

4) Nghiem P, Bhatia S, Lipson EJ, et al. Durable Tumor Regression and Overall Survival in Patients With Advanced Merkel Cell Carcinoma Receiving Pembrolizumab as First-Line Therapy. J Clin Oncol. 2019; 37(9): 693-702.

5) Topalian SL, Bhatia S, Amin A, et al. Neoadjuvant Nivolumab for Patients With Resectable Merkel Cell Carcinoma in the CheckMate 358 Trial. J Clin Oncol. 2020; 38(22): 2476-87.

●エビデンスの解説（1）免疫チェックポイント阻害薬

Ⓐ化学療法歴を有するⅣ期メルケル細胞癌88例に対するアベルマブの第Ⅱ相試験（JAVELIN Merkel 200試験）が行われた（パートA）。奏効割合は31.8％（95.9％CI：21.9-43.1％）であり，8例の完全奏効が認められた[1]。アップデート報告では，観察期間中央値40.8カ月において，奏効割合は33.0％（95％CI：23.3-43.8％）であり，10例の完全奏効が認められた。OS中央値は12.6カ月，42カ月の時点でのOS率は31％であった[2]。

Ⓐ化学療法歴のないⅣ期メルケル細胞癌116例に対するアベルマブの第Ⅱ相試験（JAVELIN Merkel 200試験）が行われた（パートB）。奏効割合は39.7％（95％CI：30.7-49.2％）であり，観察期間中央値21.2カ月においてPFS中央値は4.1カ月，OS中央値は20.3カ月であった[3]。

Ⓑ未治療進行期メルケル細胞癌50例に対して，ペムブロリズマブを投与する第Ⅱ相試験が行われた。奏効割合は56％（95％CI：41.3-70.0％）で，完全奏効が24％に認められた。24カ月PFS率は48.3％，PFS中央値16.8カ月，24カ月OS率は68.7％であった[4]。

・ⅡA～Ⅳ期で切除可能なメルケル細胞癌39例に対して，術前にニボルマブを投与する第Ⅰ/Ⅱ相試験（CheckMate 358試験）が行われた。3例（7.7％）で腫瘍進行もしくは有害事象により外科切除が施行されなかった。手術を施行された36例において，47.2％で病理学的完全奏効が認められた。現時点で観察期間が十分でなく，RFS，OSは明確に示されていない[5]。

16 骨軟部腫瘍

◉エビデンスの確実性

免疫チェックポイント阻害薬

・既治療肉腫に対する免疫チェックポイント阻害薬の第Ⅱ相試験において有効性が示唆されているが，未だ確立されたエビデンスはない（**エビデンスの強さ C**）。

（骨軟部腫瘍における免疫チェックポイント阻害薬の投与は，2022 年 11 月時点で本邦未承認）

◉臓器別エビデンス：検索用語と抽出結果

検索データベース：PubMed，検索実行日：2021/7/2

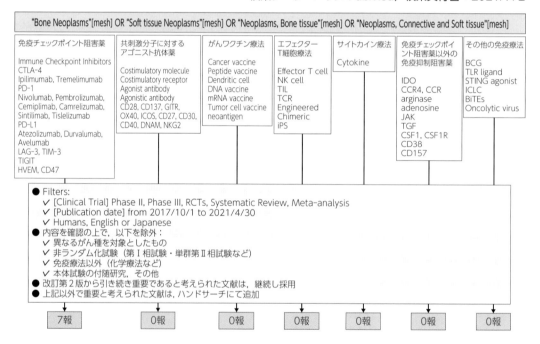

◉文献抽出結果

・ランダム化比較試験は 0 報であった。

・ハンドサーチにて，免疫チェックポイント阻害薬による 1 報のランダム化非比較試験，6 報の単群試験を採用した。

◉抽出文献（1）免疫チェックポイント阻害薬

1）D'Angelo SP, Mahoney MR, Van Tine BA, et al. Nivolumab with or without ipilimumab treatment for metastatic sarcoma（Alliance A091401）: two open-label, non-comparative, randomised, phase 2 trials. Lancet Oncol. 2018; 19(3): 416-26.

2) Tawbi HA, Burgess M, Bolejack V, et al. Pembrolizumab in advanced soft-tissue sarcoma and bone sarcoma （SARC028）: a multicentre, two-cohort, single-arm, open-label, phase 2 trial. Lancet Oncol. 2017; 18(11): 1493-501.

3) Boye K, Longhi A, Guren T, et al. Pembrolizumab in advanced osteosarcoma: results of a single-arm, open-label, phase 2 trial. Cancer Immunol Immunother. 2021; 70(9): 2617-24.

4) Martin-Broto J, Hindi N, Grignani G, et al. Nivolumab and sunitinib combination in advanced soft tissue sarcomas: a multicenter, single-arm, phase Ib/II trial. J Immunother Cancer. 2020; 8(2): e001561.

5) Kelly CM, Antonescu CR, Bowler T, et al. Objective Response Rate Among Patients With Locally Advanced or Metastatic Sarcoma Treated With Talimogene Laherparepvec in Combination With Pembrolizumab: A Phase 2 Clinical Trial. JAMA Oncol. 2020; 6(3): 402-8.

6) Wilky BA, Trucco MM, Subhawong TK, et al. Axitinib plus pembrolizumab in patients with advanced sarcomas including alveolar soft-part sarcoma: a single-centre, single-arm, phase 2 trial. Lancet Oncol. 2019; 20 (6): 837-48.

7) Wagner MJ, Othus M, Patel SP, et al. Multicenter phase II trial（SWOG S1609, cohort 51）of ipilimumab and nivolumab in metastatic or unresectable angiosarcoma: a substudy of dual anti-CTLA-4 and anti-PD-1 blockade in rare tumors（DART）. J Immunother Cancer. 2021; 9(8): e002990.

● エビデンスの解説（1）免疫チェックポイント阻害薬

- 既治療肉腫を対象として，ニボルマブ単剤治療，ニボルマブとイピリムマブ併用療法の効果と安全性を検討するランダム化非比較第Ⅱ相試験（Alliance A091401 試験）が行われた。評価可能症例/奏効割合はニボルマブ単剤群で 38 例/5%（92%CI：1-16%），併用療法群で 38 例/16%（92%CI：7-30%）であった。PFS 中央値/OS 中央値はニボルマブ単剤群で 1.7/10.7 カ月，併用群で 4.1/14.3 カ月であった[1]。

- 既治療肉腫を対象としたペムブロリズマブの単群第Ⅱ相試験（SARC028 試験）が行われ，80例で奏効率の評価が可能であった。軟部肉腫コホート 40 例の奏効割合は 18%（95%CI：7-33%），PFS 中央値，OS 中央値はそれぞれ 18 週，49 週であった。原発性骨腫瘍コホート 40例の奏効割合は 5%，PFS 中央値，OS 中央値はそれぞれ 8 週，52 週であった。組織型による効果の違いが示唆された[2]。

- 既治療骨肉腫を対象として，ペムブロリズマブの単群第Ⅱ相試験（PROMO 試験）が行われた。第一段階で 12 例が登録されたが，主要評価項目である 18 週時点での臨床的有用割合は 0% であり無効中止となった。PFS 中央値は 1.7 ヵ月，OS 中央値 6.6 カ月であった[3]。

- 前治療歴を有する軟部肉腫を対象として，ニボルマブ＋スニチニブ併用療法の第Ⅰb/Ⅱ相試験（ImmunoSarc 試験）が行われた。第Ⅱ相試験パートの 49 例における 6 カ月時点 PFS 率（主要評価項目）は 48%（95%CI：41-55%），PFS 中央値は 5.6 カ月，OS 中央値は 24 カ月であった[4]。

- 既治療肉腫を対象として，ペムブロリズマブと talimogene laherparepvec（T-VEC）を併用する第Ⅱ相試験が行われた。20 例が登録され，主要評価項目である 24 週時点での奏効割合は 30%（95%CI：12-54%）であった。奏効割合，PFS 中央値，疾患特異的生存期間中央値はそれぞれ 35%（95%CI：15-59%），17.1 週，74.7 週であった。Grade 3 以上の有害事象を 4 例（20%）に認めており，肺炎，貧血，発熱，低リン血症が 1 例ずつと報告された[5]。

- 既治療肉腫を対象として，ペムブロリズマブとアキシチニブ併用療法の効果と安全性を検討す

る第Ⅱ相試験が行われた。試験治療を受けた 33 例のうち，12 例は胞巣状軟部肉腫（alveolar soft part sarcoma：ASPS）であった。主要評価項目である 3 カ月時点での PFS 率は 65.6%（95%CI：46.6-79.3%）であった。PFS 中央値，OS 中央値はそれぞれ 4.7 カ月，18.7 カ月，評価可能な 32 例における奏効割合は 25%（95%CI：12.1-43.8%）であった。ASPS における 3 カ月時点での PFS 率は 72.7%（95%CI：37.1-90.3%）であった。Grade 3 以上の有害事象は 39%（13/33）に認めており，高血圧と自己免疫毒性がそれぞれ 5 例（15%），痙攣と嘔気・嘔吐がそれぞれ 2 例（6%）含まれていた[6]。

・血管肉腫を対象として行われたニボルマブとイピリムマブを併用する第Ⅱ相試験（DART 試験）では，16 例の適格症例における奏効率（主要評価項目）は 25%（95%CI：9-45%），6 カ月時点での PFS 率は 38%（95%CI：20-71%），OS 中央値は未到達と報告されている[7]。

17 原発不明癌

●エビデンスの確実性

免疫チェックポイント阻害薬

Ⓐニボルマブの投与は，奏効割合などの有効性を示す（**エビデンスの強さ C**）[1]。

●臓器別エビデンス：検索用語と抽出結果

検索データベース：PubMed，検索実行日：2021/7/2

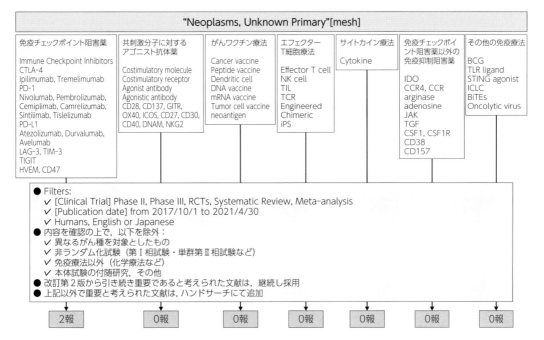

"Neoplasms, Unknown Primary"[mesh]						
免疫チェックポイント阻害薬 Immune Checkpoint Inhibitors CTLA-4 Ipilimumab, Tremelimumab PD-1 Nivolumab, Pembrolizumab, Cemiplimab, Camrelizumab, Sintilimab, Tislelizumab PD-L1 Atezolizumab, Durvalumab, Avelumab LAG-3, TIM-3 TIGIT HVEM, CD47	共刺激分子に対する アゴニスト抗体薬 Costimulatory molecule Costimulatory receptor Agonist antibody Agonistic antibody CD28, CD137, GITR, OX40, ICOS, CD27, CD30, CD40, DNAM, NKG2	がんワクチン療法 Cancer vaccine Peptide vaccine Dendritic cell DNA vaccine mRNA vaccine Tumor cell vaccine neoantigen	エフェクター T細胞療法 Effector T cell NK cell TIL TCR Engineered Chimeric iPS	サイトカイン療法 Cytokine	免疫チェックポイント阻害薬以外の 免疫抑制阻害薬 IDO CCR4, CCR arginase adenosine JAK TGF CSF1, CSF1R CD38 CD157	その他の免疫療法 BCG TLR ligand STING agonist ICLC BiTEs Oncolytic virus
● Filters: ✓ [Clinical Trial] Phase II, Phase III, RCTs, Systematic Review, Meta-analysis ✓ [Publication date] from 2017/10/1 to 2021/4/30 ✓ Humans, English or Japanese ● 内容を確認の上で，以下を除外： ✓ 異なるがん種を対象としたもの ✓ 非ランダム化試験（第Ⅰ相試験・単群第Ⅱ相試験など） ✓ 免疫療法以外（化学療法など） ✓ 本体試験の付随研究，その他 ● 改訂第2版から引き続き重要であると考えられた文献は，継続し採用 ● 上記以外で重要と考えられた文献は，ハンドサーチにて追加						
2報	0報	0報	0報	0報	0報	0報

●文献抽出結果

・ランダム化比較試験は0報であった。

・ハンドサーチにて，免疫チェックポイント阻害薬による2報の単群試験を採用した。

●抽出文献（1）免疫チェックポイント阻害薬

1) Tanizaki J, Yonemori K, Akiyoshi K, et al. Open-label phase II study of the efficacy of nivolumab for cancer of unknown primary. Ann Oncol. 2022; 33(2): 216-26.
2) Raghav KP, Stephen B, Karp DD, et al. Efficacy of pembrolizumab in patients with advanced cancer of unknown primary(CUP): a phase 2 non-randomized clinical trial. J Immunother Cancer. 2022; 10(5): e004822.

●エビデンスの解説（1）免疫チェックポイント阻害薬

Ⓐ原発不明癌予後不良群を対象として，ニボルマブの単群第Ⅱ相試験（NivoCUP 試験）が行われた。主要評価項目のプラチナ化学療法既治療集団 45 例における奏効割合は 22.2%（95%CI：11.2-37.1%）であり，PFS/OS 中央値はそれぞれ 4.0 カ月/15.9 カ月であった。化学療法歴のない未治療集団 11 例における奏効割合は 18.2%（95%CI：2.3-51.8%）であり，PFS/OS 中央値はそれぞれ 2.8 カ月/未到達であった。有害事象は，ニボルマブおよび同種同効薬の既知の有害事象報告と同様であると報告された[1]。

・稀少癌を対象として，ペムブロリズマブのマルチコホート単群第Ⅱ相試験が行われた。原発不明癌コホートの評価可能症例は 25 例であり，主要評価項目の 27 週時点 non-progression rate（immune-related RECIST 判定）は 28.0%，奏効割合は 20.0%，PFS/OS 中央値はそれぞれ 4.1 カ月/11.3 カ月であった[2]。

18 乳癌

●エビデンスの確実性

免疫チェックポイント阻害薬

【トリプルネガティブ乳癌】

限局期

Ⓐ術前薬物療法において，アンスラサイクリン系およびタキサン系抗がん薬に対する抗 PD-1 抗体薬または抗 PD-L1 抗体薬の併用療法は，病理学的完全奏効割合を増加させる（**エビデンスの強さ A**）[1-6]。

Ⓑ術前薬物療法におけるアンスラサイクリン系およびタキサン系抗がん薬に対するペムブロリズマブの併用療法および術後薬物療法におけるペムブロリズマブ単剤療法は，EFS の延長を示す（**エビデンスの強さ B**）[1,2]。

転移・再発期

Ⓒ PD-L1 陽性症例において，化学療法に対する抗 PD-1 抗体薬または抗 PD-L1 抗体薬の併用療法は，PFS，OS の延長を示す（**エビデンスの強さ A**）[8-12]。

Ⓓ化学療法既治療例において，ペムブロリズマブ単剤療法は化学療法と比べて，奏効割合の改善，PFS，OS の延長は示されていない（**エビデンスの強さ B**）[14]。

【HER2 陽性乳癌】

Ⓔ術前化学療法において，アンスラサイクリン系およびタキサン系抗がん薬とトラスツズマブとペルツズマブ併用に対して，アテゾリズマブの追加による病理学的完全奏効割合の増加は示されていない（**エビデンスの強さ B**）[7]。

がんワクチン療法

Ⓕ乳癌術後の再発予防において，がんワクチン療法による DFS 率の改善は示されていない（**エビデンスの強さ C**）[18-20]。

Ⓖ術前補助化学療法において，がんワクチン療法による残存腫瘍量の改善は示されていない（**エビデンスの強さ C**）[21]。

●検索用語と抽出結果

検索データベース：PubMed，検索実行日：2021/7/2

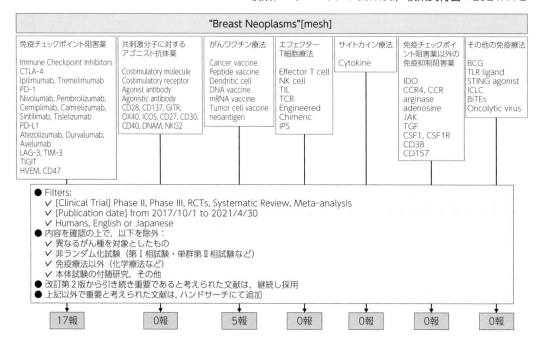

● Filters:
✔ [Clinical Trial] Phase II, Phase III, RCTs, Systematic Review, Meta-analysis
✔ [Publication date] from 2017/10/1 to 2021/4/30
✔ Humans, English or Japanese
● 内容を確認の上で，以下を除外：
✔ 異なるがん種を対象としたもの
✔ 非ランダム化試験（第Ⅰ相試験・単群第Ⅱ相試験など）
✔ 免疫療法以外（化学療法など）
✔ 本体試験の付随研究，その他
● 改訂第2版から引き続き重要であると考えられた文献は，継続し採用
● 上記以外で重要と考えられた文献は，ハンドサーチにて追加

17報　　0報　　5報　　0報　　0報　　0報　　0報

●文献抽出結果

・22報のランダム化比較試験が抽出された。内訳は，免疫チェックポイント阻害薬17報，がんワクチン療法5報であった。

・検索期間外にハンドサーチにて，免疫チェックポイント阻害薬によるランダム化第Ⅱ相試験5報を採用した。

●抽出文献（1）免疫チェックポイント阻害薬

1) Schmid P, Cortes J, Pusztai L, et al. Pembrolizumab for Early Triple-Negative Breast Cancer. N Engl J Med. 2020; 382(9): 810-21.

2) Schmid P, Cortes J, Dent R, et al. Event-free Survival with Pembrolizumab in Early Triple-Negative Breast Cancer. N Engl J Med. 2022; 386(6): 556-67.

3) Mittendorf EA, Zhang H, Barrios CH, et al. Neoadjuvant atezolizumab in combination with sequential nab-paclitaxel and anthracycline-based chemotherapy versus placebo and chemotherapy in patients with early-stage triple-negative breast cancer(IMpassion031): a randomised, double-blind, phase 3 trial. Lancet. 2020; 396(10257): 1090-100.

4) Gianni L, Huang CS, Egle D, et al. Pathologic complete response(pCR)to neoadjuvant treatment with or without atezolizumab in triple negative, early high-risk and locally advanced breast cancer. NeoTRIP Michelangelo randomized study. Ann Oncol. 2022; 33(5): 534-43.

5) Loibl S, Untch M, Burchardi N, et al. A randomised phase II study investigating durvalumab in addition to an anthracycline taxane-based neoadjuvant therapy in early triple-negative breast cancer: clinical results and biomarker analysis of GeparNuevo study. Ann Oncol. 2019; 30(8): 1279-88.

6) Loibl S, Schneeweiss A, Huober J, et al. Neoadjuvant durvalumab improves survival in early triple-negative

breast cancer independent of pathological complete response. Ann Oncol. 2022; 33(11): 1149-58.

7) Huober J, Barrios CH, Naoki Niikura N, et al. Atezolizumab With Neoadjuvant Anti-Human Epidermal Growth Factor Receptor 2 Therapy and Chemotherapy in Human Epidermal Growth Factor Receptor 2-Positive Early Breast Cancer: Primary Results of the Randomized Phase III IMpassion050 Trial. J Clin Oncol. 2022; 40(25): 2946-56.

8) Schmid P, Adams S, Rugo HS, et al. Atezolizumab and Nab-Paclitaxel in Advanced Triple-Negative Breast Cancer. N Engl J Med. 2018; 379(22): 2108-21.

9) Schmid P, Rugo HS, Adams S, et al. Atezolizumab plus nab-paclitaxel as first-line treatment for unresectable, locally advanced or metastatic triple-negative breast cancer(IMpassion130): updated efficacy results from a randomised, double-blind, placebo-controlled, phase 3 trial. Lancet Oncol. 2020; 21(1): 44-59.

10) Emens LA, Adams S, Barrios CH, et al. First-line atezolizumab plus nab-paclitaxel for unresectable, locally advanced, or metastatic triple-negative breast cancer: IMpassion130 final overall survival analysis. Ann Oncol. 2021; 32(8): 983-93.

11) Cortes J, Cescon DW, Rugo HS, et al. Pembrolizumab plus chemotherapy versus placebo plus chemotherapy for previously untreated locally recurrent inoperable or metastatic triple-negative breast cancer(KEY-NOTE-355): a randomised, placebo-controlled, double-blind, phase 3 clinical trial. Lancet. 2020; 396(10265): 1817-28.

12) Cortes J, Rugo HS, Cescon DW, et al. Pembrolizumab plus Chemotherapy in Advanced Triple-Negative Breast Cancer. N Engl J Med. 2022; 387(3): 217-26.

13) Miles D, Gligorov J, André F, et al. Primary results from IMpassion131, a double-blind, placebo-controlled, randomised phase III trial of first-line paclitaxel with or without atezolizumab for unresectable locally advanced/metastatic triple-negative breast cancer. Ann Oncol. 2021; 32(8): 994-1004.

14) Winer EP, Lipatov O, Im SA, et al. Pembrolizumab versus investigator-choice chemotherapy for metastatic triple-negative breast cancer(KEYNOTE-119): a randomised, open-label, phase 3 trial. Lancet Oncol. 2021; 22(4): 499-511.

15) Voorwerk L, Slagter M, Horlings HM, et al. Horlings 4Immune induction strategies in metastatic triple-negative breast cancer to enhance the sensitivity to PD-1 blockade: the TONIC trial. Nat Med. 2019; 25(6): 920-8.

16) Emens LA, Esteva FJ, Beresford M, et al. Trastuzumab emtansine plus atezolizumab versus trastuzumab emtansine plus placebo in previously treated, HER2-positive advanced breast cancer(KATE2): a phase 2, multicentre, randomised, double-blind trial. Lancet Oncol. 2020; 21(10): 1283-95.

17) Tolaney SM, Barroso-Sousa R, Keenan T, et al. Effect of Eribulin With or Without Pembrolizumab on Progression-Free Survival for Patients With Hormone Receptor-Positive, ERBB2-Negative Metastatic Breast Cancer: A Randomized Clinical Trial. JAMA Oncol. 2020; 6(10): 1598-605.

●抽出文献（2）がんワクチン療法

18) Valdes-Zayas A, Gonzalez Z, Mulens V, et al. Immunologic Response Elicited in Breast Cancer Patients Receiving a NeuGcGM3-based Vaccine as Adjuvant Therapy. J Immunother. 2017; 40(8): 289-301.

19) Clifton GT, Peace KM, Holmes JP, et al. Initial safety analysis of a randomized phase II trial of nelipepimut-S+GM-CSF and trastuzumab compared to trastuzumab alone to prevent recurrence in breast cancer patients with HER2 low-expressing tumors. Clin Immunol. 2019; 201: 48-54.

20) Mittendorf EA, Lu B, Melisko M, et al. Efficacy and Safety Analysis of Nelipepimut-S Vaccine to Prevent Breast Cancer Recurrence: A Randomized, Multicenter, Phase III Clinical Trial. Clin Cancer Res. 2019; 25(14): 4248-54.

21) Brown TA 2nd, Mittendorf EA, Hale DF, et al. Prospective, randomized, single-blinded, multi-center phase II trial of two HER2 peptide vaccines, GP2 and AE37, in breast cancer patients to prevent recurrence. Breast Cancer Res Treat. 2020; 181(2): 391-401.

22) Singer CF, Pfeiler G, Hubalek M, et al. Efficacy and safety of the therapeutic cancer vaccine tecemotide(L-BLP25)in early breast cancer: Results from a prospective, randomised, neoadjuvant phase II study(ABCSG 34). Eur J Cancer. 2020; 132: 43-52.

●エビデンスの解説（1）免疫チェックポイント阻害薬

【トリプルネガティブ乳癌】限局期

Ⓑ前治療歴のない切除可能Ⅱ/Ⅲ期トリプルネガティブ乳癌を対象として，標準的術前化学療法に対するペムブロリズマブの併用の有効性を検証した第Ⅲ相試験（KEYNOTE-522試験）が行われ，カルボプラチンとパクリタキセル併用療法とアンスラサイクリン系治療（ECまたはAC療法）の逐次投与に加えて，術前薬物療法の併用および術後薬物療法の単剤治療として，ペムブロリズマブ群とプラセボ群で比較された。第1回中間解析で登録された602例が解析され，ペムブロリズマブ群がプラセボ群と比べて有意な病理学的完全奏効割合（pCR割合）の増加が認められた［pCR割合：64.8% vs. 51.2%，差：13.6%（95%CI：5.4-21.8%），$p<0.001$］。Grade 3以上の治療関連有害事象は，ペムブロリズマブ群76.8%，プラセボ群72.2%で認められた[1]。その後のフォローアップ報告（追跡期間中央値：39.1カ月）において，ペムブロリズマブ群はプラセボ群と比べて有意なEFSの延長が認められた（3年EFS率：84.5% vs. 76.8%，HR：0.63，95%CI：0.48-0.82，$p<0.001$）[2]。

Ⓐ前治療歴のない手術可能Ⅱ/Ⅲ期トリプルネガティブ乳癌を対象として，標準的術前化学療法に対するアテゾリズマブの併用の有効性を検証した第Ⅲ相試験（IMpassion 031試験）が行われ，ナブパクリタキセル毎週投与とdose dense AC療法の逐次投与に対して，アテゾリズマブ併用群とプラセボ併用群で比較された。主要評価項目である全体集団のpCR割合は，アテゾリズマブ併用群 vs. プラセボ併用群でそれぞれ57.6% vs. 41.1%と，アテゾリズマブ併用群で有意なpCR割合の増加が認められた（$p=0.0044$；有意水準の$p<0.0184$）。一方で，もう一つの主要評価項目であったPD-L1陽性集団におけるpCR割合は，それぞれ68.8% vs. 49.3%であり，アテゾリズマブ併用群の優越性は検証されなかった（$p=0.021$）。Grade 3または4の有害事象頻度は両群で差はなく，治療関連の重篤な有害事象はアテゾリズマブ併用群：22.6%，プラセボ併用群：15.6%で認められた[3]。

Ⓐ前治療歴のない手術可能トリプルネガティブ乳癌を対象として，術前化学療法に対するアテゾリズマブの併用の有効性を検証した第Ⅲ相試験（NeoTrPaPDL1試験）が行われた。カルボプラチンとナブパクリタキセルの毎週投与に対して，アテゾリズマブ併用群と併用なし群で比較され，アテゾリズマブ併用群において有意なpCR割合の増加は認められなかった（pCR割合：48.6% vs. 44.4%，OR：1.18，95%CI：0.74-1.89，$p=0.48$）。主要評価項目であるEFSの結果は報告されていない[4]。

Ⓐ前治療歴のない2cm以上の浸潤トリプルネガティブ乳癌を対象として，術前化学療法に対するデュルバルマブの併用の有効性を検討したランダム化第Ⅱ相試験（GeparNUEVO試験）が行われた。ナブパクリタキセルとEC療法の逐次投与に対して，デュルバルマブ併用群とプラセボ併用群で比較され，全体集団において，デュルバルマブ併用群において有意なpCR割合の増加は認められなかった（pCR割合：53.4% vs. 44.2%，$p=0.287$）[5]。長期フォローアップ報告では，デュルバルマブ併用群とプラセボ併用群の3年無浸潤癌再発率は，それぞれ85.6% vs. 77.2%（HR：0.48，$p=0.0398$），3年遠隔無再発率はそれぞれ91.7% vs. 78.4%（HR：0.31，$p=0.0078$）であり，3年OS率はそれぞれ95.2% vs. 83.5%（HR：0.24，$p=0.0108$）と，いずれにおいてもデュルバルマブ併用群で有意に良好な結果であった[6]。

【トリプルネガティブ乳癌】転移・再発期

Ⓒ前治療歴のない転移/再発トリプルネガティブ乳癌を対象として，初回標準的化学療法に対するアテゾリズマブの併用の有効性を検証した第Ⅲ相試験（IMpassion130試験）が行われ，ナブパクリタキセルを投与するに際して，アテゾリズマブ併用群とプラセボ併用群で比較された。主要評価項目は，全体集団とPD-L1陽性（SP142，IC≧1）集団におけるPFSとOSであった。アテゾリズマブ併用群はプラセボ併用群と比較して，全体集団（PFS中央値：5.5カ月 vs. 7.2カ月，HR：0.80，95%CI：0.69-0.92，$p = 0.002$），PD-L1陽性集団（PFS中央値：5.0カ月 vs. 7.5カ月，HR：0.62，95%CI：0.49-0.78，$p < 0.001$）の，いずれにおいても有意なPFSの延長が認められた[8]。フォローアップ報告（追跡期間中央値：18.8カ月）では，全体集団においてアテゾリズマブ併用群はプラセボ併用群と比べて有意なOSの延長は示されなかった（OS中央値：21.0カ月 vs. 18.7カ月，HR：0.87，95%CI：0.75-1.02，$p = 0.077$）。PD-L1陽性症例では，アテゾリズマブ併用群で良好な傾向が示された（OS中央値：25.4カ月 vs. 17.9カ月，95%CI：0.53-0.86）[10]。

Ⓒ前治療歴のない転移/再発トリプルネガティブ乳癌を対象として，初回標準的化学療法に対するペムブロリズマブの併用の有効性を検証した第Ⅲ相試験（KEYNOTE-355試験）が行われ，ナブパクリタキセル，パクリタキセルまたはカルボプラチンとゲムシタビン併用療法の3レジメンのいずれかを投与する際において，ペムブロリズマブ併用群とプラセボ併用群で比較された。主要評価項目は，PD-L1陽性集団（CPS≧10，CPS≧1）と全体集団でのPFSとOSであった。PFSは，CPS≧10のPD-L1陽性集団でのみ，ペムブロリズマブ併用群で有意な延長が認められ（PFS中央値：9.7カ月 vs. 5.6カ月，HR：0.65，95%CI：0.49-0.86，$p = 0.0012$），CPS≧1集団（HR：0.74，95%CI：0.61-0.90）や全体集団（HR：0.82，95%CI：0.69-0.97）では有意水準を満たさなかった[11]。フォローアップ報告（追跡期間中央値：44.1カ月）のOSにおいても，CPS≧10のPD-L1陽性集団でのみ，ペムブロリズマブ併用群で有意な延長が認められ（OS中央値：23.0カ月 vs. 16.1カ月，HR：0.73，95%CI：0.55-0.95，$p = 0.0093$），CPS≧1集団（HR：0.86，95%CI：0.72-1.04）や全体集団（HR：0.89，95%CI：0.76-1.05）では有意な延長が示されなかった[12]。

・前治療歴のない転移/再発トリプルネガティブ乳癌を対象として，初回標準的化学療法に対するアテゾリズマブの併用の有効性を検証した第Ⅲ相試験（IMpassion131試験）が行われ，パクリタキセルを投与するに際して，アテゾリズマブ併用群とプラセボ併用群で比較された。主要評価項目であるPFSは，アテゾリズマブ併用群はプラセボ併用群と比べて，PD-L1陽性集団（PFS中央値：6.0カ月 vs. 5.7カ月，HR：0.82，95%CI：0.60-1.12，p = 0.20），全体集団（PFS中央値：5.7カ月 vs. 5.6カ月，HR：0.86，95%CI：0.70-1.05）のいずれにおいても有意差は認められなかった。OSにおいても，アテゾリズマブ併用群による延長は示されなかった（PD-L1陽性集団；OS中央値：22.1カ月 vs. 28.3カ月，HR：1.11，95%CI：0.76-1.64）[13]。

Ⓓ進行トリプルネガティブ乳癌の二次治療または三次治療として，ペムブロリズマブ単剤と治験担当医師が選択した化学療法（カペシタビン，エリブリン，ゲムシタビン，ビノレルビン）を比較した第Ⅲ相試験（KEYNOTE-119試験）が行われた。主要評価項目であるOS［（PD-L1陽性（CPS≧10，CPS≧1，全体集団)]は，いずれもペムブロリズマブ単剤群による有意な延長は示されなかった（CPS≧10集団；HR：0.78，95%CI：0.57-1.06，$p = 0.057$）（CPS≧1集団；

HR：0.86，95％CI：0.69-1.06，$p=0.073$）（全体集団；HR：0.97，95％CI：0.82-1.15）[14]。

・進行トリプルネガティブ乳癌を対象として，ニボルマブ投与をする以前の2週間に，導入療法なし（12例），放射線療法（3×8 Gy）（12例），シクロホスファミド（12例），シスプラチン（13例），ドキソルビシン（17例）といった治療のいずれかを行う適応的デザインによるランダム化第Ⅱ相試験（TONIC試験）が行われた。12週時点でのPFS率（閾値：30％）は，導入療法なし群17％，放射線照射群17％，シクロホスファミド群15％，シスプラチン群23％，ドキソルビシン群24％であり，閾値を超えた群は認められなかった。また奏効割合は，導入療法なし群17％，放射線照射群8％，シクロホスファミド群8％，シスプラチン群23％，ドキソルビシン群35％であり，導入化学療法の内容によってニボルマブの効果が変わることが示唆された[15]。

【HER2陽性乳癌】限局期

Ⓔ前治療歴のない手術可能HER2陽性乳癌を対象として，標準的術前化学療法に対するアテゾリズマブの併用の有効性を検証した第Ⅲ相試験（IMpassion050試験）が行われた。dose dense AC療法ののちのパクリタキセルとペルツズマブとトラスツズマブ併用療法の逐次投与に対して，アテゾリズマブ併用群とプラセボ併用群で比較され，主要評価項目であるpCR割合は，全体集団（62.4％ vs. 62.7％，$p=1.0$），PD-L1陽性集団（64.2％ vs. 72.5％，$p=0.2$）で，アテゾリズマブ併用群はどちらの集団においても有意なpCR割合の増加は示されなかった[7]。

【HER2陽性乳癌】転移・再発期

・トラスツズマブとタキサンに治療歴がある進行HER2陽性乳癌に対して，トラスツズマブ・エムタンシン（T-DM1）に対するアテゾリズマブの併用の有効性を検討したランダム化第Ⅱ相試験（KATE2試験）が行われた。主要評価項目である全体集団のPFSにおいて，アテゾリズマブ併用群はプラセボ併用群と比較して有意なPFSの延長は示されなかった（PFS中央値：8.2カ月 vs. 6.8カ月，HR：0.82，95％CI：0.55-1.23，$p=0.33$）[16]。

【ホルモン受容体陽性乳癌】転移・再発期

・ホルモン療法2レジメン以上，抗がん薬は0〜2レジメンの投与歴がある既治療のホルモン受容体陽性進行乳癌に対して，エリブリンへのペムブロリズマブの上乗せ効果を検討した第Ⅱ相試験が行われ，エリブリンとペムブロリズマブ併用療法群とエリブリン単剤群が比較された。主要評価項目であるPFSにおいて，両群間で有意差は認められなかった（4.1カ月 vs. 4.2カ月，HR：0.80，95％CI：0.50-1.26，$p=0.33$）[17]。ペムブロリズマブとエリブリンの併用療法およびホルモン受容体陽性乳癌へのペムブロリズマブの使用は本邦で保険適用となっていない。

●エビデンスの解説（2）がんワクチン療法

Ⓕ切除可能・Ⅱ/Ⅲ期で，切除術と初回化学・放射線・ホルモン治療を終了した乳癌を対象とした補助化学療法として，がんワクチン（NeuGcGM3/VSSP）[*1]＋Montanide ISA51群とプラセボ（Tris-HCL溶液）＋Montanide ISA51群を比較したランダム化比較試験が行われ，ワクチン群とプラセボ群間で有害事象の発生割合に有意差は認められなかった[18]。

[*1]NeuGcGM3/VSSPは，ナイセリア髄膜炎の外膜蛋白質複合体とガングリオシドと組み合わせてプロテオリポソーム製剤化されたワクチンである。

Ⓕ HER2 1＋/2＋（HER2/CEP17 比＜2.0）で，切除術，術前または術後補助化学療法，放射線治療を含む標準的治療により残存病変のない乳癌を対象として，がんワクチン（nelipepimut-S）[*2]＋GM-CSF＋トラスツズマブ群と GM-CSF＋トラスツズマブ群を比較したランダム化第Ⅱ相試験が行われ，両群間で有害事象の発生割合に有意差は認められなかった（がんワクチン群：79％ vs. 対照群：84％，p＝0.43）。DFS は未報告である[19]。

[*2]nelipepimut-S は，HER2 蛋白から作られた免疫原性ペプチドワクチンである。

Ⓕ T1-3，所属リンパ節転移陽性，HER2 1＋/2＋（HER2/CEP17 比＜2.0）で，術前または術後補助化学療法を含む全身治療をされて残存病変のない乳癌を対象として，がんワクチン群（nelipepimut-S＋GM-CSF）とプラセボ＋GM-CSF 群を比較した第Ⅲ相試験（PRESENT 試験）が行われ，有害事象の発生割合は両群で同程度であった（nelipepimut-S 群：88.7％，プラセボ群：89.5％）。両群間で DFS に有意差は認められなかった（3 年 DFS 率：77.1％ vs. 77.5％，HR：1.564，95％CI：0.960-2.549）。術後 12 カ月での再発が nelipepimut-S 群 17 例，プラセボ群 9 例，術後 24 カ月で nelipepimut-S 群 6 例，プラセボ群 1 例であり，nelipepimut-S 群で術後早期の再発症例が多く発生したため，中間解析で研究終了となった[20]。

Ⓖ リンパ節転移陽性またはリンパ節転移陰性/ハイリスク症例で，6 カ月間の標準治療（ホルモン治療を除く）を受けて残存病変のない乳癌を対象として，がんワクチン（AE37）[*3]＋GM-CSFと GM-CSF を比較し，がんワクチン（GP2）＋GM-CSF と GM-CSF を比較した 4 群のランダム化第Ⅱ相試験が行われた。有害事象において AE37 群と対照群間で有意差は認められず（局所毒性 p＝0.067，全身毒性 p＝0.341），GP2 群と対照群間でも有意差は認められなかった（局所毒性 p＝0.558，全身毒性 p＝0.898）。5 年 DFS 率では，AE37 群と対照群間で有意差は認められず（80.1％ vs 79.3％，HR：0.989，95％CI：0.588-1.665，p＝0.968），GP2 群と対照群間でも有意差は認められなかった（82.9％ vs. 80.4％，HR：0.967，95％CI：0.460-2.034，p＝0.930）[21]。

[*3]AE37 は，HER2 蛋白から作られた免疫原性ペプチドワクチンである。

・HER2 陰性早期乳癌の術前補助化学療法として，がんワクチン（tecemotide；L-BLP25）[*4]＋標準治療（化学療法または内分泌療法）と標準治療のみを比較したランダム化第Ⅱ相試験（ABCSG34 試験）が行われ，化学療法後の残存腫瘍量が評価された。微小残存または残存なし（RCB0/I）の割合において，がんワクチン併用群と対照群で差は認められなかった（36.4％ vs. 31.9％，p＝0.40）[22]。

[*4]tecemotide は MUC1 抗原に対するがんワクチンである。

19 小児腫瘍

●エビデンスの確実性

その他の免疫療法

【急性リンパ性白血病】

Ⓐ小児再発・難治性 B 細胞性急性リンパ性白血病の強化療法として，ブリナツモマブの投与は DFS，OS の延長と有害事象発生割合の減少を示す（**エビデンスの強さ A**）[1,2]。

サイトカイン療法

【神経芽腫】

・高リスク神経芽腫に対する大量化学療法後の強化療法として，ジヌツキシマブ＋フィルグラスチム＋テセロイキン（IL-2）併用療法は良好な EFS を示す（**エビデンスの強さ C**）。

●臓器別エビデンス：検索用語と抽出結果

検索データベース：PubMed，検索実行日：2021/7/2

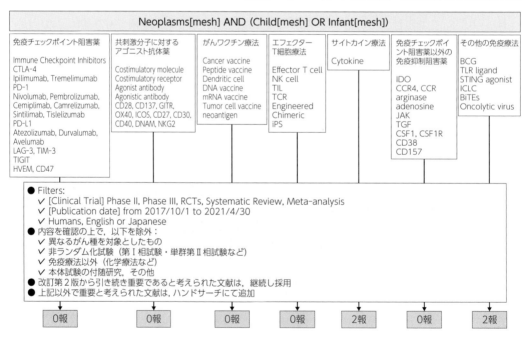

●文献抽出結果

・抽出されたランダム化比較試験は 1 報（サイトカイン療法）であった。

・その他の免疫療法として，再発・難治性 B 細胞性急性リンパ性白血病に対するブリナツモマブ第Ⅲ相試験 2 報と，サイトカイン療法として，神経芽腫に対する IL-2 を含む免疫療法に関連する第Ⅲ相試験 1 報をハンドサーチにて採用した。

●抽出文献（1）その他の免疫療法

【急性リンパ性白血病】

1）Brown PA, Ji L, Xu X, et al. Effect of Postreinduction Therapy Consolidation With Blinatumomab vs Chemotherapy on Disease-Free Survival in Children, Adolescents, and Young Adults With First Relapse of B-Cell Acute Lymphoblastic Leukemia: A Randomized Clinical Trial. JAMA. 2021; 325(9): 833-42.
2）Locatelli F, Zugmaier G, Rizzari C, et al. Effect of Blinatumomab vs Chemotherapy on Event-Free Survival Among Children With High-risk First-Relapse B-Cell Acute Lymphoblastic Leukemia: A Randomized Clinical Trial. JAMA. 2021; 325(9): 843-54.

●抽出文献（2）サイトカイン療法

【神経芽腫】

3）Yu AL, Gilman AL, Ozkaynak MF, et al. Anti-GD2 antibody with GM-CSF, interleukin-2, and isotretinoin for neuroblastoma. N Engl J Med. 2010; 363(14): 1324-34.
4）Ladenstein R, Pötschger U, Valteau-Couanet D, et al. Interleukin 2 with anti-GD2 antibody ch14.18/CHO (dinutuximab beta)in patients with high-risk neuroblastoma(HR-NBL1/SIOPEN): a multicentre, randomised, phase 3 trial. Lancet Oncol. 2018; 19(12): 1617-29.

●エビデンスの解説（1）その他の免疫療法

【急性リンパ性白血病】

Ⓐ小児（18 歳未満）の再発・難治 B 細胞性急性リンパ性白血病のうち，高リスク例（早期再発）と中間リスク（晩期再発かつ残存病変あり）を対象として，強化療法として CD19 と CD3 に二重特異性を有する T 細胞誘導（BiTE）抗体であるブリナツモマブと標準化学療法を比較する第Ⅲ相試験（AALL1331 試験）が行われた。主要評価項目である DFS は，ブリナツモマブ群が標準化学療法群と比較し有意な延長が認められた（2 年 DFS 率：54.4% vs. 39.0%，HR：0.70，95%CI：0.47-1.03，片側 $p=0.03$）。OS においても，ブリナツモマブ群で有意な延長が認められた（2 年 OS 率：71.3% vs. 58.4%，HR：0.62，95%CI：0.39-0.98，片側 $p=0.02$）重篤な有害事象の割合は，標準化学療法と比較しブリナツモマブ群の方が少なかった[1]。

Ⓐ小児（18 歳未満）の再発・難治 B 細胞性急性リンパ性白血病のうち高リスク例を対象として，強化療法としてブリナツモマブと標準的化学療法を比較する第Ⅲ相試験が行われた。主要評価項目である EFS は，ブリナツモマブ群が標準化学療法群と比較し有意な延長が認められた（24 カ月 EFS 率：66.2% vs. 27.1%，HR：0.33，95%CI：0.18-0.61，$p<0.001$）。OS においても，ブリナツモマブ群で延長する傾向が認められた（HR：0.43，95%CI：0.18-1.01）。また，微小残存病変の陰性化率もブリナツモマブ群で高く（90% vs. 54%），一方で，Grade 3 以上の有害事象の発生割合はブリナツモマブ群で少なかった（57.4% vs. 82.4%）[2]。

●エビデンスの解説（2）サイトカイン療法

【神経芽腫】

・高リスク神経芽腫のうち化学療法に反応が得られ大量化学療法が実施された患者を対象として，強化療法としてイソトレチノイン（本邦未承認）にジヌツキシマブ（抗GD2抗体）＋GM-CSF＋IL-2併用療法を追加する意義を検証する第III相試験が行われた。主要評価項目であるEFSにおいて，ジヌツキシマブ＋GM-CSF＋IL-2併用群はイソトレチノイン単独群と比較し有意な延長が認められた（2年EFS率：66％ vs. 46％，$p＝0.01$）。OSにおいても，ジヌツキシマブ＋GM-CSF＋IL-2併用群で有意な延長が認められた（2年OS率：86％ vs. 75％，$p＝0.02$）[3]。

・高リスク神経芽腫のうち化学療法に反応が得られ大量化学療法が実施された患者を対象として，強化療法としてジヌツキシマブにIL-2を追加する意義を検証する第III相試験（HR-NBL1/SIOPEN試験）では，主要評価項目である3年EFS率において，ジヌツキシマブ＋IL-2併用群はジヌツキシマブ単独群と比較し有意差は認められず（60％ vs. 56％，$p＝0.76$），一方で有害事象はIL-2併用群の頻度が高かった[4]。

・本邦では，第II相試験（GD2-PII試験）の結果を受けて（添付文書参照），ジヌツキシマブ＋フィルグラスチム＋テセロイキン（IL-2）併用療法が承認されている。

20 ミスマッチ修復機構の欠損（dMMR）/高頻度マイクロサテライト不安定性（MSI-H）を有する切除不能・転移性の固形がん*

*小児腫瘍を含む。大腸癌に関しては，本章「4. 大腸癌」の項を参照。

●エビデンスの確実性

免疫チェックポイント阻害薬

- 化学療法既治療の dMMR/MSI-H を有する固形がん（大腸癌を除く）に対して，抗 PD-1 抗体薬または抗 PD-L1 抗体薬の投与は奏効割合などの有効性を示す（**エビデンスの強さ C**）。
（2022 年 11 月時点において，本邦ではペムブロリズマブのみ承認されている。小児例に対する有効性および安全性は確立していない）

●臓器別エビデンス：検索用語と抽出結果

検索データベース：PubMed，検索実行日：2021/7/2

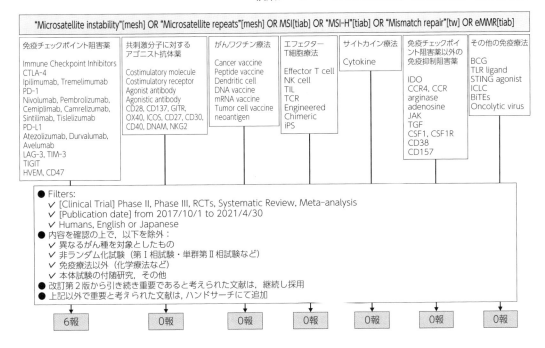

●文献抽出結果

- 本疾患（dMMR/MSI-H を有する固形がん）に関するランダム化比較試験の報告は 0 報であった（個別のがん種を対象とした試験を除く）。
- ハンドサーチにて，dMMR/MSI-H を有する固形がんに対する免疫チェックポイント阻害薬の単群試験に関する 5 報，メタ解析 1 報を採用した。

III
がん免疫療法のがん種別エビデンス

●抽出文献　免疫チェックポイント阻害薬

1) Le DT, Uram JN, Wang H, et al. PD-1 blockade in Tumors with Mismatch-Repair Deficiency. N Engl J Med. 2015; 372(26): 2509-20.
2) Le DT, Durham JN, Smith KN, et al. Mismatch repair deficiency predicts response of solid tumors to PD-1 blockade. Science. 2017; 357(6349): 409-13.
3) Lemery S, Keegan P, Pazdur R. First FDA Approval Agnostic of Cancer Site-When a Biomarker Defines the Indication. N Engl J Med. 2017; 377(15): 1409-12.
4) Marabelle A, Le DT, Ascierto PA, et al. Efficacy of Pembrolizumab in Patients With Noncolorectal High Microsatellite Instability/Mismatch Repair-Deficient Cancer: Results From the Phase II KEYNOTE-158 Study. J Clin Oncol. 2020; 38(1): 1-10.
5) Li J, Deng Y, Zhang W, et al. Subcutaneous envafolimab monotherapy in patients with advanced defective mismatch repair/microsatellite instability high solid tumors. J Hematol Oncol. 2021; 14(1): 95.
6) Petrelli F, Ghidini M, Ghidini A, et al. Outcomes Following Immune Checkpoint Inhibitor Treatment of Patients With Microsatellite Instability-High Cancers: A Systematic Review and Meta-analysis. JAMA Oncol. 2020; 6(7): 1068-71.

●エビデンスの解説　免疫チェックポイント阻害薬

・5つのペムブロリズマブ単群の早期臨床試験（第Ⅰ/Ⅱ相試験[1,2]）に参加した dMMR/MSI-H を有する切除不能・転移性の固形がん患者149例の解析がなされた[3]。そのうち，90例が大腸癌患者であり，残りの59例がその他14種類の固形がん患者であった［大腸癌についての詳細は本章「4．大腸癌」（p.124）を参照］。これらの5つの試験において，ペムブロリズマブ投与による ORR は39.6%（95%CI：31.7-47.9%），うち完全奏効割合は7.4%（11例），部分奏効割合は32.2%（48例）であり，大腸癌を除く固形がんでは46%であった。奏効例の78%で6カ月以上効果が持続していた。

表1　登録された腫瘍型に対するペムブロリズマブの抗腫瘍効果

がん種	症例数	CR 例	PR 例	ORR, % (95%CI)	PFS 中央値, カ月 (95%CI)	OS 中央値, カ月 (95%CI)	DOR 中央値, カ月 (幅)
子宮体癌	49	8	20	57.1 (42.2〜71.2)	25.7 (4.9〜NR)	NR (27.2〜NR)	NR (2.9〜27.0+)
胃癌	24	4	7	45.8 (25.6〜67.2)	11.0 (2.1〜NR)	NR (7.2〜NR)	NR (6.3〜28.4+)
胆管癌	22	2	7	40.9 (20.7〜63.6)	4.2 (2.1〜NR)	24.3 (6.5〜NR)	NR (4.1+〜24.9+)
膵癌	22	1	3	18.2 (5.2〜40.3)	2.1 (1.9〜3.4)	4.0 (2.1〜9.8)	13.4 (8.1〜16.0+)
小腸癌	19	3	5	42.1 (20.3〜66.5)	9.2 (2.3〜NR)	NR (10.6〜NR)	NR (4.3+〜31.3+)
卵巣癌	15	3	2	33.3 (11.8〜61.6)	2.3 (1.9〜6.2)	NR (3.8〜NR)	NR (4.2〜20.7+)
脳腫瘍	13	0	0	0 (0.0〜24.7)	1.1 (0.7〜2.1)	5.6 (1.5〜16.2)	―

CR：complete response，PR：partial response，DOR：duration of response，NR：not reached

Reprinted with permission from Marabelle A, et al, Efficacy of Pembrolizumab in Patients With Noncolorectal High Microsatellite Instability/Mismatch Repair-Deficient Cancer: Results From the Phase II KEYNOTE-158 Study, J Clin Oncol., 38 (1): 1-10.(https://ascopubs.org/doi/10.1200/JCO.19.02105) Copyright© 2020 American Society of Clinical Oncology.

- dMMR/MSI-H を有する切除不能・転移性の固形がんを対象として，ペムブロリズマブの単群第Ⅱ相試験（KEYNOTE-158 試験）が行われた（上述した単群第Ⅱ相試験の追加報告）[4]。大腸癌を除く 233 例の固形がん患者(27 がん種)が登録され，ORR は 34.3％（95％CI：28.3-40.8％）であった。PFS 中央値は 4.1 カ月（95％CI：2.4-4.9 カ月），OS 中央値は 23.5 カ月（95％CI：13.5 カ月-未到達）であった。表 1 にがん種別の効果を示す。

- dMMR/MSI-H を有する切除不能・転移性の固形がんを対象として，envafolimab（抗 PD-L1 抗体薬）の単群第Ⅱ相試験が行われた[5]。133 例（大腸癌 65 例，胃癌 18 例，その他固形がん 20 例）が登録され，大腸癌を除く 38 例の ORR は 42.1％（95％CI：26.3-59.2％），PFS 中央値は未到達（95％CI：5.5 カ月-未到達）であった。

- dMMR/MSI-H を有する固形がんを対象として，免疫チェックポイント阻害薬の効果を検証した前向き試験のメタ解析（14 試験，939 例）が報告された[6]。変量効果モデルを用いたプール解析では，全体の ORR は 41.5％（95％CI：34.9-48.4％）であり，がん種別の効果は同等であった。PFS 中央値は 4.3 カ月（95％CI：3-6.8 カ月），OS 中央値は 24 カ月（95％CI：20.1-28.5 カ月）であった。1 年および 2 年 OS は，75.6％（95％CI：61.8-85.5％）および 56.5％（95％CI：46-66.4％）であった。

21 高腫瘍遺伝子変異量（TMB-H）を有する切除不能・転移性の固形がん*

*小児腫瘍を含む。

● エビデンスの確実性

免疫チェックポイント阻害薬

・化学療法既治療の TMB-H を有する固形がんに対して，抗 PD-1 抗体薬もしくは抗 PD-L1 抗体薬の投与は奏効割合などの有効性を示す（**エビデンスの強さ C**）。

［2022 年 11 月時点において，本邦ではペムブロリズマブ（TMB 10mut/Mb 以上）のみ承認されている。小児例に対する有効性および安全性は確立していない］

● 臓器別エビデンス：検索用語と抽出結果

検索データベース：PubMed，検索実行日：2021/12/19

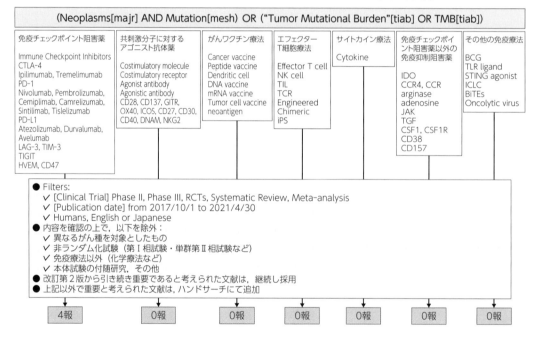

● 文献抽出結果

・本疾患（TMB-H を有する固形がん）に関するランダム化比較試験の報告は 0 報であった（個別のがん種を対象とした試験を除く）。

・ハンドサーチにて，TMB-H を有する固形がんに対する免疫チェックポイント阻害薬の単群試験に関する 2 報，メタ解析 1 報，観察研究 1 報を採用した。

● 抽出文献　免疫チェックポイント阻害薬

1) Marabelle A, Fakih M, Lopez J, et al. Association of tumour mutational burden with outcomes in patients with advanced solid tumours treated with pembrolizumab: prospective biomarker analysis of the multicohort, open-label, phase 2 KEYNOTE-158 study. Lancet Oncol. 2020; 21(10): 1353-65.
2) Friedman CF, Hainsworth JD, Kurzrock R, et al. Atezolizumab Treatment of Tumors With High Tumor Mutational Burden From MyPathway, a Multicenter, Open-label, Phase IIa Multiple Basket Study. Cancer Discov. 2022; 12(3): 654-69.
3) Osipov A, Lim SJ, Popovic A, et al. Tumor Mutational Burden, Toxicity, and Response of Immune Checkpoint Inhibitors Targeting PD(L)1, CTLA-4, and Combination: A Meta-regression Analysis. Clin Cancer Res. 2020; 26(18): 4842-51.
4) McGrail DJ, Pilié PG, Rashid NU, et al. High tumor mutation burden fails to predict immune checkpoint blockade response across all cancer types. Ann Oncol. 2021; 32(5): 661-72.

● エビデンスの解説　免疫チェックポイント阻害薬

- 切除不能・転移性の固形がんを対象としたペムブロリズマブの単群第II相試験（KEYNOTE-158 試験）のバイオマーカー解析において，腫瘍組織における遺伝子変異量（tTMB）が高い群 [tTMB-H；1 メガベースあたり 10 個以上の変異（≧10mut/Mb）を有する] と tTMB が低い群（tTMB-low；＜10mut/Mb）の比較が行われた[1]。tTMB は FoundationOne CDx で測定された。登録されペムブロリズマブの治療を受けた症例のうち 805 例で tTMB 測定が可能であり，そのうち 13％が tTMB-H であった。tTMB-H 群におけるペムブロリズマブ投与の ORR は 29％（95％CI：21-39％），tTMB-low 群では 6％（95％CI：5-8％）であり，tTMB-H 群で高かった。tTMB-H 群と tTMB-low 群の 1 年 PFS 率は 26％と 13％，2 年 PFS 率は 22％と 7％であった。表 1 にがん種ごとの効果を示す。
- TMB-H（tTMB≧10mut/Mb）を有する切除不能・転移性の固形がんを対象として，アテゾリズマブの単群第II相試験（MyPathway 試験）が行われた[2]。tTMB は FoundationOne CDx で測定され，19 がん種で 90 例の固形がん患者が評価対象となった。主要評価項目であった tTMB≧16 mut/Mb 群の ORR は 38.1％（95％CI：23.6-54.4％），tTMB 10～16 mut/Mb 群の ORR は 2.1％（95％CI：0.1-11.1％）であった。tTMB≧16 mut/Mb 群と tTMB 10～16 mut/Mb 群の

表 1　TMB-H 症例におけるペムブロリズマブの客観的奏効割合

癌種	TMB-H		TMB-low	
	症例数	ORR	症例数	ORR
肛門癌	14	1 (7%)	75	8 (11%)
胆道癌	0	−	63	2 (3%)
子宮頸癌	16	5 (31%)	59	7 (12%)
子宮体癌	15	7 (47%)	67	4 (6%)
悪性中皮腫	1	0	84	9 (11%)
神経内分泌腫瘍	5	2 (40%)	82	1 (1%)
唾液腺癌	3	1 (33%)	79	3 (4%)
小細胞肺癌	34	10 (29%)	42	4 (10%)
甲状腺癌	2	2 (100%)	78	3 (4%)
外陰癌	12	2 (17%)	59	2 (3%)
合計	102	30 (29%)	688	43 (6%)

（文献 1 より許諾を得て転載）

III

がん免疫療法のがん種別エビデンス

PFS 中央値は，それぞれ 5.7 カ月（95％CI：2.7-8.5 カ月）と 1.8 カ月（95％CI：1.4-2.6 カ月），OS 中央値は，それぞれ 19.8 カ月（95％CI：11.9 カ月-未到達）と 11.4 カ月（95％CI：5.3-15.7 カ月）であり，PFS と OS のどちらも tTMB≧16 mut/Mb 群の方が有意に長かった。

・臨床試験として免疫チェックポイント阻害薬の投与を受けた 12,450 例（29 がん種）において，その効果と tTMB との関連性を検証したメタ回帰分析が報告された[3]。tTMB は，抗PD-1/PD-L1 抗体薬，抗 CTLA-4 抗体薬，および免疫チェックポイント阻害薬の併用療法のいずれも ORR と有意な相関がみられたが，毒性には関連性がみられなかった。

・TCGA（The Cancer Genome Atlas）のデータベースを用いた免疫チェックポイント阻害薬の効果と tTMB との関連性を評価した観察研究では，がん種によって必ずしも TMB-H 症例であっても免疫チェックポイント阻害薬の効果に反映しない場合があることが報告されている[4]。

IV

がん免疫療法における背景疑問 (Background Question)

進行期悪性腫瘍に対して，免疫チェックポイント阻害薬単剤療法は有効か？

ステートメント

　抗 PD-1/PD-L1 抗体薬単剤療法は，複数の癌種（食道癌，胃癌，dMMR/MSI-H を有する大腸癌，非小細胞肺癌，悪性胸膜中皮腫，頭頸部癌，子宮頸癌*，腎細胞癌，尿路上皮癌，悪性黒色腫，古典的ホジキンリンパ腫，メルケル細胞癌，原発不明癌）において有効である。

*本邦未承認（2022 年 11 月時点）

解説

　免疫チェックポイント阻害薬の効果予測因子とされている TBM や PD-L1 発現は，がん種によって大きく異なることが知られている[1,2]。そのため，各がん種に対する免疫チェックポイント阻害薬の有効性は異なっており[3]，治療レジメンや治療ラインの異なる臨床試験が検討されてきた。免疫チェックポイント阻害薬のなかでも，最も治療検討が進んでいる抗 PD-1/PD-L1 抗体薬について，単剤療法で有効性を示した主なものをがん種および治療ライン別にまとめた。

　第Ⅲ相試験において，標準治療と比較し生存期間を有意に延長させたがん種および試験を示す。進行・再発食道癌（扁平上皮がん）の二次治療において，ニボルマブ単剤療法は化学療法と比較し有意な OS の延長を示した（ATTRACTION-3 試験）[4]。胃癌の三次治療において，ニボルマブ単剤療法はプラセボと比較し有意な OS の延長を示した（ATTRACTION-2 試験）[5]。dMMR/MSI-H を有する大腸癌の初回治療において，ペムブロリズマブ単剤療法は化学療法と比較し PFS の有意な延長を示した（KEYNOTE-177 試験）[6]。非小細胞肺癌の初回治療では，PD-L1 陽性例に対するペムブロリズマブ単剤療法（KEYNOTE-024 試験/KEYNOTE-042 試験）およびアテゾリズマブ単剤療法（IMpower110 試験）はそれぞれ化学療法と比較し OS の有意な延長を示した[7-9]。非小細胞肺癌の二次治療では，ニボルマブ（CheckMate 017 試験/CheckMate 057 試験），ペムブロリズマブ（KEYNOTE-010 試験）およびアテゾリズマブ（OAK 試験）はそれぞれ化学療法と比較し OS の有意な延長を示した[10-13]。悪性胸膜中皮腫の二次治療において，ニボルマブ単剤療法はプラセボと比較し有意な OS の延長を示した（CONFIRM 試験）[14]。転移・再発頭頸部扁平上皮癌の二次治療において，ニボルマブ単剤療法（CheckMate 141 試験）およびペムブロリズマブ単剤療法（KEYNOTE-040 試験）はそれぞれ化学療法と比較し OS の有意な延長を示した[15,16]。再発・転移性子宮頸癌の二次治療において，cemiplimab 単剤療法は化学療法と比較し OS の有意な延長を示した（EMPOWER-Cervical 1 試験）[17]。進行腎細胞癌の二次治療において，ニボルマブ単剤療法はエベロリムスと比較し OS の有意な延長を示した（CheckMate 025 試験）[18]。再発・進行性尿路上

皮癌に対する二次治療において，ペムブロリズマブ単剤療法は化学療法と比較し OS の有意な延長を示した（KEYNOTE-045 試験）[19]。進行悪性黒色腫の初回治療において，ニボルマブ単剤療法（CheckMate 066 試験）もしくはペムブロリズマブ単剤療法（KEY-NOTE-006 試験）は化学療法と比較して OS の有意な延長を示した[20,21]。

　単群第 II 相試験において有効性を示したがん種および試験を示す。再発・難治性古典的ホジキンリンパ腫に対して，ニボルマブ単剤療法（CheckMate 205 試験）およびペムブロリズマブ単剤療法（KEYNOTE-087 試験/KEYNOTE-204 試験）はそれぞれ良好な抗腫瘍効果を示した[22-24]。根治切除不能メルケル細胞癌に対して，アベルマブ単剤療法（JAVELIN Merkel 200 試験）およびペムブロリズマブ単剤療法（KEYNOTE-017 試験）はそれぞれ良好な抗腫瘍効果を示した[25,26]。原発不明癌に対して，ニボルマブ単剤療法は良好な抗腫瘍効果を示した[27]。

　以上より，これらのがん種（食道癌，胃癌，dMMR/MSI-H を有する大腸癌，非小細胞肺癌，悪性胸膜中皮腫，頭頸部癌，子宮頸癌，腎細胞癌，尿路上皮癌，悪性黒色腫，古典的ホジキンリンパ腫，メルケル細胞癌，原発不明癌）において，抗 PD-1/PD-L1 抗体薬単剤療法の有効性が示されている。また，これらに含まれなくとも，MSI-H もしくは TMB-H を有する固形がんであれば，ペムブロリズマブ単剤療法の効果が期待できる（KEYNOTE-158 試験）[28,29]。

● 引用文献

1) Alexandrov LB, Nik-Zainal S, Wedge DC, et al. Signatures of mutational processes in human cancer. Nature. 2013; 500(7463): 415-21.

2) Yarchoan M, Albacker LA, Hopkins AC, et al. PD-L1 expression and tumor mutational burden are independent biomarkers in most cancers. JCI Insight. 2019; 4(6): e126908.

3) Yarchoan M, Hopkins A, Jaffee EM. Tumor Mutational Burden and Response Rate to PD-1 Inhibition. N Engl J Med. 2017; 377(25): 2500-1.

4) Kato K, Cho BC, Takahashi M, et al. Nivolumab versus chemotherapy in patients with advanced oesophageal squamous cell carcinoma refractory or intolerant to previous chemotherapy (ATTRACTION-3): a multicentre, randomised, open-label, phase 3 trial. Lancet Oncol. 2019; 20(11): 1506-17.

5) Kang YK, Boku N, Satoh T, et al. Nivolumab in patients with advanced gastric or gastro-oesophageal junction cancer refractory to, or intolerant of, at least two previous chemotherapy regimens (ONO-4538-12, ATTRACTION-2): a randomised, double-blind, placebo-controlled, phase 3 trial. Lancet. 2017; 390(10111): 2461-71.

6) André T, Shiu KK, Kim TW, et al. Pembrolizumab in Microsatellite-Instability-High Advanced Colorectal Cancer. N Engl J Med. 2020; 383(23): 2207-18.

7) Reck M, Rodríguez-Abreu D, Robinson AG, et al. Pembrolizumab versus Chemotherapy for PD-L1-Positive Non-Small-Cell Lung Cancer. N Engl J Med. 2016; 375(19): 1823-33.

8) Mok TSK, Wu YL, Kudaba I, et al. Pembrolizumab versus chemotherapy for previously untreated, PD-L1-expressing, locally advanced or metastatic non-small-cell lung cancer(KEYNOTE-042): a randomised, open-label, controlled, phase 3 trial. Lancet. 2019; 393(10183): 1819-30.

9) Herbst RS, Giaccone G, de Marinis F, et al. Atezolizumab for First-Line Treatment of PD-L1-Selected Patients with NSCLC. N Engl J Med. 2020; 383(14): 1328-39.

10) Brahmer J, Reckamp KL, Baas P, et al. Nivolumab versus Docetaxel in Advanced Squamous-Cell Non-Small-Cell Lung Cancer. N Engl J Med. 2015; 373(2): 123-35.

11) Borghaei H, Paz-Ares L, Horn L, et al. Nivolumab versus Docetaxel in Advanced Nonsquamous Non-Small-Cell Lung Cancer. N Engl J Med. 2015; 373(17): 1627-39.

12) Herbst RS, Baas P, Kim DW, et al. Pembrolizumab versus docetaxel for previously treated, PD-L1-positive, advanced non-small-cell lung cancer（KEYNOTE-010）: a randomised controlled trial. Lancet. 2016; 387（10027）: 1540-50.

13) Rittmeyer A, Barlesi F, Waterkamp D, et al. Atezolizumab versus docetaxel in patients with previously treated non-small-cell lung cancer（OAK）: a phase 3, open-label, multicentre randomised controlled trial. Lancet. 2017; 389（10066）: 255-65.

14) Fennell DA, Ewings S, Ottennsmeier C, et al. Nivolumab versus placebo in patients with relapsed malignant mesothelioma（CONFIRM）: a multicentre, double-blind, randomised, phase 3 trial. Lancet Oncol. 2021; 22（11）: 1530-40.

15) Ferris RL, Blumenschein G Jr, Fayette J, et al. Nivolumab for Recurrent Squamous-Cell Carcinoma of the Head and Neck. N Engl J Med. 2016; 375（19）: 1856-67.

16) Cohen EEW, Soulières D, Le Tourneau C, et al. Pembrolizumab versus methotrexate, docetaxel, or cetuximab for recurrent or metastatic head-and-neck squamous cell carcinoma（KEYNOTE-040）: a randomised, open-label, phase 3 study. Lancet. 2019; 393（10167）: 156-67.

17) Tewari KS, Monk BJ, Vergote I, et al. Survival with Cemiplimab in Recurrent Cervical Cancer. N Engl J Med. 2022; 386（6）: 544-55.

18) Motzer RJ, Escudier B, McDermott DF, et al. Nivolumab versus Everolimus in Advanced Renal-Cell Carcinoma. N Engl J Med. 2015; 373（19）: 1803-13.

19) Bellmunt J, de Wit R, Vaughn DJ, et al. Pembrolizumab as Second-Line Therapy for Advanced Urothelial Carcinoma. N Engl J Med. 2017; 376（11）: 1015-26.

20) Robert C, Long GV, Brady B, et al. Nivolumab in previously untreated melanoma without BRAF mutation. N Engl J Med. 2015; 372（4）: 320-30.

21) Robert C, Schachter J, Long GV, et al. Pembrolizumab versus Ipilimumab in Advanced Melanoma. N Engl J Med. 2015; 372（26）: 2521-32.

22) Younes A, Santoro A, Shipp M, et al. Nivolumab for classical Hodgkin's lymphoma after failure of both autologous stem-cell transplantation and brentuximab vedotin: a multicentre, multicohort, single-arm phase 2 trial. Lancet Oncol. 2016; 17（9）: 1283-94.

23) Chen R, Zinzani PL, Fanale MA, et al. Phase II Study of the Efficacy and Safety of Pembrolizumab for Relapsed/Refractory Classic Hodgkin Lymphoma. J Clin Oncol. 2017; 35（19）: 2125-32.

24) Kuruvilla J, Ramchandren R, Santoro A, et al. Pembrolizumab versus brentuximab vedotin in relapsed or refractory classical Hodgkin lymphoma（KEYNOTE-204）: an interim analysis of a multicentre, randomised, open-label, phase 3 study. Lancet Oncol. 2021; 22（4）: 512-24.

25) Kaufman HL, Russell J, Hamid O, et al. Avelumab in patients with chemotherapy-refractory metastatic Merkel cell carcinoma: a multicentre, single-group, open-label, phase 2 trial. Lancet Oncol. 2016; 17（10）: 1374-85.

26) Nghiem P, Bhatia S, Lipson EJ, et al. Durable Tumor Regression and Overall Survival in Patients With Advanced Merkel Cell Carcinoma Receiving Pembrolizumab as First-Line Therapy. J Clin Oncol. 2019; 37（9）: 693-702.

27) Tanizaki J, Yonemori K, Akiyoshi K, et al. Open-label phase II study of the efficacy of nivolumab for cancer of unknown primary. Ann Oncol. 2022; 33（2）: 216-26.

28) Marabelle A, Le DT, Ascierto PA, et al. Efficacy of Pembrolizumab in Patients With Noncolorectal High Microsatellite Instability/Mismatch Repair-Deficient Cancer: Results From the Phase II KEYNOTE-158 Study. J Clin Oncol. 2020; 38（1）: 1-10.

29) Marabelle A, Fakih M, Lopez J, et al. Association of tumour mutational burden with outcomes in patients with advanced solid tumours treated with pembrolizumab: prospective biomarker analysis of the multicohort, open-label, phase 2 KEYNOTE-158 study. Lancet Oncol. 2020; 21（10）: 1353-65.

進行期悪性腫瘍に対して，免疫チェックポイント阻害薬併用療法は有効か？

ステートメント

抗 PD-1/PD-L1 抗体薬＋抗 CTLA-4 抗体薬併用療法は，複数のがん種（悪性黒色腫，食道癌，肝癌，非小細胞肺癌，悪性胸膜中皮腫，腎細胞癌，dMMR/MSI-H を有する大腸癌）において有効である。

解説

免疫チェックポイント因子には PD-1/PD-L1 経路のほか複数の因子が知られており，それらに対する免疫チェックポイント阻害薬の検討が行われている。なかでも PD-1/PD-L1 経路に加えて CTLA-4 に対する共阻害（抗 CTLA-4 抗体薬の併用）は，異なるメカニズムによる免疫活性の相加効果が認められ，抗腫瘍効果が高まることが指摘されている[1,2]。

悪性黒色腫では，免疫チェックポイント阻害薬同士を比較した第Ⅲ相試験が行われている。未治療の進行悪性黒色腫症例に対して，ニボルマブ単剤，ニボルマブと抗 CTLA-4 抗体薬：イピリムマブの併用，イピリムマブ単剤を比較した第Ⅲ相試験（CheckMate 067 試験）では，イピリムマブ単剤療法と比較しニボルマブ＋イピリムマブ併用療法で有意な OS の延長が認められた[3]。なお，ニボルマブ単剤療法と比較しても上回る成績が示されており，特に PD-L1 陰性例や BRAF 変異例において有効性が高いことが示唆されている[3,4]。

他のがん種におけるニボルマブ＋イピリムマブ併用療法の検討では，標準治療と比較し生存期間を有意に延長させた第Ⅲ相試験が 4 編，単群第Ⅱ相試験が 1 編，報告されている。未治療の根治切除不能な進行・再発食道癌において，ニボルマブ＋イピリムマブ併用療法は化学療法と比較し有意な OS の延長を示した（CheckMate 648 試験）[5]。未治療の進行非小細胞肺癌において，ニボルマブ＋イピリムマブ併用療法は化学療法と比較し有意な OS の延長を示した（CheckMate 227 試験）[6]。未治療の進行悪性胸膜中皮腫において，ニボルマブ＋イピリムマブ併用療法は化学療法と比較し有意な OS の延長を示した（CheckMate 743 試験）[7]。未治療の進行性腎細胞癌（IMDC 中/高リスク症例）において，イピリムマブ＋ニボルマブ併用療法はスニチニブ療法と比較して OS の有意な延長を示した（CheckMate 214 試験）[8]。dMMR/MSI-H を有する既治療大腸癌においては，ニボルマブ＋イピリムマブ併用療法の単群第Ⅱ相試験で良好な抗腫瘍効果が示されている（CheckMate 142 試験）[9]。

デュルバルマブ（抗 PD-L1 抗体薬）＋トレメリムマブ（抗 CTLA-4 抗体薬）併用療法の検討も行われている。局所治療の適応でない未治療の進行期肝細胞癌において，デュ

表1　各がん種におけるイピリムマブの至適投与量の比較

がん種	治療法（併用薬）	イピリムマブ投与量	投与期間，回数
悪性黒色腫	＋ニボルマブ	3 mg/kg	3 週ごと，4 回
腎細胞癌 dMMR/MSI-H を有する大腸癌	＋ニボルマブ	1 mg/kg	3 週ごと，4 回
食道癌 悪性胸膜中皮腫	＋ニボルマブ	1 mg/kg	6 週ごと，PD まで
非小細胞肺癌	＋ニボルマブ （＋化学療法）	1 mg/kg	6 週ごと，PD まで

ルバルマブ＋トレメリムマブ併用療法はソラフェニブ療法と比較し有意な OS の延長を示した（HIMALAYA 試験）[10]。

　抗 PD-1/PD-L1 抗体薬に対する抗 CTLA-4 抗体薬の上乗せは，irAE の増強をきたすため注意が必要である[11]。特に，抗 CTLA-4 抗体薬と抗 PD-1 抗体薬とで irAE の特徴が異なることが知られている[12]（副作用管理の章を参照）。なお，がん種によって抗 CTLA-4 抗体薬：イピリムマブの投与量が異なっていることにもご留意いただきたい（表 1）。

　以上より，これらのがん種（悪性黒色腫，食道癌，肝癌，非小細胞肺癌，悪性胸膜中皮腫，腎細胞癌，dMMR/MSI-H を有する大腸癌）において，抗 PD-1/PD-L1 抗体薬＋抗 CTLA-4 抗体薬併用療法の有効性が示されている。

● 引用文献

1) Wei SC, Anang NAS, Sharma R, et al. Combination anti-CTLA-4 plus anti-PD-1 checkpoint blockade utilizes cellular mechanisms partially distinct from monotherapies. Proc Natl Acad Sci U S A. 2019; 116(45): 22699-709.

2) Buchbinder EI, Desai A. CTLA-4 and PD-1 Pathways: Similarities, Differences, and Implications of Their Inhibition. Am J Clin Oncol. 2016; 39(1): 98-106.

3) Wolchok JD, Chiarion-Sileni V, Gonzalez R, et al. Overall Survival with Combined Nivolumab and Ipilimumab in Advanced Melanoma. N Engl J Med. 2017; 377(14): 1345-56.

4) Larkin J, Chiarion-Sileni V, Gonzalez R, et al. Five-Year Survival with Combined Nivolumab and Ipilimumab in Advanced Melanoma. N Engl J Med. 2019; 381(16): 1535-46.

5) Doki Y, Ajani JA, Kato K, et al. Nivolumab Combination Therapy in Advanced Esophageal Squamous-Cell Carcinoma. N Engl J Med. 2022; 386(5): 449-62.

6) Hellmann M, Paz-Ares L, Bernabe Caro R, et al. Nivolumab plus Ipilimumab in Advanced Non-Small-Cell Lung Cancer. N Engl J Med. 2019; 381(21)2020-31.

7) Baas P, Scherpereel A, Nowak AK, et al. First-line nivolumab plus ipilimumab in unresectable malignant pleural mesothelioma(CheckMate 743): a multicentre, randomised, open-label, phase 3 trial. Lancet. 2021; 397(10272): 375-86.

8) Motzer RJ, Tannir NM, McDermott DF, et al. Nivolumab plus Ipilimumab versus Sunitinib in Advanced Renal-Cell Carcinoma. N Engl J Med. 2018; 378(14): 1277-90.

9) Overman MJ, Lonardi S, Wong KYM, et al. Durable Clinical Benefit With Nivolumab Plus Ipilimumab in DNA Mismatch Repair-Deficient/Microsatellite Instability-High Metastatic Colorectal Cancer. J Clin Oncol. 2018; 36(8): 773-9.

10) Abou-Alfa GK, Lau G, Kudo M, et al. Tremelimumab plus Durvalumab in Unresectable Hepatocellular Carcinoma. NEJM Evidence. 2022; 1(8).

11）Yang Y, Jin G, Pang Y, et al. Comparative Efficacy and Safety of Nivolumab and Nivolumab Plus Ipilimumab in Advanced Cancer: A Systematic Review and Meta-Analysis. Front Pharmacol. 2020; 11: 40.

12）Khoja L, Day D, Wei-Wu Chen T, et al. Tumour- and class-specific patterns of immune-related adverse events of immune checkpoint inhibitors: a systematic review. Ann Oncol. 2017; 28(10): 2377-85.

BQ3

進行期悪性腫瘍に対して，免疫チェックポイント阻害薬と他剤を併用した複合免疫療法は有効か？

ステートメント

①免疫チェックポイント阻害薬と細胞傷害性抗がん薬との併用療法は，複数のがん種（食道癌，胃癌，胆道癌*，非小細胞肺癌，小細胞肺癌，頭頸部癌，子宮頸癌，トリプルネガティブ乳癌）において有効である。

②免疫チェックポイント阻害薬と分子標的薬との併用療法は，複数のがん種（肝細胞癌，子宮体癌，腎細胞癌）において有効である。

*本邦未承認（2022 年 11 月時点）

解説

　　免疫チェックポイント阻害薬はがん種によってその効果が限定的であり，有効性をさらに高めることを目的としてさまざまな薬剤との併用療法の検討が行われてきた。多くのがん種において標準治療とされてきた細胞傷害性抗がん薬や，マルチキナーゼ阻害薬を含む新規の分子標的薬との併用で，有効性が高まることが一部のがん種で示されている。

　　第Ⅲ相試験において，標準治療と比較し細胞傷害性抗がん薬の上乗せにより OS を延長させたがん種および試験を示す。未治療の根治切除不能な進行・再発食道癌において，化学療法（FP 療法）に対する抗 PD-1 抗体薬（ペムブロリズマブ，ニボルマブ）の上乗せは化学療法と比較し有意な OS の延長を示した(KEYNOTE-590 試験/CheckMate 648 試験)[1,2]。未治療の切除不能 HER2 陰性進行・転移性胃癌において，化学療法（CapeOX 療法または FOLFOX 療法）に対するニボルマブの上乗せは化学療法と比較し有意な OS の延長を示した（CheckMate 649 試験)[3]。未治療の進行胆道癌において，化学療法（GEM＋CDDP 療法）に対するデュルバルマブの上乗せは化学療法と比較し有意な OS の延長を示した（TOPAZ-1 試験)[4]。未治療のⅣ期非小細胞肺癌において，化学療法（プラチナ併用化学療法）に対する抗 PD-1/PD-L1 抗体薬（ペムブロリズマブ，アテゾリズマブ）の上乗せは化学療法と比較し有意な OS の延長を示した（腺癌：KEYNOTE-189 試験/IMpower150 試験/IMpower130 試験，扁平上皮癌：KEYNOTE-407 試験)[5-8]。また，未治療のⅣ期非小細胞肺癌において，ニボルマブ＋イピリムマブ併用療法に化学療法（プラチナ併用化学療法）を 2 サイクル追加する治療法でも OS の延長が示されている（CheckMate 9LA 試験)[9]。未治療の進展型小細胞肺癌において，化学療法（プラチナ製剤＋ETP 療法）に対する抗 PD-L1 抗体薬（アテゾリズマブ，デュルバルマブ）の上乗せは化学療法と比較し有意な OS の延長を示した（IMpower133 試験/CASPIAN 試験)[10,11]。未治療の転移・再発頭頸部扁平上皮癌において，化学療法（プラ

チナ製剤＋5-FU＋セツキシマブ療法）に対するペムブロリズマブの上乗せは化学療法と比較し有意なOSの延長を示した（KEYNOTE-048試験）[12]。未治療の進行・再発子宮頸癌を対象として，化学療法（プラチナ製剤＋パクリタキセル±ベバシズマブ）に対するペムブロリズマブの上乗せは化学療法と比較し有意なOSの延長を示した（KEYNOTE-826試験）[13]。未治療の転移・再発トリプルネガティブ乳癌のPD-L1陽性例（SP142/IC≧1または22C3/CPS≧10）において，化学療法（ナブパクリタキセル，他）に対する抗PD-1/PD-L1抗体薬（アテゾリズマブ，ペムブロリズマブ）の上乗せは化学療法と比較しOSの延長を示した（IMpassion130試験/KEYNOTE-355試験）[14,15]。

　第Ⅲ相試験において，免疫チェックポイント阻害薬と分子標的薬の併用により標準治療と比較しOSを有意に延長させたがん種および試験を示す。局所治療の適応でない未治療進行期肝細胞癌において，アテゾリズマブ＋ベバシズマブ併用療法はソラフェニブ療法と比較しOSの有意な延長を示した（IMbrave150試験）[16]。がん化学療法後に増悪した切除不能な進行・再発子宮体癌において，ペムブロリズマブ＋レンバチニブ併用療法は化学療法（ADRまたはPTX）と比較しOSの有意な延長を示した（KEYNOTE-755試験）[17]。未治療の進行性腎細胞癌において，抗PD-1抗体薬＋マルチキナーゼ阻害薬併用療法（ペムブロリズマブ＋アキシチニブ，ニボルマブ＋カボザンチニブ，ペムブロリズマブ＋レンバチニブ）はスニチニブ療法と比較しOSの有意な延長を示した（KEYNOTE-426試験/CheckMate9ER試験/CLEAR試験）[18-20]。

　以上より，これらのがん種（食道癌，胃癌，非小細胞肺癌，小細胞肺癌，頭頸部癌，トリプルネガティブ乳癌）において，免疫チェックポイント阻害薬と細胞傷害性抗がん薬との併用療法の有効性が示されている。また，これらのがん種（肝細胞癌，子宮体癌，腎細胞癌）において，免疫チェックポイント阻害薬と分子標的薬との併用療法の有効性が示されている。ただし，併用療法によりそれぞれの薬剤に特徴的な有害事象が認められることから，毒性の増強および治療中断/中止割合の増加が指摘されており，その管理には一層の注意が必要である。

IV

がん免疫療法における背景疑問（Background Question）

◉ 引用文献

1）Sun JM, Shen L, Shah MA, et al. Pembrolizumab plus chemotherapy versus chemotherapy alone for first-line treatment of advanced oesophageal cancer(KEYNOTE-590): a randomised, placebo-controlled, phase 3 study. Lancet. 2021; 398(10302): 759-71.

2）Doki Y, Ajani JA, Kato K, et al. Nivolumab Combination Therapy in Advanced Esophageal Squamous-Cell Carcinoma. N Engl J Med. 2022; 386(5): 449-62.

3）Janjigian YY, Shitara K, Moehler M, et al. First-line nivolumab plus chemotherapy versus chemotherapy alone for advanced gastric, gastro-oesophageal junction, and oesophageal adenocarcinoma (CheckMate 649): a randomised, open-label, phase 3 trial. Lancet. 2021; 398(10294): 27-40.

4）Oh DY, He AR, Qin S, et al. Durvalumab plus Gemcitabine and Cisplatin in Advanced Biliary Tract Cancer. NEJM Evid 2022; 1(8).

5）Gandhi L, Rodríguez-Abreu D, Gadgeel S, et al. Pembrolizumab plus Chemotherapy in Metastatic Non-Small-Cell Lung Cancer. N Engl J Med. 2018; 378(22): 2078-92.

6）Socinski MA, Jotte RM, Cappuzzo F, et al. Atezolizumab for First-Line Treatment of Metastatic Nonsquamous NSCLC. N Engl J Med. 2018; 378(24): 2288-301.

7）West H, McCleod M, Hussein M, et al. Atezolizumab in combination with carboplatin plus nab-paclitaxel chemotherapy compared with chemotherapy alone as first-line treatment for metastatic non-squamous non-small-cell lung cancer（IMpower130）: a multicentre, randomised, open-label, phase 3 trial. Lancet Oncol. 2019; 20(7): 924-37.

8）Paz-Ares L, Luft A, Vicente D, et al. Pembrolizumab plus Chemotherapy for Squamous Non-Small-Cell Lung Cancer. N Engl J Med. 2018; 379(21): 2040-51.

9）Paz-Ared L, Ciuleanu TE, Cobo M, et al. First-line nivolumab plus ipilimumab combined with two cycles of chemotherapy in patients with non-small-cell lung cancer（CheckMate 9LA）: an international, randomised, open-label, phase 3 trial. Lancet Oncol. 2021; 22(2): 198-211.

10）Horn L, Mansfield AS, Szczęsna A, et al. First-Line Atezolizumab plus Chemotherapy in Extensive-Stage Small-Cell Lung Cancer. N Engl J Med. 2018; 379(23): 2220-9.

11）Paz-Ares L, Dvorkin M, Chen Y, et al. Durvalumab plus platinum-etoposide versus platinum-etoposide in first-line treatment of extensive-stage small-cell lung cancer（CASPIAN）: a randomised, controlled, open-label, phase 3 trial. Lancet. 2019; 394(10212): 1929-39.

12）Burtness B, Harrington KJ, Greil R, et al. Pembrolizumab alone or with chemotherapy versus cetuximab with chemotherapy for recurrent or metastatic squamous cell carcinoma of the head and neck（KEYNOTE-048）: a randomised, open-label, phase 3 study. Lancet. 2019; 394(10212): 1915-28.

13）Colombo N, Dubot C, Lorusso D, et al. Pembrolizumab for persistent, recurrent, or metastatic cervical cancer. N Engl J Med. 2021; 385(20): 1856-67.

14）Emens LA, Adams S, Barrios CH, et al. First-line atezolizumab plus nab-paclitaxel for unresectable, locally advanced, or metastatic triple-negative breast cancer: IMpassion130 final overall survival analysis. Ann Oncol. 2021; 32(8): 983-93.

15）Cortes J, Rugo HS, Cescon DW, et al. Pembrolizumab plus Chemotherapy in Advanced Triple-Negative Breast Cancer. N Engl J Med. 2022; 387(3): 217-26.

16）Finn RS, Qin S, Ikeda M, et al. Atezolizumab plus Bevacizumab in Unresectable Hepatocellular Carcinoma. N Engl J Med. 2020; 382(20): 1894-905.

17）Makker V, Colombo N, Herráez AC, et al. Lenvatinib plus Pembrolizumab for Advanced Endometrial Cancer. N Engl J Med. 2022; 386(5): 437-48.

18）Rini BI, Plimack ER, Stus V, et al. Pembrolizumab plus Axitinib versus Sunitinib for Advanced Renal-Cell Carcinoma. N Engl J Med. 2019; 380(12): 1116-27.

19）Choueiri TK, Powles T, Burotto M, et al. Nivolumab plus Cabozantinib versus Sunitinib for Advanced Renal-Cell Carcinoma. N Engl J Med. 2021; 384(9): 829-41.

20）Motzer R, Alekseev B, Rha SY, et al. Lenvatinib plus Pembrolizumab or Everolimus for Advanced Renal Cell Carcinoma. N Engl J Med. 2021; 384(14): 1289-300.

悪性腫瘍の根治術後の治療において，免疫チェックポイント阻害薬単剤療法は有効か？

ステートメント

術後補助療法としての抗 PD-1/PD-L1 抗体薬単剤療法は，複数のがん種（食道癌，非小細胞肺癌，腎細胞癌，尿路上皮癌，悪性黒色腫）において有効である。

解説

　第Ⅲ相試験において，根治的切除術後の補助療法として免疫チェックポイント阻害薬単剤療法により生存期間を有意に延長させたがん種および試験を示す。食道または食道胃接合部癌において，臨床病期Ⅱ・Ⅲ期（AJCC 第 7 版）でプラチナ併用術前化学放射線療法後に根治的切除を行い病理学的完全奏効が得られなかった症例では，術後補助療法としてニボルマブ療法（1 年間投与）はプラセボと比較し DFS の有意な延長を示した（CheckMate 577 試験）[1]。非小細胞肺癌において，術後病理病期ⅡB〜ⅢA 期で，術後プラチナ併用化学療法終了後の PD-L1 陽性（SP142/1% 以上）例では，術後補助療法としてアテゾリズマブ療法（1 年間投与）は経過観察と比較し RFS の有意な延長を示した（IMpower 010 試験）[2]。腎細胞癌において，根治的腎摘除術後の再発高リスク例では，術後補助療法としてペムブロリズマブ療法（1 年間投与）はプラセボと比較し DFS の有意な延長を示した（KEYNOTE-564 試験）[3]。尿路上皮癌において，筋層浸潤癌の根治切除後で再発高リスク例では，ニボルマブ単剤療法（1 年間投与）はプラセボと比較し DFS の有意な延長を示した（CheckMate 274 試験）[4]。悪性黒色腫において，完全切除後のⅢB/ⅢC/Ⅳ期例では，術後補助療法としてニボルマブ単剤療法（1 年間投与）はイピリムマブ療法と比較し RFS の有意な延長を示した（CheckMate 238 試験）[5]。また，完全切除後のⅢA/ⅢB/ⅢC 期およびⅡB/ⅡC 期例では，術後補助療法としてペムブロリズマブ（1 年間投与）はプラセボと比較し RFS の有意な延長を示した（ⅢA/ⅢB/ⅢC 期：KEYNOTE-054 試験，ⅡB/ⅡC 期：KEYNOTE-716 試験）[6,7]。

　以上より，これらのがん種（食道癌，非小細胞肺癌，腎細胞癌，尿路上皮癌，悪性黒色腫）において，術後補助療法として抗 PD-1/PD-L1 抗体薬単剤療法の有効性が示されている。抗 PD-1/PD-L1 抗体薬の術後補助療法は，いずれのがん種でも 1 年間の投与が推奨される。

● 引用文献

1) Kelly RJ, Ajani JA, Kuzdzal J, et al. Adjuvant Nivolumab in Resected Esophageal or Gastroesophageal Junction Cancer. N Engl J Med. 2021; 384(13): 1191-203.
2) Felip E, Altorki N, Zhou C, et al. Adjuvant atezolizumab after adjuvant chemotherapy in resected

stage IB-IIIA non-small-cell lung cancer（IMpower010）: a randomised, multicentre, open-label, phase 3 trial. Lancet. 2021; 398(10308): 1344-57.

3) Choueiri TK, Tomczak P, Park SH, et al. Adjuvant Pembrolizumab after Nephrectomy in Renal-Cell Carcinoma. N Engl J Med. 2021; 385(8): 683-94.

4) Bajorin DF, Witjes JA, Gschwend JE, et al. Adjuvant Nivolumab versus Placebo in Muscle-Invasive Urothelial Carcinoma. N Engl J Med. 2021; 384(22): 2102-14.

5) Weber J, Mandala M, Del Vecchio M, et al. Adjuvant Nivolumab versus Ipilimumab in Resected Stage III or IV Melanoma. N Engl J Med. 2017; 377(19): 1824-35.

6) Eggermont AMM, Blank CU, Mandala M, et al. Adjuvant Pembrolizumab versus Placebo in Resected Stage III Melanoma. N Engl J Med. 2018; 378(19): 1789-801.

7) Jason JL, Piotr R, Paola Q, et al. Pembrolizumab versus placebo as adjuvant therapy in completely resected stage IIB or IIC melanoma（KEYNOTE-716）: a randomised, double-blind, phase 3 trial. Lancet. 2022; 399(10336): 1718-29.

免疫チェックポイント阻害薬の
効果予測バイオマーカーとして，PD-L1 検査は有用か？

ステートメント

PD-L1 検査は，複数のがん種（食道癌，胃癌，非小細胞肺癌，頭頸部癌，子宮頸癌，悪性黒色腫，乳癌）において，治療法選択や効果予測のバイオマーカーとして有用である。

解説

PD-L1 は，PD-1 受容体のリガンドのひとつであり，PD-1/PD-L1 経路はがん免疫寛容に関わる重要な免疫チェックポイント因子である[1]。PD-L1 はさまざまながん種で発現が亢進していることが報告されており[2]，また樹状細胞やマクロファージなど免疫を担う宿主細胞も PD-L1 を発現しがん免疫応答を低下させることが知られている[3]。PD-L1 発現はがん種によって大きく異なることが示されており[2]，免疫チェックポイント阻害薬の効果ががん種によって異なる理由の一つと考えられている。

本邦では，表 1 の通りがん種と対象とする薬剤によって，実施される PD-L1 検査法が異なっている。まず，PD-L1 の免疫染色において本邦で承認されている抗体は，22C3/28-8（ダコ），SP142/SP263（ベンタナ）の 4 種類である。非小細胞肺癌の検討において，免疫組織染色に用いられた抗体でがん細胞に対する染色性に違いがあることが指摘されており，特に SP142 は他の抗体と比較し染色性が低い可能性が指摘されている（図 1）[4]。また，がん種によって PD-L1 検査の評価方法も異なっている。22C3（ダコ）は，TPS（tumor proportion score）と CPS（combined positive score）の 2 種類の判定方法が用いられる。TPS は，がん細胞における PD-L1 発現（染色強度によらない）の陽性率であり，非小細胞肺癌や頭頸部癌の治療選択に用いられる。CPS は，がん細胞にがん浸潤免疫細胞（リンパ球，マクロファージ）を加えた PD-L1 陽性細胞数に対して，総がん細胞数で割って算出されるスコアであり，食道癌，胃癌，頭頸部癌，子宮頸癌，乳癌における治療選択に用いられる。SP142（ベンタナ）は，がん細胞（tumor cells：TC）とがん浸潤免疫細胞（tumor-infiltrating immune cells：IC）のそれぞれにおいて，がん領域に対する染色割合を 4 段階（0/1/2/3）で判定する。アテゾリズマブの治療選択において，乳癌では IC 判定のみが用いられ，非小細胞肺癌では TC/IC 判定のどちらも用いられる。

PD-L1 発現が免疫チェックポイント阻害薬の効果を予測するバイオマーカーとなりうるか，複数のがん種において検討されてきた。非小細胞肺癌では，ペムブロリズマブの第 I 相試験（KEYNOTE-001 試験）において奏効割合とがん細胞の PD-L1 発現率（22C3/TPS）の ROC 解析が行われ，PD-L1 TPS 50％以上がペムブロリズマブの効果予測に最も適した指標であると報告された[5]。その後に行われた第 III 相試験（KEY-

IV

がん免疫療法における背景疑問（Background Question）

表1　診療で用いられる PD-L1 検査法と評価方法

がん種	対象となる薬剤	染色抗体 クローン名	評価する細胞	判定方法
食道癌	ペムブロリズマブ	22C3	がん細胞および がん浸潤免疫細胞	CPS
	ニボルマブ	28-8	がん細胞	陽性率（%）
胃癌	ニボルマブ	28-8	がん細胞および がん浸潤免疫細胞	CPS
非小細胞肺癌	ペムブロリズマブ	22C3	がん細胞	TPS（%）
	ニボルマブ	28-8	がん細胞	陽性率（%）
	アテゾリズマブ	SP142	がん細胞または がん浸潤免疫細胞	TC/IC
	アテゾリズマブ	SP263	がん細胞	陽性率（%）
	デュルバルマブ	SP263	がん細胞	陽性率（%）
頭頸部癌 （HNSCC）	ペムブロリズマブ	22C3	がん細胞および がん浸潤免疫細胞	CPS
	ニボルマブ	28-8	がん細胞および がん浸潤免疫細胞	CPS
子宮頸癌	ペムブロリズマブ	22C3	がん細胞および がん浸潤免疫細胞	CPS
悪性黒色腫	ニボルマブ＋ イピリムマブ	28-8	がん細胞	陽性率（%）
乳癌（TNBC）	アテゾリズマブ	SP142	がん浸潤免疫細胞	IC
	ペムブロリズマブ	22C3	がん細胞および がん浸潤免疫細胞	CPS

HNSCC；head and neck squamous cell carcinoma, TNBC；triple negative breast cancer, CPS；combined positive score, TPS；tumor proportion score, TC；tumor cells, IC；tumor-infiltrating immune cells.

NOTE-024 試験）の結果なども踏まえて[6]，非小細胞肺癌では 22C3/TPS を含めた 4 種類の PD-L1 検査が効果予測因子として用いられている。胃癌では，ニボルマブの第Ⅲ相試験（ATTRACTION-2 試験）において生存延長効果とがん細胞における PD-L1 発現（28-8）に関連性が認められなかったが[7]，ペムブロリズマブの第Ⅱ相試験（KET-NOTE-059 試験）において 22C3/CPS 1 以上が CPS 1 未満と比べて奏効割合が高い傾向が示された（22.7% vs. 8.6%）[8]。その後に行われたニボルマブの第Ⅲ相試験（Check-Mate-649 試験）の結果も踏まえて[9]，胃癌では 28-8/CPS が効果予測因子として用いられる。頭頸部扁平上皮癌では，ニボルマブの第Ⅲ相試験（CheckMate 141 試験）において，がん細胞における PD-L1 発現率（28-8）による生存延長効果が示され[10]，またペムブロリズマブの第Ⅲ相試験（KEYNOTE-048 試験）においても 22C3/CPS の高さと PFS の延長効果が確認されたことから，効果予測因子として 22C3/CPS が用いられる[11]。乳癌では，アテゾリズマブの第Ⅰ相試験において SP142/IC 1 以上が IC 0 と比べて奏効割合が高い傾向が示され（12% vs. 0%）[12]，またペムブロリズマブの第Ⅰ相試験（KEY-NOTE-012 試験）においても 22C3/CPS が奏効割合および PFS の延長効果と相関した[13]。その後に行われたそれぞれの第Ⅲ相試験の結果も踏まえて[14,15]，乳癌では SP142/IC および 22C3/CPS が効果予測因子として用いられる。悪性黒色腫では，ニボルマブ＋イピリムマブの第Ⅲ相試験（CheckMate-067 試験）において，PD-L1 陽性例（28-8/発現率 1%

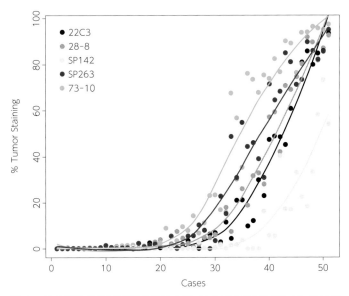

図1　非小細胞肺癌（細胞診検体を除く）における各 PD-L1 染色抗体と染色性の比較

（文献4より許諾を得て転載）

以上）ではニボルマブ単剤とニボルマブ＋イピリムマブ併用療法の全生存期間は同等であったのに対して，PD-L1 陰性例（28-8/発現率1％未満）ではニボルマブ＋イピリムマブ併用療法の方で OS が延長した[16]。PD-L1 発現の程度によりイピリムマブの上乗せ効果が異なる傾向が示されたことから，悪性黒色腫では効果予測因子としてがん細胞における PD-L1 発現率（28-8）が用いられる。

　以上のように，PD-L1 発現の程度は複数のがん種で免疫チェックポイント阻害薬の効果予測因子となる可能性が示唆されており，これらのがん種（食道癌，胃癌，非小細胞肺癌，頭頸部癌，子宮頸癌，悪性黒色腫，乳癌）では，PD-L1 検査が治療法の選択に用いられる。

　一方，腎細胞癌ではニボルマブの第Ⅲ相試験（CheckMate 025 試験）において[17]，尿路上皮癌ではペムブロリズマブの第Ⅲ相試験（KEYNOTE-045 試験）において[18]，それぞれ PD-L1 発現の程度にかかわらず生存延長効果が確認されており，PD-L1 検査は効果予測因子としては用いられない。

● 引用文献

1) Freeman GJ, Long AJ, Iwai Y, et al. Engagement of the PD-1 immunoinhibitory receptor by a novel B7 family member leads to negative regulation of lymphocyte activation. J Exp Med. 2000; 192 (7): 1027-34.

2) Huang RSP, Haberberger J, Severson E, et al. A pan-cancer analysis of PD-L1 immunohistochemistry and gene amplification, tumor mutation burden and microsatellite instability in 48,782 cases. Mod Pathol. 2021; 34(2): 252-63.

3) Curiel TJ, Wei S, Dong H, et al. Blockade of B7-H1 improves myeloid dendritic cell-mediated antitumor immunity. Nat Med. 2003; 9(5): 562-7.

Ⅳ

がん免疫療法における背景疑問（Background Question）

4) Tsao MS, Kerr KM, Kockx M, et al. PD-L1 Immunohistochemistry Comparability Study in Real-Life Clinical Samples: Results of Blueprint Phase 2 Project. J Thorac Oncol. 2018; 13(9): 1302-11.

5) Garon EB, Rizvi NA, Hui R, et al. Pembrolizumab for the treatment of non-small-cell lung cancer. N Engl J Med. 2015; 372(21): 2018-28.

6) Reck M, Rodriguez-Abreu D, Robinson AG, et al. Pembrolizumab versus Chemotherapy for PD-L1-Positive Non-Small-Cell Lung Cancer. N Engl J Med. 2016; 375(19): 1823-33.

7) Kang YK, Boku N, Satoh T, et al. Nivolumab in patients with advanced gastric or gastro-oesophageal junction cancer refractory to, or intolerant of, at least two previous chemotherapy regimens (ONO-4538-12, ATTRACTION-2): a randomised, double-blind, placebo-controlled, phase 3 trial. Lancet. 2017; 390(10111): 2461-71.

8) Fuchs CS, Doi T, Jang RW, et al. Safety and Efficacy of Pembrolizumab Monotherapy in Patients With Previously Treated Advanced Gastric and Gastroesophageal Junction Cancer: Phase 2 Clinical KEYNOTE-059 Trial. JAMA Oncol. 2018; 4(5): e180013.

9) Janjigian YY, Shitara K, Moehler M, et al. First-line nivolumab plus chemotherapy versus chemotherapy alone for advanced gastric, gastro-oesophageal junction, and oesophageal adenocarcinoma (CheckMate 649): a randomised, open-label, phase 3 trial. Lancet. 2021; 398(10294): 27-40.

10) Ferris RL, Blumenschein G Jr, Fayette J, et al. Nivolumab for Recurrent Squamous-Cell Carcinoma of the Head and Neck. N Engl J Med. 2016; 375(19): 1856-67.

11) Burtness B, Harrington KJ, Greil R, et al. Pembrolizumab alone or with chemotherapy versus cetuximab with chemotherapy for recurrent or metastatic squamous cell carcinoma of the head and neck(KEYNOTE-048): a randomised, open-label, phase 3 study. Lancet. 2019; 394(10212): 1915-28.

12) Emens LA, Cruz C, Eder JP, et al. Long-term Clinical Outcomes and Biomarker Analyses of Atezolizumab Therapy for Patients With Metastatic Triple-Negative Breast Cancer: A Phase 1 Study. JAMA Oncol. 2019; 5(1): 74-82.

13) Nanda R, Chow LQ, Dees EC, et al. Pembrolizumab in Patients With Advanced Triple-Negative Breast Cancer: Phase Ib KEYNOTE-012 Study. J Clin Oncol. 2016; 34(21): 2460-67.

14) Schmid P, Adams S, Rugo HS, et al. Atezolizumab and Nab-Paclitaxel in Advanced Triple-Negative Breast Cancer. N Engl J Med. 2018; 379(22): 2108-21.

15) Cortes J, Cescon DW, Rugo HS, et al. Pembrolizumab plus chemotherapy versus placebo plus chemotherapy for previously untreated locally recurrent inoperable or metastatic triple-negative breast cancer(KEYNOTE-355): a randomised, placebo-controlled, double-blind, phase 3 clinical trial. Lancet. 2020; 396(10265): 1817-28.

16) Hodi FS, Chiarion-Sileni V, Gonzalez R, et al. Nivolumab plus ipilimumab or nivolumab alone versus ipilimumab alone in advanced melanoma(CheckMate 067): 4-year outcomes of a multicentre, randomised, phase 3 trial. Lancet Oncol. 2018; 19(11): 1480-92.

17) Motzer RJ, Escudier B, McDermott DF, et al. Nivolumab versus Everolimus in Advanced Renal-Cell Carcinoma. N Engl J Med. 2015; 373(19): 1803-13.

18) Bellmunt J, de Wit R, Vaughn DJ, et al. Pembrolizumab as Second-Line Therapy for Advanced Urothelial Carcinoma. N Engl JMed. 2017; 376(11): 1015-26.

索　引

がん免疫療法ガイドライン第3版

2016年12月20日　第1版発行
2019年3月29日　第2版発行
2023年3月20日　第3版第1刷発行
2023年7月15日　　　第2刷発行

編　集　　公益社団法人　日本臨床腫瘍学会

発行者　　福村　直樹

発行所　　金原出版株式会社

〒113-0034 東京都文京区湯島 2-31-14
電話　編集　（03）3811-7162
　　　営業　（03）3811-7184
FAX　　　　（03）3813-0288
振替口座　00120-4-151494
http://www.kanehara-shuppan.co.jp/

©日本臨床腫瘍学会, 2016, 2023

検印省略

Printed in Japan

ISBN 978-4-307-10212-4

印刷・製本／三報社印刷㈱

WEB アンケートにご協力ください

読者アンケート（所要時間約3分）にご協力いただいた方の中から
抽選で毎月 10 名の方に図書カード 1,000 円分を贈呈いたします。
アンケート回答はこちらから ➡
https://forms.gle/U6Pa7JzJGfrvaDof8